acciones positivas

Decisiones ante el final de la vida

MARÍA SUSANA CIRUZZI

Decisiones ante el final de la vida

La autonomía personal frente a la proximidad de la muerte

Enfermedad y muerte. Los tratamientos médicos. Esfuerzo terapéutico
Cuidados paliativos. Eutanasia. Suicidio asistido. La dignidad

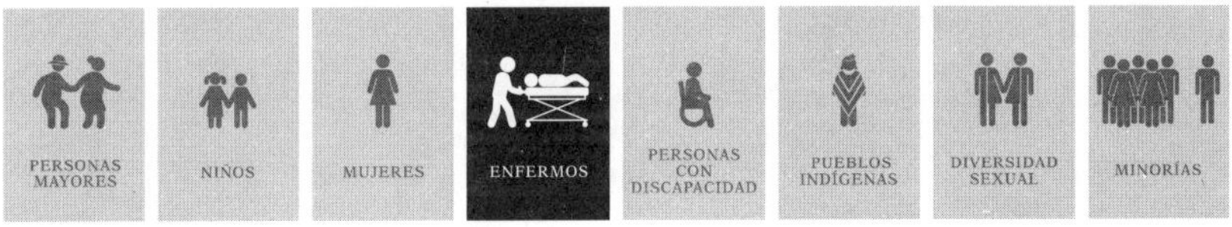

Prólogos de
GUSTAVO CARDIGNI, IGNACIO MAGLIO e IGNACIO F. TEDESCO

ASTREA
BUENOS AIRES - BOGOTÁ - PORTO ALEGRE - SANTIAGO - ASUNCIÓN
2022

Ciruzzi, María Susana
Decisiones ante el final de la vida / María Susana Ciruzzi
1ª ed. - Ciudad Autónoma de Buenos Aires: Astrea, 2022.
328 p.; 23×16 cm.

ISBN 978-987-706-421-6

1. Derechos Humanos. I. Título.

CDD 344.04197

Astrea está indexada como Editorial de Calidad Científica con Claro Prestigio Internacional (Fondecyt).

Esta obra ha sido evaluada conforme a los estándares internacionales de calidad científica de referato externo, con sistema doble ciego.

Lavalle 1208 - (C1048AAF) Ciudad de Buenos Aires
(54-11) 4382-1880 - 0800-345-ASTREA (278732)
www.astrea.com.ar - editorial@astrea.com.ar

La edición de esta obra se realizó en EDITORIAL ASTREA, y fue impresa en su taller, Berón de Astrada 2433, Ciudad de Buenos Aires, en la primera quincena de junio de 2022.

Queda hecho el depósito que previene la ley 11.723
IMPRESO EN LA ARGENTINA

A Mariano,
el viento bajo mis alas

II. Ciruzzi.

PRÓLOGO DE GUSTAVO CARDIGNI*

"Manuel Flores va a morir,
eso es moneda corriente;
morir es una costumbre
que sabe tener la gente".

JORGE L. BORGES

La explosión del conocimiento y el enorme avance tecnológico, que han influido significativamente en el desplazamiento de los límites entre la vida y la muerte, han sido también responsables de profundos cambios sociales, entre los cuales ocupa un lugar predominante el reconocimiento de los derechos de los pacientes.

Como consecuencia también han aumentado las expectativas con respecto a todo lo que se puede hacer, con una velocidad que no tiene su correlato en la reflexión sobre lo que no se debe hacer. Los procesos en torno a la adecuación del esfuerzo terapéutico en el final de la vida producen en el médico (y en el equipo de salud todo) un permanente desafío, no solo por el obvio compromiso emocional, sino también por el déficit que implica una formación insuficiente para lidiar con estas situaciones.

Se producen en ese escenario múltiples dilemas relacionados a veces con conflictos de valores entre pacientes, familias y médicos (y aun entre los miembros del equipo tratante), en los que entran en juego principios como la autonomía, dignidad y calidad de vida que colisionan con el mantenimiento de la vida a cualquier costo.

A ello debe sumarse el temor a las implicancias legales, que puede ejercer un efecto paralizante en el equipo tratante,

* Hospital de Pediatría Prof. Dr. Juan P. Garrahan. Sociedad Argentina de Pediatría.

y como consecuencia el desarrollo de una medicina defensiva que no colabora para la resolución adecuada de estas situaciones.

En este libro se analiza exhaustivamente esta problemática, y su autora propone, a través de la bioética, un marco amplio que contempla una manera transdisciplinaria de abordarla, respetando los derechos del individuo y el orden jurídico, de manera de facilitar la mejor decisión posible en cada situación individual.

Para ello detalla de manera precisa las distintas situaciones médicas en el final de la vida, describiendo claramente la terminología médica y legal (que muchas veces se utiliza de manera confusa) y justipreciando los principios que se hallan en juego en cada una de ellas.

Todo ello sustentado por una amplia bibliografía que incluye tanto los aspectos médicos cuanto los filosóficos y un detallado análisis de la jurisprudencia.

De particular interés son los capítulos referidos a la medicina perinatal y la edad pediátrica; en estas áreas las decisiones adquieren complejidad singular, por cuanto la muerte de un niño es siempre vivida como un hecho antinatural e injusto. Están aquí considerados con claridad los conceptos del niño como sujeto de derecho, la competencia bioética de los menores y los conflictos médico-paciente-familia que suponen un distinto grado de dificultad para su adecuado abordaje.

Al margen de que el poeta pueda exponer con genial simpleza lo inexorable de la muerte, la forma de morir en determinadas situaciones genera múltiples dilemas, de cuya adecuada resolución depende que este inevitable paso pueda ser dado con la dignidad y el respeto que cada persona merece.

Por el gran aporte que este libro significa en ese sentido, será de consulta frecuente y obligada para todos quienes deban afrontar estos difíciles problemas, y tengo la certeza de que debiera ser incorporado como material imprescindible en la formación de quienes eligen ser médicos.

PRÓLOGO DE IGNACIO MAGLIO

Tengo el privilegio y placer de prologar *Las decisiones ante el final de la vida*, obra que es el resultado de la tesis posdoctoral de la doctora MARÍA SUSANA CIRUZZI.

Es un privilegio porque la autora me ha honrado con la posibilidad de su lectura antes de su publicación; durante todo el tiempo insumido en leerla, la experiencia ha sido intensa y altamente gratificante.

Comparto con la autora el oficio de la "abogacía hospitalaria" desde hace casi tres décadas, durante este largo y venturoso derrotero he podido acceder a una innumerable cantidad de textos vinculados al ejercicio de derechos en los finales de vida; pero hasta hoy, ninguno de ellos ha alcanzado la solvencia académica, la profundidad de fundamentos y la potente idea conclusiva que consigue la doctora CIRUZZI en esta notable obra.

La autora ha decidido correr riesgos; ello se palpa durante todo el desarrollo de la obra, en donde reflexiona con pasión y prudencia sobre cuestiones poco abordadas en la doctrina nacional, tanto jurídica, como bioética: el complejo triádico salud-enfermedad-atención; la muerte y el morir; tratamientos médicos en los finales de vida; proporcionalidad en la hidratación y alimentación artificiales; eutanasia y suicidio asistido; la noción de dignidad; decisiones en los finales de vida y el derecho a morir; la medicina a la defensiva; entre otros.

En los comienzos de la obra se desarrollan con profundidad y claridad nociones elementales que irán justificando y sosteniendo la propuesta final de la tesis; para el mundo jurídico y bioético resultan esenciales las distintas definiciones y reflexiones sobre la salud, la enfermedad y la muerte y el morir; la lúcida crítica sobre el concepto decimonónico de vida y salud brinda luz para precisar los límites y alcances de la "oferta" médica frente al sufrimiento y dolor, cuando se presentan incontenibles y refractarios a los tratamientos disponibles.

La autora, en la senda de riesgos y el alto compromiso ético asumido, desarrolla luego situaciones, que aun con legislación y jurisprudencia consistente, continúan presentándose inciertas y dilemáticas, perpetuando contextos de incertidumbre; me refiero en especial a la adecuación del esfuerzo terapéutico relacionado con la abstención y retiro del soporte vital, en particular la hidratación y alimentación artificial.

Durante varios tramos de la obra puede observarse la militancia constante de la autora, en cuanto a la promoción de la atención paliativa y el buen morir; realiza en un momento dado una jugada intervención sobre su rechazo al concepto de muerte digna, que supera lo semántico, y ofrece una redefinición embebida de sabiduría obtenida por el conocimiento, pero sobre todo por su labor hospitalaria.

En el relato y reflexión sobre las decisiones en los finales de vida que tocan la indecible e inimaginable situación de niños, niñas y adolescentes murientes, la autora despliega todo su conocimiento y sensibilidad que le aportaron sus años de trabajo comprometido en el Hospital Garrahan, sin recurrir en ningún momento al fácil golpe bajo que podría brindar semejante situación. El acabado conocimiento de la autora sobre los derechos de niños y adolescentes se despliega en otra parte del libro, con una notable crítica sobre la situación normativa vinculada al derecho de disposición del propio cuerpo en niños y adolescentes; también ofrece provechosas guías para evaluar distintas circunstancias de acreditación de autonomía y competencia, sin perder nunca el rumbo que prioriza el cuidado y la promoción del interés superior del niño, aun cuando se formulen juicios sustitutivos.

Durante toda la obra, pero en especial a partir del Capítulo II, la autora realiza un enorme esfuerzo intelectual y reflexivo orientado a la necesidad de un acercamiento epistémico y político entre la medicina, el derecho penal y la bioética.

En ese sentido, un aporte sustancial es la impecable aproximación a la noción de dignidad, que a pesar de su característica polisémica, según la autora, desparrama un profundo conocimiento sobre el tema, acompañada de una robusta bibliografía. Frente al ataque que ha recibido la noción de dignidad, en especial de parte de un sector de la bioética anclada en la perspectiva principialista, la doctora Ciruzzi contraataca al desarrollar con contundencia la necesidad que la dignidad continúe siendo el principio y fin de todas las decisiones que acompañen los finales de vida.

Los determinantes externos e internos que influyen en el proceso de toma de decisiones médicas al final de la vida se explican de modo claro, sin pretensión de juzgar y con amplitud comprensiva; es una mirada aguda sobre el "síndrome judicial" que deviene en la cuestionable práctica de la medicina a la defensiva. También existe una renovada aproximación a la cuestión de la objeción de conciencia, allí la autora marca claramente su posición en cuanto debería ser un recurso de utilización marginal, considerando la situación de vulnerabilidad y dependencia de los pacientes en general.

La intervención judicial en las decisiones de finales de vida es un punto clave en el desarrollo casi del final de la obra; ahí se describe la penosa situación que se plantea cuando se reclama a los jueces que decidan en lugar de pacientes, familias y equipo de salud; la autora destaca la innecesariedad de tamaña desmesura, y alienta la necesidad de revitalizar la relación médico-paciente-familia, para que las decisiones en los finales de vida se tomen dentro de ese ámbito signado por el respeto a la intimidad e impregnado por la confianza recíproca.

En el Capítulo V se plantea el potente desafío de ubicar a la bioética como lugar de encuentro, se realiza una aproximación y actualización del estado actual de la disciplina, y se detalla luego el avance y contribución que aportan los comités de ética hospitalarios, allí se destacan los antecedentes de distintos comités en la discusión y apoyo en los dilemas que plantea la práctica clínica, con especial foco en pediatría.

Hacia el final se llega a la propuesta, se trata de uno de los momentos consagratorios de la obra, ya que allí con contundencia argumentativa y compromiso moral la autora introduce una teoría inquietante, inédita y valiente sobre la inexistencia delictual, tanto en la ayuda al suicidio como en la eutanasia.

La propuesta de la doctora Ciruzzi me conmovió y me obligó a repensar todo el entretejido enmarañoso de mi deformación profesional, que hasta ahora, me llevó a tener por antijurídicas aquellas prácticas, desde una interpretación cómodamente exegética.

La ausencia de antijuridicidad y tipicidad sobre esas formas de ayudar a morir se argumentan desde el ejercicio de un derecho esencial, el despliegue de la autonomía, a través del consentimiento del paciente, y la intención puesta en los actos, anclada en la piedad y la compasión.

La legalización de la eutanasia que propone la autora no requerirá de un marco normativo explícito, sino de la acreditación de distintos parámetros fundados en el criterio del "cuidado debido", incluyendo la participación del Comité Hospitalario de Ética y una segunda opinión experta, entre otras circunstancias magistralmente detalladas.

En Latinoamérica, hasta hoy solo en Colombia se ha legalizado "normativamente" la eutanasia; a partir de ahora con este nuevo enfoque interpretativo nuestro país se colocaría al frente de la región, en donde, a través de una propuesta revolucionaria, el derecho a morir alcanza su máximo poder de ejercicio, limitado solo por el deseo del sufriente, sin intervenciones jurídicas, ni médicas.

Siempre bregué por un derecho y una bioética al servicio de la gente, que tengan realmente posibilidades de USO, con mayúscula, en especial como una opción preferencial por los más débiles; la autora lo expresa de modo contundente e inapelable: "No es el hombre el que está hecho para el derecho o la medicina, sino que son el derecho y la medicina los que están hechos para servir al hombre. Porque detrás de la aplicación de la norma, detrás de la decisión médica, 'detrás, está la gente'".

El trabajo prologado es el resultado de la inteligencia y conocimiento de la autora, pero sobre todo es el producto de la experiencia adquirida en su rol de "abogada hospitalaria"; la doctora CIRUZZI, la entrañable "Susy", conoce el hospital, reconoce sus olores, recorre sus pasillos, consultorios y salas de internación; vibra con el sufrimiento de cada niño, sabe de la angustia que genera la enfermedad, y sobre todo cuando se le suma la pobreza; en su trabajo hospitalario cotidiano, parafraseando a Kundera, se expresa uno de los más claros ejemplos de bondad y pureza humana, ya que quienes reciben su ayuda, carecen de todo poder.

Como toda idea potente e innovadora, la propuesta de la doctora CIRUZZI requerirá de tiempo y de un necesario desaprendimiento de todos los supuestos y prejuicios que giran alrededor de la muerte y el morir; pero anhelo que pronto se haga efectiva la propuesta y se incorpore a la compasión como elemento esencial a la hora de decidir, ese sentimiento de apertura y sensibilidad hacia el dolor y sufrimiento ajenos, seguido del irrefrenable y urgente deseo de ayuda y consuelo. Allí podremos comprender definitivamente que, en ciertas ocasiones, "la muerte es la misericordia del tiempo".

PRÓLOGO DE IGNACIO F. TEDESCO

Es para mí un gran gusto y un honor el que pueda estar presentando a través de estas palabras la publicación de esta investigación posdoctoral de un tema que no pierde vigencia y que toca lo más profundo de nuestro desarrollo como sociedad, y más específicamente, nuestro grado de civilización. Si hay algo que guía y ha guiado a la doctora MARÍA SUSANA CIRUZZI es justamente este punto. En sus propias palabras: "Estamos convencidos de que la complejidad de las situaciones relatadas en esta tesis hacen técnicamente infructuosa la intervención del derecho penal, ya que no pueden ser comprendidas, aprehendidas ni reguladas desde un mero enfoque punitivista y criminal de la conducta humana".

Palabras que no dejan de revelar la necesidad de estudiar y dar respuesta a diversas cuestiones con un fin en particular: reclamar la vigencia de un sistema penal que respete sus garantías y con ello brinde seguridad a cada uno de nosotros, a la par de constituirse en un hecho civilizatorio.

En este marco es que no puedo dejar de recordar las palabras de LUIGI FERRAJOLI al señalar que "el principio fundamental de civilidad es el fruto de una opción garantista a favor de la tutela de la inmunidad de los inocentes, incluso al precio de la impunidad de algún culpable. 'Al cuerpo social le basta que los culpables sean generalmente castigados', escribió LAUZÉ DI PERET, 'pero es su mayor interés que todos los inocentes sin excepción estén protegidos'. Es esta la opción sobre la que MONTESQUIEU fundó el nexo entre libertad y seguridad de los ciudadanos: 'la libertad política consiste en la seguridad o al menos en la convicción que se tiene de la propia seguridad' y 'dicha seguridad no se ve nunca tan atacada como en las acusaciones públicas o privadas'; de modo que 'cuando la inocencia de los ciudadanos no está asegurada, tampoco lo está su libertad'. En consecuencia –si es verdad que los derechos de los ciudadanos están amenazados no solo por los delitos sino también por las penas arbitrarias– la presunción de inocencia no es solo una garantía de libertad y de verdad, sino también una garantía de seguridad o si se quiere de defensa social: de esa 'seguridad' específica ofrecida por el estado de derecho y que se expresa en la confianza de los ciudadanos en la justicia; y de esa específica 'defensa' que se ofrece a estos frente al arbitrio punitivo. Por eso, el miedo que la justicia inspira a los ciudadanos es el signo inconfundible de la pérdida de legitimidad política de la jurisdicción y a la vez de su involución irracional y autoritaria. Cada vez que un imputado inocente tiene razón para temer a un juez, quiere decir que este se halla fuera de la lógica del estado de derecho: el miedo, y también la sola desconfianza y la no seguridad del inocente, indican la quiebra de la función misma de la jurisdicción penal y la ruptura de los valores políticos que la legitiman"[1].

Alberto Binder sostiene que el modo en que el Estado hace uso de su poder penal es uno de los indicadores más precisos de la profundidad del sistema democrático en una sociedad y el grado de respeto a la dignidad de todas las personas que es la base esencial del concepto democrático. El concreto funcionamiento de las instituciones encargadas de canalizar ese poder penal está configurado por la política criminal de un Estado. Algunos de los indicadores que este profesor señala para una política criminal democrática que enmarque a ese poder penal son: la restricción de su uso a los casos verdaderamente graves, esto es, el principio de mínima intervención; la transparencia en su ejercicio; el monopolio del poder jurisdiccional del ejercicio del poder penal; el control de las instituciones encargadas de dicho ejercicio; la admisión de mecanismos de participación ciudadana; y, fundamentalmente, el reconocimiento de límites absolutos, las garantías, para el ejercicio del poder penal[2]. Es, en definitiva, el respeto por las garantías lo que nos permitirá estar cerca de un modelo de raigambre democrático.

[1] Ferrajoli, *Derecho y razón. Teoría del garantismo penal*, Barcelona, Trotta, 1995, p. 549 y 550.

[2] Binder, *Política criminal, de la formulación a la praxis*, Bs. As., Ad-Hoc, 1997, p. 45 y 46.

Y esta tesis tiene precisamente esa misión, al afirmar CIRUZZI cómo "la ley es una expresión general y apersonal de un consenso social que procura garantizar la convivencia y la paz en una sociedad determinada". Y, en todo ello, el papel de la medicina y la bioética como disciplina que cruza todas las fronteras ocupan un papel central.

En definitiva, no se trata de otra cosa que encontrar el camino hacia un derecho que sea civilizado. Uno de los pocos, sino el único, que intentó avanzar en explicar cuáles son las raíces y significado de un derecho civilizatorio ha sido EDMUNDO HENDLER. En una de sus tantas investigaciones sobre estas cuestiones, él enseña que ya la antigua ordenanza criminal francesa de 1539 distinguía entre los procesos "ordinarios" y "extraordinarios". Con el tiempo, la ordenanza criminal de 1670 perfeccionaría un sistema en el que si se estimaba que el hecho no comportaba la imposición de penas corporales o infamantes, se adoptaba la vía "ordinaria" poniendo en libertad bajo caución al acusado, de forma tal que se seguía, por ende, el trámite de la vía civil. De no ser esto así, entonces se avanzaba por el proceso "extraordinario", característico de la vía penal[3].

En sus palabras, "la naturaleza civil del proceso 'ordinario' era lo que daba nombre a la opción. Se la conocía como la 'civilización' del proceso, un dato etimológico que no deja de ser significativo ya que se trata de una expresión de raíz latina que tiene equivalentes en todas las principales lenguas europeas. El francés *civilisation* se corresponde con el inglés *civilization*, con el italiano *civilizazione*, con el alemán *zivilisation* o con el portugués *civilização*. El origen del vocablo aparece señalado por un importante historiador de las 'civilizaciones', BRAUDEL, quien puntualiza que el surgimiento del significado actual de la expresión 'civilizar' data de 1752. Hasta entonces, advierte tenía significación estrictamente jurídica: la conversión de un proceso penal en otro de carácter civil. El dato puede ser corroborado por una obra específica, el diccionario universal de las expresiones francesas de ANTOINE FURETIÈRE de 1727, en el

[3] HENDLER, *Los caminos del derecho penal, entre la guerra y la "civilización". El derecho penal arcaico. Aproximación desde la etnología, NDP*, 2003-A, Bs. As., Del Puerto, 2003, p. 26.

que se lee: *civiliser*: 'Recibir un acusado en proceso ordinario. Cambiar el procedimiento criminal en simple acción civil'"[4].

Estas dos vías de redefinición del conflicto tienen relación con los dos entornos en los que se deslinda el sistema penal: el que lo separa de la venganza indiscriminada y, en el extremo opuesto, el que distingue de los mecanismos compensatorios a favor de la víctima. Tal como lo señala HENDLER, la reacción penal se encuentra bastante próxima a la reacción indiscriminada de la guerra contra el enemigo. Se contrapone a ella en la medida en que un castigo, por cruel o severo que sea, comporta un cierto grado de comprensión hacia quien se condena a sufrirlo. Es en función de ello que él termina sosteniendo que "el derecho penal es lo contrario de la venganza y supone un vínculo de solidaridad", tratándose, en todo caso, de "sanciones restitutivas inspiradas en la idea de reponer el estado anterior al delito, propias del derecho privado. La historia de la cultura occidental nos indica, en esa perspectiva, que el tronco jurídico común es, precisamente, el derecho civil [...] Bien podría, entonces, describirse la ruta seguida por el derecho penal como un camino de retorno a la 'civilización', empleado el vocablo en el sentido etimológico referido anteriormente y con el alcance de propiciar el estrechamiento del campo de aplicación de las sanciones penales, ya hace tiempo denunciadas como herramientas crueles de manipulación del poder en la sociedad"[5].

Cuando leía esta investigación, el espíritu que gobernó a MARÍA SUSANA CIRUZZI en esta tesis posdoctoral, sentía que este es el espíritu que, en definitiva, acompaña estas palabras: la búsqueda de una civilidad que se expresa a partir de una tolerancia y respeto a las decisiones individuales no siendo el castigo el remedio, sino la civilización la cura a nuestros conflictos. Y, de tal manera, proteger los diversos ámbitos de nuestra vida en sociedad, de manera tal que podamos ser cada día más libres.

[4] HENDLER, *Los caminos del derecho penal, entre la guerra y la "civilización". El derecho penal arcaico. Aproximación desde la etnología, NDP*, 2003, Bs. As., Del Puerto, 2003, p. 26 y 27.

[5] HENDLER, *Los caminos del derecho penal, entre la guerra y la "civilización". El derecho penal arcaico. Aproximación desde la etnología, NDP*, 2003, Bs. As., Del Puerto, 2003, p. 33 y 34.

AGRADECIMIENTOS

Al doctor LUIS FERNANDO NIÑO, por sus consejos, su paciencia y su guía. Mi padre académico por elección.

Al doctor EUGENIO SARRABAYROUSSE, quien desinteresadamente leyó la versión original de este trabajo. Todas sus contribuciones y sugerencias, sin dudas, embellecieron y mejoraron el texto.

A los doctores GUSTAVO CARDIGNI, IGNACIO MAGLIO e IGNACIO F. TEDESCO, que distinguieron a esta obra con sus palabras introductorias. Son parte de los lujos académicos y humanos que uno puede darse.

A mi familia (mis viejos, mi hermano y mi cuñada, mis sobrinos y ahijados). A mis amigos, imprescindibles como la vida misma.

A la Facultad de Derecho de la Universidad de Buenos Aires, mi hogar por elección desde 1983.

Al Hospital de Pediatría SAMIC Prof. Dr. Juan P. Garrahan. Mi segundo hogar desde 2000. En este libro traté de plasmar todos estos años de enseñanzas junto al mejor equipo de salud del país.

A la Sociedad Argentina de Pediatría, y a cada uno de mis colegas y amigos de esa institución, que me abrieron las puertas y me aceptaron como una más, y que me permiten continuar aprendiendo de cada uno de ellos.

A Diké, y en ella a todos los amigos peluditos que tuve, porque su presencia y compañía me recuerda constantemente el verdadero valor de las cosas.

ÍNDICE GENERAL

Capítulo Primero

LA MEDICINA AL FINAL DE LA VIDA

A) La salud. Enfermedad y muerte. Morir

B) Tratamientos médicos. Concepto, clasificación y opciones

Capítulo II

LA INTERACCIÓN DERECHO-MEDICINA. LA ACTUACIÓN DEL DERECHO PENAL. LOS APORTES DE LA BIOÉTICA

A) La dignidad como principio rector

B) Función del derecho penal en un Estado de derecho. Principios de "ultima ratio" y mínima intervención. Disponibilidad del bien jurídico

Capítulo III

EL PROCESO DE TOMA DE DECISIONES AL FINAL DE LA VIDA

Capítulo IV

DETERMINANTES EXTERNOS E INTERNOS QUE INFLUYEN EN EL PROCESO DE TOMA DE DECISIONES MÉDICAS AL FINAL DE LA VIDA

Capítulo V

BIOÉTICA COMO LUGAR DE ENCUENTRO

Capítulo VI

SÍNTESIS FINAL

INTRODUCCIÓN

"Lo único que nos separa
de la muerte es el tiempo"

(Ernest Hemingway)

Las relaciones entre la medicina y el derecho, dos saberes científicos claramente omnipotentes y que comparten el mismo objeto de estudio (el hombre), la primera, desde el binomio salud-enfermedad, y el segundo, como ser entre otros, con los cuales interactúa en ejercicio de sus derechos personales, requiriendo un tercero ajeno que los armonice y limite los conflictos y sus consecuencias, han sido –históricamente– muy difíciles y controvertidas, dado que una y otro se reclaman e interpelan mutuamente por la falta de una adecuada respuesta frente a los problemas concretos del ser humano, pretendiendo que cada uno aporte certeza a situaciones que –por su propia esencia– son inciertas y cambiantes.

Es cierto que los avances tecnológicos en las ciencias médicas van modificando constantemente los límites de lo posible, planteando un importante reto al derecho para responder a las situaciones que generan esos cambios en el diagnóstico y tratamiento de las distintas patologías.

A diario asistimos al corrimiento de los límites de lo viable: la tecnología de la que se sirve la medicina avanza a pasos agigantados y velozmente, cada vez interviniendo más en la propia intimidad del sujeto, produciendo en situaciones extremas angustia y falta de confort.

Frente a ello, el desafío que se impone al derecho es arduo: por un lado, receptar, con la mayor amplitud posible, los avances técnico-médicos; por otro, intentar evitar los abusos en los cuales se podría caer si la interpretación de las normas resultara muy laxa, con el consiguiente desconocimiento de los derechos individuales inalienables.

Este desafío es aún mayor cuando nos adentramos en el campo del derecho penal, terreno de lo ilícito, de lo prohibido, que supone la actuación del derecho en pos de la defensa de bienes jurídicos cuya conculcación es de tal magnitud que solo la sanción penal resulta la adecuada para reparar esa violación.

Uno de los paradigmas en las arenas movedizas del encuentro entre medicina y derecho se da en las situaciones de limitación de soporte vital (LSV), o limitación o adecuación del esfuerzo terapéutico (LET o AET), que consiste en el ajuste de los tratamientos médicos al estado clínico del paciente y al objetivo terapéutico, tanto si se trata de no escalar en mayores procedimientos como en interrumpir aquellas medidas que se consideran desproporcionadas. La LSV resulta ser uno de los capítulos más controvertidos y moralmente desafiantes para el profesional asistente. A ello debe sumarse el temor legal que se encuentra ínsito en toda conducta cuyas precisiones jurídicas se desconocen. Sabemos que desde el punto de vista bioético se encuentra ampliamente aceptado que no todo aquello que resulta tecnológicamente posible de ser realizado es éticamente justificable. A su vez, el encarnizamiento terapéutico es considerado altamente desvalioso y violatorio de los principios de autonomía y no maleficencia. Sin embargo, a la luz de la experiencia actual, tanto a nivel nacional como internacional, nos preguntamos si tal certeza es absorbida sin más por el derecho (en particular el derecho penal). Muchas de las conductas que en la práctica diaria asistencial pueden dar como resultado un encarnizamiento terapéutico y que por ello mismo se tienden a evitar, pueden ser juzgadas por el lego como encaminadas a producir la muerte del paciente. Frente a ello, cabría preguntarse: ¿resulta esta conducta médica jurídicamente reprochable?

La amenaza penal aparece en el horizonte médico como una señal de alarma: inhibe y paraliza, impidiendo que el profesional asuma las conductas terapéuticas que su propia ciencia impone por temor a las consecuencias jurídicas de una acción médica cuyos ribetes legales son –cuando menos– difusos e imprecisos.

La problemática planteada se remonta, a nivel del derecho comparado, a casos determinados. El primero de ellos es "Baby Doe, de 1982.

El 9 de abril de 1982 nació en Bloomington, Indiana, un niño con polipatología, dado que padecía síndrome de Down, fístula traqueoesofágica y atresia esofágica. En este caso una temprana operación habría tenido más de un 90 % de posibilidades de éxito, lo cual fue corroborado por el médico de la familia y su pediatra. Sin embargo, el obstetra de referencia, Walter Owens, minimizó este hecho cuando discutió el tema con los padres, y enfatizó en su asesoría médica los problemas del síndrome de Down. Los padres decidieron no permitir la operación. Para el caso público el niño se denominó "Baby Doe". Los administradores del hospital y los pediatras no estuvieron de acuerdo con la decisión de los padres e inmediatamente convocaron una reunión de emergencia con el juez John Baker. Owens, cuando testificó en esta audiencia, repitió su pronóstico: incluso si la cirugía fuese exitosa, "la posibilidad de una calidad de vida medianamente adecuada es inexistente debido al severo e irreversible retardo mental del niño". El padre de Baby Doe, quien era profesor de una escuela pública y ocasionalmente había trabajado de cerca con niños con síndrome de Down, también testificó: él estaba de acuerdo con Owens y sentía que aquellos niños nunca lograban "una calidad de vida meramente aceptable". Cabe destacar que esta audiencia se sostuvo tarde por la noche en un cuarto del hospital, sin registros, y que el juez Baker no designó un tutor *ad litem* para Baby Doe. Baker determinó que los padres tenían el derecho de tomar la decisión respecto de tratar o no al niño. El abogado del distrito intervino y apeló tal decisión a la Corte del Condado, y, luego de perder, apeló a la Corte Suprema de Indiana. Ambas apelaciones fallaron y cada una de ellas otorgó la jurisdicción a los padres. Luego se apeló a la Corte Suprema federal de los Estados Unidos de América para una intervención de emergencia, pero Baby Doe murió a los 6 días de edad, antes de llegar el caso a Washington.

Hubo otros casos importantes para mencionar, también en Estados Unidos. Uno de ellos es el caso "Nancy Cruzan".

El 11 de enero de 1983, a los 24 años de edad, Nancy Cruzan perdió el control de su auto en una pista con hielo en Missouri. Producto del impacto, Nancy salió eyectada del vehículo, quedando boca abajo en un estanque con agua. Los paramédicos la encontraron sin signos vitales, por lo que la reanimaron y estabilizaron. Luego de dos semanas de permanecer inconsciente, fue diagnosticada con un estado vegetativo persistente, dado que producto de la privación prolongada de oxígeno su cerebro había sufrido daños irreversibles. Nancy Cruzan evolucionó hasta lograr respiración espontánea, sin embargo, a raíz de su estado, no era capaz de deglutir. Antes de que los tubos de alimentación comenzaran a ser usados en los 60, el curso natural de este tipo de pacientes era morir de inanición; pero, con este sistema, tal deterioro podía quedar aplazado por años e incluso décadas. Debido a lo mencionado, los cirujanos instalaron un tubo de alimentación para su cuidado a largo plazo. Los familiares de Nancy esperaron su recuperación, aunque, finalmente, luego de cuatro años, aceptaron que su condición no variaría. En 1987 los padres de Nancy Cruzan solicitaron que su tubo de alimentación fuese removido. El hospital y los médicos a cargo de Nancy rechazaron la petición, indicando que se requería una orden judicial para ello. En julio de 1988 la familia Cruzan ganó el caso en la Corte de Sucesión. Sin embargo, el abogado general apeló, por lo que la Corte Suprema de Missouri revirtió tal decisión. Esta Corte concluyó que el Estado tiene un interés incondicional en preservar la vida, y que el soporte médico de un paciente incompetente podría ser suspendido solo si se cumple adecuadamente con el "estándar de evidencia clara y convincente" (el más alto estatus de evidencia en un juzgado). Esto aseguraría que Nancy habría rechazado el tratamiento si estuviese competente, lo cual hasta ese momento no se había logrado, debido a que los padres de Nancy no expusieron de manera certera su voluntad. En vista de este escenario, los Cruzan apelaron a la Corte Suprema de los Estados Unidos de América. En junio de 1990 la Corte Suprema decidió, por 5 votos contra 4, que constitucionalmente la Corte de Missouri requería un alto estándar de evidencia de los deseos de Nancy Cruzan antes de permitir la suspensión del tratamiento.

Es interesante resaltar en esta secuencia, el conocido caso "Karen Ann Quinlan".

En abril de 1975, la joven Karen A. Quinlan comenzó una dieta estricta para poder usar un vestido que había comprado recientemente para lucir en una fiesta. El 15 de abril, no habiendo comido nada, excepto unas rebanadas de pan en un período de 48 horas, asistió a una fiesta en casa de un amigo. Durante el transcurso de la fiesta, tras consumir una sobredosis de alcohol y Valium (un tranquilizante), Quinlan dijo a sus amigos que se sentía mareada y fue a recostarse en la cama de su amigo. Más tarde los que asistieron a la fiesta la encontraron inconsciente y sin respirar. Fue llevada de urgencia a un hospital, donde se le diagnosticó una anoxia prolongada por falla del sistema autónomo y carencia respiratoria;

fue puesta en un respirador artificial en el hospital. Sin embargo, el daño cerebral era tal que quedó en estado vegetativo. No se precisó la causa de la falla respiratoria, aunque su madre dijo que el diagnóstico médico fue que se quedó dormida o inconsciente, y que se ahogó con su propio vómito. Esto también pudo haber sucedido por la combinación de alcohol, barbitúricos y la autoimpuesta privación de comida. Después de algunos meses, sus padres solicitaron que fuera retirada del respirador que la mantenía viva, pero el personal hospitalario se negó. En 1976, los Quinlan llevaron su caso a la Corte Suprema de Nueva Jersey, que autorizó la decisión de los padres. Cuando fue quitada del respirador, Quinlan sorprendió al mundo porque continuó respirando de forma no asistida, alimentando la remota posibilidad de recuperación, y fue alimentada artificialmente por nueve años más. Vivió en estado vegetativo persistente hasta su muerte por neumonía en 1985; pesaba apenas 36 kilos.

Más cercano en el tiempo, podemos mencionar tres casos importantes. Uno es "Terri Schiavo", en Estados Unidos.

Terri era una mujer estadounidense, nacida en Pensilvania, en 1963, como Theresa M. Schindler y casada desde 1984 con Michael Schiavo. La madrugada del 25 de febrero de 1990, su esposo la encontró tirada en el suelo de su casa en St. Petersburg, Florida. Su corazón no latía y no respiraba. Cuando llegó la ambulancia, los médicos calcularon que llevaba más de una hora en paro cardíaco y aunque la causa no se conoce con certeza, se piensa que pudo ser debida a un déficit de potasio causado por una dieta desequilibrada, pues en los últimos días solo había tomado de diez a quince vasos de té helado para intentar adelgazar. La falta de oxígeno le causó un profundo daño cerebral. Tras unos meses en coma, los médicos le diagnosticaron un estado vegetativo persistente, una situación en la que no cabe esperar una recuperación. En los años siguientes, los médicos intentaron diversos tipos de terapias, incluidas algunas en fase experimental como el estimulador talámico, para intentar que recuperase la consciencia. No tuvieron éxito y Terri continuó en el hospital, día tras día, mes tras mes, año tras año. A mediados de 1993, tras contraer una infección del tracto urinario, su marido pidió una orden de "no resucitación", un acuerdo que implica no tomar medidas extraordinarias y dejar que la naturaleza siga su curso. El juzgado nombró curador *ad litem*, quien declaró posteriormente que la decisión de Michael Schiavo "estaba basada en la creencia razonada de que no había esperanza para una recuperación de Terri". En mayo de 1998, su esposo Michael pidió al juzgado que se le retirara la sonda con la que era alimentada y se la dejara morir, una decisión que fue recurrida por los padres de Terri,

Robert y Mary Schindler, quienes defendían que ella era consciente, les sonreía e intentaba comunicarse. Publicaron videos donde aparentemente se le veía girar la cabeza, sonreír, mirar. La Corte Suprema de Florida declaró que, según las informaciones que se pudieron reunir –básicamente, el testimonio de su esposo, pues ella no había dejado un testimonio por escrito, lo que llamamos un testamento vital–, Terri Schiavo no hubiera deseado que se le aplicasen medidas extraordinarias para mantenerla viva y el 24 de abril de 2001 el juez ordenó que se le retirase la sonda. Un nuevo recurso interpuesto por sus padres ordenó cautelarmente a los médicos recolocar la sonda. Cuando el recurso fue finalmente denegado y el 15 de octubre de 2003 se procedió a retira la sonda nuevamente, la Asamblea Legislativa de Florida aprobó una normativa, denominada la ley de Terri, autorizando al gobernador Jeb Bush, hermano e hijo de los presidentes Bush, a intervenir y la sonda volvió a colocarse. Tras nuevos recursos y vistas, esta ley fue declarada inconstitucional. El 18 de marzo de 2005, el juez ordenó nuevamente que se le retirase la sonda tal y como había solicitado el marido de Terri. Entonces, el Congreso de los Estados Unidos de América aprobó una moción para intervenir, e incluso el presidente George W. Bush abandonó sus vacaciones en Texas y volvió a Washington un domingo por la noche para firmar un decreto que permitiera a los padres presentar un nuevo recurso en el juzgado. Finalmente, la estrategia legal y política de los padres no tuvo éxito y, tras década y media de batallas en los tribunales y en la prensa, la sonda fue retirada y Terri murió trece días después.

Otros de los casos que han traído el tema a discusión es "Eluana Englaro", que se decidió en Italia.

Eluana fue una mujer italiana que estuvo en estado vegetativo debido a un accidente de tránsito desde el 18 de enero de 1992 hasta la fecha de su muerte. Ante la situación irreversible de la hija, su padre apoyó la posibilidad de suspender el suministro de alimentos, para permitirle morir, dado que, según él, "habría expresado claramente el deseo de morir en caso de sufrir un accidente que la dejara en coma o en estado vegetativo. El caso fue llevado a la Corte y la petición del padre fue rechazada en diciembre de 1999 por la Corte de Apelaciones de Milán, y en abril de 2005 por la Corte de Casación. Una petición de un nuevo juicio fue concedida por la misma Corte de Casación el 16 de octubre de 2007. La Corte de Apelaciones de Milán sentenció, en julio de 2008, que el padre y tutor de Eluana, Beppino Englaro, tenía permitido interrumpirle el suministro de alimentación e hidratación. En febrero de 2009 fue llevada a un hospital privado de Udine, donde un equipo médico (constituido solo por voluntarios) la asistiría mientras permaneciese en él.

El 6 de febrero de 2009, Silvio Berlusconi redactó un decreto para obligar a continuar con el tratamiento de Eluana, pero el presidente de la República, Giorgio Napolitano, rehusó firmarlo, impidiendo que entrase en vigor. Finalmente, murió el 9 de febrero de 2009.

Por último, mencionaremos el interesante caso "Frances Inglis", de Gran Bretaña.

Frances era una madre y enfermera muy dedicada a sus hijos y a su comunidad que una noche recibió una de las peores noticias que una madre puede recibir. Su hijo menor, Thomas (22), había sufrido un accidente terrible que lo había dejado en muy malas condiciones; el daño cerebral fue tal que Thomas nunca volvería a ser el mismo, destinado a pasar el resto de su vida postrado en una cama, dependiendo completamente de máquinas y de otras personas para mantenerse vivo. Muchos pensaban que Thomas estaría "ausente", inconsciente de su condición, pero Frances aseguraba que su hijo estaba sufriendo seriamente, que estaba atrapado y lleno de temor, y decidió inyectarle una dosis letal de heroína para así liberarlo de esa pesadilla. Finalmente, Frances fue juzgada y condenada a prisión de por vida, con una pena mínima de 9 años (que después reducirían a 5 años), pues la Corte no hizo diferencia entre un asesinato y una muerte piadosa.

En nuestro país, la orfandad casuística judicial es aún más marcada: nuestros tribunales solo se han pronunciado al respecto en el caso "S. M. d. C. s/insania", fallo de la Suprema Corte de la Provincia de Buenos Aires, del 9 de febrero de 2005.

Se trataba de una mujer de 38 años que quedó en estado vegetativo (EVP) luego de entrar en coma por convulsiones posparto de su cuarto hijo. La Corte bonaerense le había negado al marido la autorización para retirarle la alimentación-hidratación artificial que recibía por gastrostomía, permitiéndole, como consecuencia, morir. Los padres y hermanos de la paciente se oponían a la petición del marido. En el fallo se reconoció el derecho de un paciente competente a rehusar tratamiento médico aunque ello implique riesgo de muerte. Se discutió acerca de las decisiones subrogadas para los pacientes incompetentes. Se diagnosticó EVP, afirmándose que la condición era irreversible. Se describieron las características funcionales de un paciente en EVP: la ausencia de actividad consciente, hambre, sed, etcétera. Se mencionó que con buenos cuidados, que, se aclaró, son los que había recibido esa paciente hasta entonces –"luce bien"–, podía persistir en este estado, de dependencia absoluta y permanente de terceros, "hasta 37 años" (según la experiencia disponible).

Se resaltó la abnegada dedicación del personal que la atendía y de su familia nuclear, y se dio por cierto el compromiso explícito del marido de seguirla brindando: "no es una carga"; "un problema psicológico para todos, pero no es una carga. Si un juez no me autoriza a dejarla morir [...], yo seguiré cuidándola" (cita en el fallo de fs. 305 del expediente). Se reconoce, asimismo, que la alimentación-hidratación artificial "es un tratamiento médico" (por tanto, con indicaciones, contraindicaciones, dosis, efectos secundarios, y no una medida de confort como mantener al paciente limpio y seco, que todo paciente debe recibir). Se consideró, también, a este respecto, más allá de las preferencias del paciente o los subrogantes acerca de la prosecución o suspensión del soporte vital, la procedencia del concepto de "futilidad médica", y las cargas de todo tipo para la familia y la sociedad en su conjunto, conceptos a aplicar cuando el tratamiento no produce ninguna mejoría y solo mantiene el *statu quo*. Además, se pasó revista a las opiniones vertidas por diferentes expertos consultados, teólogos morales católicos y dignatarios eclesiásticos y el Comité de Bioética de la Sociedad Argentina de Terapia Intensiva, así como la opinión internacional corriente en la materia, todas concurrentes en cuanto a la licitud de lo solicitado. La falta de "prueba fehaciente" de que permitirle morir sería la decisión coherente con las creencias y preferencias de la paciente así como la negativa de los padres y hermanos resultaron determinantes para esta decisión judicial.

Nuestra justicia tuvo oportunidad de manifestarse respecto de un niño en una situación similar, pero que involucraba la decisión de no ingreso a la unidad de cuidados intensivos, que fue resuelta por el Juzgado de Familia, Niñez y Adolescencia nº 2 de Neuquén, el 20 de marzo de 2006. Un caso anterior se remonta al 2003, "Caren B", en el cual dos médicos del Hospital de Niños Ricardo Gutiérrez fueron multados por orden del juez ROBERTO GALLARDO (Juzgado Contencioso, Administrativo y Tributario de la Ciudad de Buenos Aires nº 2) por desconocer la negativa paterna a la colocación de un respirador a una niña con diagnóstico irreversible. Otro caso fue resuelto, en 2008, por el Juzgado de Primera Instancia de Distrito en lo Civil y Comercial de la Novena Nominación de Rosario (Santa Fe); se trataba de un joven de 20 años que presentaba una encefalopatía grave progresiva en estado terminal y cuyos padres requirieron que no se realizaran maniobras de resucitación cruentas, ni *electroshock* ni traqueostomía ni intubación con ventilación endotraqueal. A su vez, los casos "Lambert", en

Europa, y "Marcelo Diez" ("D., M. A."), en nuestro país (ambos se tratarán en profundidad en este trabajo), plantearon nuevas aristas al problema que nos ocupa en esta obra, confirmando que la pregunta inicial que nos ha llevado a desarrollar este trabajo no ha perdido vigencia, aun cuando se han producido modificaciones trascendentes en la legislación nacional.

A esta breve descripción debe sumarse la confusión conceptual que se registra en gran parte del ámbito académico, y que se refleja a nivel de la opinión pública, entre eutanasia pasiva y limitación del soporte vital, entre muerte cerebral, estados comatosos y estado vegetativo permanente, situación que impone la necesidad de develar si existe un concepto unívoco para estas entidades que tenga preponderancia en la interpretación legal.

Este panorama se completa con situaciones bioética y jurídicamente controvertidas y aún sin consenso en la comunidad médico-legal, que suponen la colisión de intereses y derechos individuales, sociales y colectivos. La eutanasia y el suicidio asistido son vistos por algunos profesionales como prácticas propias del quehacer médico; en este sentido, la obligación médica para con su paciente no solo consiste en curar y paliar, sino en ayudar en el buen morir, aun cuando ello implique una actitud claramente activa de parte del profesional, encaminada a producir la muerte del paciente. Otros, perciben estas mismas conductas como ejercicio inescindible de la libertad individual, donde el sujeto resulta soberano en cuanto a elegir poner fin a su vida y de requerir el auxilio necesario para lograrlo de la mejor manera posible con el menor sufrimiento y riesgo. Un tercer grupo considera estas prácticas –lisa y llanamente– delictivas y contrarias a la ética médica. Frente a este debate, cabe plantear algunas preguntas: ¿podemos afirmar que estas conductas hayan sido positivamente receptadas por nuestra legislación o –por el contrario– están totalmente prohibidas? ¿Existe un derecho constitucional al buen morir y a requerir auxilio de terceros en pos de obtener ese objetivo?, ¿cuáles son sus límites? ¿Es posible encontrar un "justo medio" que evite los extremos, ya sea por exceso o por defecto, que derivarían –necesariamente– en la temible pendiente resbaladiza?[1].

[1] Entendemos por pendiente resbaladiza (falacia de la pendiente resbaladiza) aquel argumento que sugiere, erróneamente, que si se toma el curso de acción propuesto se estará yendo de mal en peor (VAN EEMEREN - GROOTENDORST,

Como una complicación más a la hora de la toma de decisiones al final de la vida aparece en escena la limitación de la hidratación y alimentación artificial. ¿Es un tratamiento médico más que, como tal, puede ser abandonado, suspendido, retirado como cualquier otro procedimiento?, ¿o es un cuidado elemental, mínimo e imprescindible; un derecho humano básico que se debe a todo enfermo por el solo hecho de ser persona y referirse al respeto a su dignidad, constituyéndose en un trato humano indispensable?

Tales son los interrogantes fundamentales que nos planteamos en este trabajo, y a los que pretendemos darles una respuesta suficientemente clara, abarcadora y completa, respetuosa de los derechos humanos y de los principios constitucionales que impregnan nuestro ordenamiento jurídico.

Creemos que la importancia de este trabajo se sustenta en la necesidad de explorar cuáles son los conceptos y representaciones que, desde el campo del derecho –nacional y comparado–, se tienen acerca de las conductas médicas al final de la vida, así como introducir los aportes de la bioética, novel disciplina que nos acerca la visión de los valores que impregnan la actividad médica a la luz de los principios filosóficos y punto de encuentro entre los saberes científicos, legales y filosóficos. Tal conocimiento nos permitirá, *a posteriori*, encarar propuestas de formulación de normas o guías de actuación en una temática que interesa no solo a los profesionales médicos, sino también a los profesionales del derecho.

Una de nuestras hipótesis es que la falta de una adecuada interacción entre el derecho y la medicina puede encaminar una cuestión netamente asistencial a los estrados judiciales, con todas las consecuencias perniciosas que de ello se derivan, tanto a nivel personal y emocional para el paciente o su familia como para los profesionales a cargo de aquel.

La muerte es un hecho que se encuentra permanentemente presente en la asistencia de pacientes graves o críticos. Para el

---

Argumentación, comunicación y falacias. Una perspectiva pragma-dialéctica, p. 183). Se trata de presentar la idea de que si se acepta una determinada realidad se acabarán aceptando unas consecuencias que rechazamos, siendo así que el que se produzcan esas consecuencias no es algo que esté suficientemente fundamentado (Álvarez Gálvez, *Sobre el argumento de la pendiente resbaladiza en la eutanasia*, "Dilemata", nº 11, 2013, p. 84).

equipo de salud resulta altamente comprometido a nivel emocional lidiar con la muerte de un paciente (y especialmente si este es un niño); reconocer el límite de lo que es beneficioso para el paciente, haciendo lo mejor en su propio interés, y aceptar cuándo su conducta se transforma en encarnizamiento u obstinación terapéutica y debe ser evitada o modificada, porque ello también representa su mejor interés. Si a lo expresado se suma el temor legal que surge de una interpretación automatizada de la relación causal entre el procedimiento o terapéutica aplicada o su abstención y el resultado muerte, el panorama luce aún más sombrío. En este punto, debe tenerse presente que el temor legal impregna peligrosamente la relación médico-paciente, determinando que los profesionales de la salud caigan en la práctica de una medicina defensiva, que repercute negativamente en la prestación de salud y en la relación asistencial. Asimismo, el cambio de paradigma en la relación médico-paciente, de un enfoque netamente paternalista a un enfoque basado en la autodeterminación, posiciona al paciente como el "dueño de la decisión", en la medida en que nada puede hacerse u omitirse si no es con su expreso consentimiento, salvo privilegio terapéutico o situación de urgencia.

Un objetivo fundamental, en consecuencia, resulta determinar si la indicación médica y la voluntad del paciente pueden llegar al punto de decidir la interrupción o abstención de tratamientos que prolongan la vida, privilegiando la vigencia de derechos individuales de mayor jerarquía en el caso en concreto, como podría ser la dignidad, la libertad, el mejor interés del paciente y la calidad por sobre la cantidad de vida, y si tal decisión consensuada puede llegar a extremos de aceptar y procurar la supresión intencional de la vida biológica.

Capítulo Primero

LA MEDICINA AL FINAL DE LA VIDA

A) La salud. Enfermedad y muerte. Morir

"En este lugar, la gente en guerra
con Dios es numerosa"
(Diego Muzzio, *El cielo de las tortugas*)

§ 1. ***El concepto de salud.*** – La salud es una realidad que siempre ha preocupado al ser humano y su percepción ha ido variando y resignificándose a lo largo del tiempo, tanto desde el punto de vista hermenéutico como contextual. Es el resultado de una construcción que ha incorporado, entre otros, componentes históricos, sociales, culturales, filosóficos, económicos, políticos y normativos.

Si bien es aún notorio el predominio de un fuerte componente del modelo biológico –dominado por las ciencias naturales–, que centra y reduce su enfoque a las funciones orgánicas, quedando relegados el resto de sus elementos, el avance de las ciencias sociales permitió ampliar esta mirada y entender la existencia de un "proceso *salud*-enfermedad" que incorpora otros fenómenos de la realidad con impacto en la salud.

La persona es el eje y centro del régimen de protección universal de los derechos humanos. Los derechos humanos son garantías jurídicas universales que protegen a individuos y grupos contra acciones que pretendan interferir o menoscabar sus libertades fundamentales y la dignidad humana. Los derechos humanos, por sus características constitutivas, están avalados por normas internacionales, gozan de protección jurídica, se centran en la dignidad del ser humano, son de cumplimiento obligatorio para los Estados y los agentes estatales, no pueden ser ignorados ni abolidos, son interdependientes y están relacionados entre sí, y son universales.

Al igual que todos los derechos humanos, el derecho a la salud impone a los Estados parte tres tipos de obligaciones:

a) Respetar: no interferir en el disfrute del derecho a la salud (no perjudicar).

b) Proteger: adoptar medidas para impedir que terceros interfieran en el disfrute del derecho a la salud.

c) Cumplir: adoptar medidas de acción positiva para dar plena efectividad al derecho a la salud.

En síntesis, el derecho a la salud puede ser interpretado como un derecho de acceso a un sistema de salud eficaz e integrado, que abarque la atención de la salud y el acceso a los determinantes subyacentes, que responda a las prioridades nacionales y locales, y que sea accesible para todos[1].

Los problemas de salud suelen afectar en proporción más alta a los grupos vulnerables de la sociedad, por ello los Estados firmantes de tratados internacionales de derechos humanos se obligan a promover y crear condiciones que permitan a sus habitantes vivir de la forma más saludable posible y acceder a una atención sanitaria oportuna, aceptable, asequible y de calidad (Convención sobre los Derechos del Niño, de 1989, y Convención sobre los Derechos de las Personas con Discapacidad, de 2006, entre otros instrumentos internacionales de protección de los derechos humanos).

Así postulado, este derecho cambia la mirada y coloca al individuo en el centro de la escena. Se pasa de un modelo paternalista a uno verticalista, donde cada persona se adueña, en función de la autodeterminación, de la toma de decisiones que considere más adecuada a su proyecto autorreferencial de vida, conforme sus propios valores. Para ello, es necesario que acceda no solo a los tratamientos de salud, sino también a la información sobre sus derechos.

[1] Naciones Unidas, Comisión de Derechos Humanos, 62° período de sesiones, *Los derechos económicos, sociales y culturales. Informe del relator especial sobre el derecho de toda persona al disfrute del más alto nivel posible de salud física y mental, Sr. Paul Hunt*, E/CN.4/2006/48, 3/3/2006.

La salud es un derecho humano básico. Así ha sido receptado por numerosos tratados internacionales (art. 25, párr. 1, Declaración Universal de Derechos Humanos; art. 12, Pacto Internacional de Derechos Económicos, Sociales y Culturales, y arts. 23 y 24, Convención sobre los Derechos del Niño, entre otros instrumentos internacionales con rango constitucional en nuestro país).

La Organización Mundial de la Salud (OMS) define la salud como "un estado de completo bienestar físico, mental y social, y no solamente la ausencia de afecciones o enfermedades"[2]. Por consiguiente, no existe duda de que cualquier tipo de asistencia médica que se dispensa a una persona enferma, esté o no dirigido a tratar la patología de base, y se trate de un tratamiento curativo, paliativo, de confort o de acompañamiento en la terminalidad, tiene como uno de sus objetivos principales concretizar este derecho humano a la salud, en la medida en que está dirigido a asegurar –sobre todo frente a la imposibilidad científica de curar la enfermedad– la calidad de vida que ese paciente en particular privilegie, evitando –en la medida técnicamente posible– el dolor físico y el sufrimiento moral, acentuando la dignidad de este aun en su misma situación de terminalidad. Este concepto se encuentra íntimamente unido al derecho a una muerte con dignidad.

A la ya tradicional definición de salud de la OMS, se le agrega un concepto multidimensional cuando de niños se trata. Así, se afirma que "la medición de la salud en los niños tiene que tener en cuenta la habilidad de participar plenamente en funciones y actividades físicas, sociales y psicosociales apropiadas para cada edad"[3].

Por ello se incluyen una serie de dimensiones que están relacionadas con la capacidad para realizar actividades diarias (movilidad y cuidado personal), las adquisiciones cognitivas (memoria, habilidad para concentrarse y aprender), las emociones (positivas y negativas), la percepción de sí mismo, las relaciones interpersonales (con los amigos y familiares) y

[2] Constitución de la OMS, 1946.

[3] Starfield, *Child health status and outcome of care: a commentary on measuring the impact of medical care in children*, "Journal of Chronic Diseases", vol. 40, supl. 1, 1987, p. 109 y siguientes.

con el medio que los rodea (cohesión familiar, apoyo social)[4]. McCormick define la salud en el niño como "la capacidad para las relaciones humanas, asociadas a la condición del niño"[5].

La asistencia sanitaria es aquel ámbito en el cual se promueve al máximo el bienestar y desarrollo de las potencialidades de la persona aun cuando padezca una enfermedad crónica y grave. Para alcanzar esos objetivos no nos centramos solamente en prolongar la vida –en su expresión biológica–, sino que incorporamos el concepto de *vida biográfica*; esto es, el significado que la vida tiene para una persona en particular, quien la dota de contenido y valor.

Es así que cuando hablamos de calidad de vida como vara correctora del concepto de salud nos referimos a una dimensión que debe recoger una percepción personal única de todos los elementos que componen la personalidad, que refleja el estado individual que experimenta el paciente sobre su salud y los aspectos médicos de su vida. Los factores que inciden en ella son muchos, pero el estado de conciencia es único, y debe recoger todos los demás conectándolos con la identidad personal, que es la que va a proporcionar la dimensión global. La buena salud es, por tanto, una resultante compleja y armónica de un conjunto de parámetros y condicionantes, que puede convertirse en mala salud por el solo fallo de uno de sus elementos. Cada enfermo es uno y diferente, haciendo realidad el viejo aforismo "no hay enfermedades, sino enfermos"[6].

Por lo tanto, la calidad de vida asociada al derecho a la salud es un concepto primordialmente valorativo, y como tal tiene una doble perspectiva: objetiva y subjetiva. La determinación objetiva se centra en lo que el individuo puede hacer; mientras que la valoración subjetiva incluye la percepción o es-

[4] Gómez de Terreros Sánchez - Gómez de Terreros Guardiola, "Atención integral a la infancia con patología crónica: aspectos éticos", en De los Reyes López - Sánchez Jacob (eds.), *Bioética y pediatría*, p. 249 y siguientes.

[5] McCormick, *Les soins intensifs aux nouveau-nés handicaps*, "Études", t. 357, nov. 1982, p. 493 y siguientes.

[6] Riaño Galán - Chueca Guindulain, "Calidad de vida en niños con enfermedades crónicas", en De los Reyes López - Sánchez Jacob (eds.), *Bioética y pediatría*, p. 265 y siguientes.

timación personal de las condiciones de vida, que se traduce en sentimientos positivos o negativos[7].

Describen Berntsson *et al.* el significado que tiene sentirse bien en la vida diaria en adolescentes con enfermedad crónica: en primer lugar, valoran el sentimiento de aceptación de la enfermedad como parte natural de la vida; en segundo término, el sentimiento de ayuda, y, por último, el de crecimiento personal[8]. En definitiva, el adolescente con enfermedad crónica experimenta una sensación de bienestar cuando se le permite prepararse para una vida normal y logra vivir integrado en la sociedad.

§ 2. ***La enfermedad. La muerte. El morir.*** – La medicina interfiere permanentemente en el "orden natural", esa es –en definitiva– su principal función: modificar el curso natural de los eventos de manera que la enfermedad pueda ser curada y la muerte pospuesta. Pero la realidad nos muestra que este objetivo pocas veces puede ser alcanzado. Es cierto que muchas de las antiguas enfermedades mortales en la actualidad son eventos previsibles, prevenibles o curables, pero el cuerpo humano sigue estando en el bando de lo deteriorable y, en algún momento, tal vez enfermemos, seguro, envejeceremos y aún más cierto, moriremos. Incluso, algunas enfermedades, si bien incurables, permiten al paciente (gracias a los avances científicos) gozar de una buena calidad de vida, mantenerlas controladas de manera que pueda tener un "buen vivir en la enfermedad". Empero, también sucede que el proceso de morir y el deterioro que la enfermedad –y la vejez– acarrea, en un punto determinado, único y exclusivo de cada individuo en particular, se vuelve irreversible, y en ese caso solo podemos actuar para contener su evolución, posponiendo –solo con una ilusión temporal– el fin inevitable.

Nos encontramos frente a un tema complejo[9]. Su abordaje puede realizarse desde distintos aspectos conceptuales, tanto en

[7] Riaño Galán - Chueca Guindulain, "Calidad de vida en niños con enfermedades crónicas", en De los Reyes López - Sánchez Jacob (eds.), *Bioética y pediatría*, p. 265 y siguientes.

[8] Berntsson *et al.*, *Adolescents' experiences of well-being when living with a long-term illness or disability*, "Scandinavian Journal of Caring Sciences", vol. 21, nº 4, 2007, p. 419 a 425.

[9] Ciruzzi, *Los dilemas al final de la vida: el paradigma bioético frente al paradigma penal*, "Derecho Penal", año 1, nº 2, sep. 2012, p. 37 a 72.

el ámbito bioético como en otras disciplinas, cuyas aristas pueden modificarse según la posición personal que asuma quien estudie esta problemática y por lo tanto la respuesta al interrogante acerca de si mantenernos vivos debe ser considerado un derecho o una obligación será diferente. Interrogarnos si existe un derecho a morir y si debe ser respetado aun cuando hayamos fallado en nuestro objetivo y pretendamos que los terceros solo nos presten asistencia para tener un final sin dolor ni sufrimiento, distinto a como hemos sentido nuestra propia vida.

Partimos de considerar que el estudio de temas relacionados con nuestra propia vida, con nuestra existencialidad, involucran necesariamente la muerte. Hablar de la vida, del derecho a la vida, del derecho a la salud, del derecho a la dignidad, del derecho a la libertad, del derecho a elegir tiene que ver con nuestro presente, pero también con nuestro futuro y con nuestro pasado; con aquello que aprendimos para vivir, para ser dignos, para ser libres, para elegir y con estos principios sin los cuales nuestra vida no merece ser vivida. Este es un juicio de valor indelegable que nos corresponde a cada uno de nosotros como seamos humanos, en todo el sentido de su expresión.

Para hacer aún más difíciles las decisiones que nos toca asumir en este marco debemos sumar la disponibilidad de medios que los avances tecnológicos, día a día, van poniendo a nuestro alcance en el ámbito de la ciencia médica, capaces de prolongar, mediante soportes vitales, de manera casi indefinida, nuestra vida y también nuestra agonía. Por eso proponemos enfocar este aspecto en particular desde la mirada de la calidad de vida que estos días pueden ir agregando a la etapa final de la enfermedad, o en aquellos casos en que el propio sujeto -aun sin encontrarse en terminalidad ni enfermo físicamente- no desea seguir viviendo.

"Ser mortal es acerca de la lucha para aceptar las cargas de nuestra biología, con los límites establecidos por los genes y las células y la carne y los huesos. La ciencia médica nos ha dado un maravilloso poder de empujar esos límites, y el valor potencial de este poder es la razón central por la que me convertí en médico. Pero una y otra vez, he asistido al daño que nosotros en medicina hacemos cuando fracasamos en aceptar que ese poder es finito y siempre lo será"[10].

[10] GAWANDE, *Being mortal.*

Nuestra cultura occidental no suele mencionar ni hablar expresamente acerca de la muerte, a diferencia de otras cosmovisiones. Tememos que el solo mencionarla dé como resultado su invocación. Paradójicamente, aunque es la única certeza que tenemos en nuestra vida –somos naturalmente seres mortales con autoconciencia de nuestra propia finitud–, actuamos como si ese final no existiera ni fuera a suceder.

No existe un mundo sin muerte: "Al día siguiente no murió nadie. El hecho, por absolutamente contrario a las normas de la vida, causó en los espíritus una perturbación enorme, efecto a todas luces justificado. Basta recordar que no existe noticia en los cuarenta volúmenes de la historia universal, ni siquiera un caso para muestra, de que alguna vez haya ocurrido un fenómeno semejante, que pasara un día completo, con todas sus pródigas veinticuatro horas, contadas entre diurnas y nocturnas, matutinas y vespertinas, sin que se produjera un fallecimiento por enfermedad, una caída mortal, un suicidio conducido hasta el final, nada de nada, como la palabra nada"[11].

Empero, como dijo el gran director de cine y actor Woody Allen: "No le temo a la muerte. Solo que no quisiera estar allí cuando suceda".

La atención de pacientes al final de la vida importa un gran desafío para el equipo de salud que los enfrenta a la imposibilidad de curar, cuando tal ha sido –históricamente– la concepción de su función con la que han sido formados en las universidades. Ello lleva a la confrontación entre el deseo y la intención con la realidad mortal y finita del ser humano: la muerte es un hecho que, más tarde o temprano, acontecerá a cada uno de nosotros.

Muchas veces, la gran mayoría de las ocasiones, solamente podremos postergar ese fin, demorarlo, mas no evitarlo. Esto suele provocar frustración en la mayoría de los profesionales de la salud, que sienten la muerte de un paciente como "su fracaso" profesional y no como el fin ineludible de la experiencia vital. Pero el final de la vida también resulta desafiante para el propio paciente y su familia. Nos enfrenta con nuestra propia existencialidad, con nuestra espiritualidad y nos recuerda que la eternidad existe en una concepción religiosa de la vida,

[11] Saramago, *Las intermitencias de la muerte*.

pero la vida –en su expresión meramente biológica– es totalmente finita.

Un párrafo aparte merece la consideración de la muerte de un niño o joven. Estas muertes son esencialmente injustas y antinaturales: quienes deberían morirse primero son los más viejos; los niños ni siquiera deberían padecer enfermedades graves, limitantes o amenazantes de la vida, como mucho una gripe, una fractura por jugar al fútbol, una excoriación por andar en bicicleta, un esguince por asomarse a la vida en los *stilettos* de mamá. Pero ninguna explicación lógica podemos hallar en un niño enfermo de cáncer, o de sida, o padeciendo una enfermedad de Duchene o una insuficiencia renal crónica. La muerte de un niño nos rebela y enoja, nos hace sentir desvalidos e insignificantes, porque carecemos de respuesta a la pregunta del millón: ¿por qué? Son vidas que apenas asoman y comienzan a dar los primeros pasos, y, sin embargo, el camino emprendido queda rápidamente trunco por la enfermedad mortal.

Antiguamente, la muerte iba acompañada de una serie de costumbres preestablecidas. Las guías del *ars moriendi*, el arte de morir, eran extraordinariamente populares: así, un texto latino de 1415 fue reimpreso en más de un centenar de ediciones a lo largo de Europa. Reafirmar la fe, arrepentirse de los pecados, distribuir nuestras posesiones materiales y complacer nuestros deseos eran cruciales, y esas guías proveían a las familias de los elementos necesarios para asegurarse que las prioridades del paciente fueran respetadas en las horas finales.

En nuestros días, las enfermedades catastróficas son la excepción: para la mayoría de los pacientes, la muerte es una consecuencia de una larga lucha médica con una condición incurable –cáncer avanzado, falla multiorgánica progresiva o por las múltiples debilidades propias de la edad avanzada–. En todos esos casos la muerte es un hecho "seguro", pero el "tiempo de muerte" no. En consecuencia, todos los involucrados luchan contra esta incertidumbre, con el cómo y cuándo aceptar que se ha perdido "la batalla". Como última palabra, estos pacientes apenas parecen existir, porque la tecnología mantiene nuestros órganos mucho más allá del momento en que perdemos nuestra conciencia y coherencia. En estas circunstancias, la mayoría de los enfermos han entendido que sufren de una condición fatal, pero no necesariamente han aceptado que están muriendo. Muchos, aún, quieren "vencer" la enfermedad.

Es cierto que siempre existe una esperanza, no importa cuán pequeña o débil. Nada de malo tiene asirse a ella. A menos que ello signifique fallar en prepararse para lo "por venir" que es –usualmente– lo más probable. El problema radica, justamente, en que concebimos nuestro sistema de salud y cultura alrededor de esa frágil esperanza. Hemos construido un edificio que cuesta millones de millones para repartir el equivalente de boletos de lotería cuando solamente tenemos un sistema rudimentario que sirve para preparar a los pacientes con la casi certeza de que esos boletos no ganarán. La esperanza no es un plan ni un tratamiento, pero parece ser nuestro único plan, nuestra única alternativa terapéutica.

Esta moderna tragedia se repite millones de veces, una y otra vez. Cuando no existe una forma de saber exactamente cuánto tiempo nos queda, o cuando imaginamos tener más tiempo que el real, nuestro impulso más primitivo consiste en luchar, morir con quimio en nuestras venas o un tubo en nuestras gargantas o suturas en nuestra piel. En estas condiciones, raramente registramos el hecho real de que nuestras vidas se están acortando y llegando a su final. Imaginamos que podemos esperar hasta que los médicos nos digan que "ya no hay nada más que hacer". Pero raramente esto es cierto. Los médicos pueden apelar a drogas tóxicas de eficacia desconocida, operarnos para remover una parte del tumor, intubarnos o alimentarnos artificialmente, etc.; siempre hay algún recurso técnico al que echar mano. Queremos estas oportunidades. No queremos que nadie nos limite estas posibilidades. Pero eso no significa que estemos deseosos de tomar estas decisiones. Al contrario, en la mayoría de las ocasiones, terminamos no tomando decisión alguna. Nos recostamos en el profesional y la tecnología y solo preguntamos, "¿está seguro de que no hay nada más que hacer?", "¿no existe una salida?".

El punto de vista más sencillo y reduccionista es que la medicina existe para combatir la enfermedad y la muerte y esa resulta ser –en consecuencia– su función principal. La muerte es el enemigo. Pero la muerte tiene fuerzas superiores. Eventualmente –más tarde o más temprano–, gana. En una guerra en la cual uno sabe –de antemano– que no puede ganar, uno desea estar en manos de un "general" que luche hasta nuestra extinción total. En este enfoque, los médicos son los generales que llevan a luchar a sus "soldados-pacientes" diciéndoles todo el tiempo "solo dime hasta cuánto quieres seguir". El tratamiento es un tren del cual el paciente puede descender cuando lo desee. Pero para la mayoría de los enfermos y sus familias esto es pedir demasiado. Están sobrepasados de rabia, temor y desesperación frente al avance de la enfermedad y la imposibilidad de su cura; muchos de ellos se encuentran engañados por la fantasía de los límites de la tecnología y lo que esta puede hacer por ellos.

Para la medicina siempre hay oportunidad de lograr la inmortalidad. Pero cada paso que se da para mantener con vida al paciente aumenta los riesgos de empeorar la situación, porque mayor cantidad de tratamiento no resulta necesariamente equivalente a "mejor cuidado".

Remarca SAVATER, claramente, que "hay una relación entre el concepto de necesidad y la muerte, porque este es el paradigma mismo de lo necesario y el castigo para quienes no se someten a la necesidad. Comer es necesario para no morirse de hambre. Las leyes físicas deben ser respetadas; no hay que violar la ley de gravedad porque si saltamos de un séptimo piso corremos el riesgo de rompernos la cabeza. Quienes no respeten las necesarias leyes lógicas verán morir su razón; el trabajo es necesario para ganarse la vida, lo que equivale a decir que quien no lo ejerza perderá la vida y se ganará la muerte; las leyes civiles deben ser cumplidas o el Estado en algunos casos administrará la muerte a los infractores. Desde los griegos, los filósofos amenazan y maldicen a quienes no aceptan en forma indiscutible lo necesario. Sin embargo, hacerlo no nos librará de la muerte, que es lo más necesario, de todo lo necesario. Parece lógico pensar que nos veríamos liberados de las necesidades solo si fuéramos inmortales. La muerte no es un desenlace futuro que podamos dejar de lado mientras prestamos atención a otras preocupaciones"[12].

Asimismo, el filósofo español cita a HUGO MUJICA: "Yo creo que la desproporción real está dada porque vamos a morir. Nosotros vivimos en una cultura totalmente desproporcionada: podemos llegar sin problemas a la Luna, pero es mucho más

[12] SAVATER, *Los siete pecados capitales.*

peligroso pasear por los suburbios de una gran ciudad. Nuestra cultura sabe de su desproporción y, por eso, niega y esconde la muerte. Nosotros vivimos naturalmente setenta años, son los avances de la ciencia los que nos hacen llegar hasta los noventa y cinco, pero sin contenido. SIMONE DE BEAUVOIR dice que ser viejo es dejar de tener proyectos. La muerte se esconde cambiando la palabra cementerio por jardín, disimulando los coches fúnebres, poniéndoles horarios a los velorios y haciéndolos fuera de la casa. Como anteriormente el sexo era tabú –algo que superamos– ahora el lugar pasó a ocuparlo la muerte, que es algo de mal gusto para hablar o tratar. La muerte era la proporción, por eso filosofar era prepararse para ella. Por esa razón los monjes tenían una calavera en el lugar donde se reunían a comer, porque la muerte era la memoria de la proporción".

Seguidamente, SAVATER nos trae las palabras de OMAR ABBOUD: "La muerte es lo único seguro en la vida. Por lo tanto, hay que darle el verdadero valor que tiene".

También cita al rabino DANIEL GOLDMAN, quien afirma que "relacionamos el bien y el mal con la vida y la muerte. Está descripto en el espacio bíblico cuando dice que, dados la vida y el bien, y la muerte y el mal, escoge por lo tanto la vida. Pero para esto nosotros debemos tener conciencia de qué es la vida y qué es la muerte".

Las personas que se acercan al final de sus vidas merecen seguridad, atención adecuada y de excelencia para obtener confort físico, un buen estado emocional y respeto a su dignidad personal. Sus familias merecen respeto, comunicación clara y apoyo. La mayoría de las personas al final de sus vidas quieren irse como llevadas por una suave marea que las aleja de la vida, preferentemente en su domicilio, rodeadas por sus afectos. Pero aún estamos muy lejos de ello.

La dignidad, el control y la privacidad son factores esenciales en una buena muerte. Importa, y mucho, poder elegir quiénes estarán presentes, dónde sucederá nuestra muerte y los servicios que se desean obtener. Los pacientes quieren que sus síntomas sean contenidos y bien manejados; desean contar con apoyo personal, social y psicológico. Es importante, también, contar con la oportunidad de despedirnos y morir cuando es el momento, sin prolongar indefinidamente una vida sin sentido[13]. Paradójicamente, en la actualidad, la muerte está altamente institucionalizada. Desde el siglo pasado, la proporción de muertes en el domicilio ha ido declinando, mientras la tasa de muertes en hospitales e instituciones de salud ha ido aumentando. Por ejemplo, en Australia, alrededor del 14 % de las personas mueren en su domicilio, 54 % muere en hospitales y 32 % en otro tipo de instituciones de salud (residenciales o geriátricos). En los Estados Unidos de América, un paciente con cáncer tiene un 25 % de posibilidades de morir en el hospital y una chance similar de pasar el último mes de su vida en la unidad de cuidados intensivos. Estos porcentajes aumentan en los casos de enfermedad crónica pulmonar o cardíaca. Una persona que padece de Alzheimer tiene altas posibilidades de pasar sus últimos meses en un geriátrico. Menos del 45 % de los estadounidenses en el final de la vida reciben cuidados en su domicilio, y cerca de la mitad de ellos son referidos a cuidados paliativos dentro de las últimas dos semanas previas a su muerte[14].

Morir no es fácil, pero no debería ser tan arduo.

Expone FLICHTENTREI[15] descarnadamente la visión médica ante la muerte: "Nos recibimos de médicos con dos ideas grabadas a fuego: nunca, nadie debe morir y siempre hay que hacer algo para evitarlo. Nos lleva la vida entera comprender que eran falsas [...] Hasta no hace mucho tiempo cumplir con aquel mandato resultaba imposible: la muerte se encargaba de impedir que tuviésemos éxito. Ahora, en cambio, podemos retrasar el fin de la vida. Sostener una agonía por medios artificiales durante mucho tiempo. Esta posibilidad, en ocasiones, nos hace fútiles y peligrosos. A veces el éxito de una maniobra o de un tratamiento representa un fracaso para el paciente. Las razones son muchas y muy complejas. Una de ellas es el malentendido que confunde 'permitir' morir con 'dejar' morir.

[13] SMITH, *A good death. An important aim for health services and for us all*, "British Medical Journal", vol. 320, nº 7228, 2000, p. 129 y 130.

[14] BROAD *et al.*, *Where do people die? An international comparison of the percentage of deaths occurring in hospital and residential care settings in 45 populations, using published and available statistics*, "International Journal of Public Health", vol. 58, 2013, p. 257 a 267.

[15] FLICHTENTREI, "Prefacio. Cuando el fin no encuentra su final (encarnizados)", en AA.VV., *Permiso para morir*.

Para quienes hemos sido formados con una educación enfática, la idea de 'fin' equivale a la de fracaso. La muerte es siempre una derrota. Tenemos sentimientos de culpa y de fallo personal ante el moribundo. Hacemos cosas porque no podemos tolerar no hacer nada, incluso cuando esa sería la mejor opción. Es absurdo, es arrogante y omnipotente. Pero hemos creído en ello como si fuese posible".

"Vemos muertos desde muy temprano en nuestra carrera. Pero solo mucho tiempo después nos enfrentamos a la muerte. Y más tarde aún, a veces demasiado tarde, comprendemos su significado. Nadie nos ha preparado para percibir su sentido profundo y sagrado sino apenas para pelearla a trompadas, para bajar la cabeza y callarnos cada vez que nos gana la pelea. Quienes nos hemos dedicado durante muchos años a atender a personas con enfermedades graves hemos vivido cientos de situaciones que guardamos en la memoria porque nos han enseñado algo. Recordamos una cara, un nombre, una mirada, una mano apretando la nuestra. A veces cierro los ojos y revivo una escena que viví hace muchos años: salgo a la sala de espera de la unidad de terapia intensiva y le digo a un hombre que su madre acaba de morir. Lo invito a pasar para que pueda verla. El tipo me sigue pero se detiene en el umbral de la puerta y retrocede tapándose la cara. Lo miro sin entender. 'Está desnuda', me dice. 'Está muerta', le digo. 'Eso no tiene ninguna importancia; cúbrala, por favor, doctor'. Son historias que muestran el abismo que separa la muerte profesional de la real, de la única y auténtica. De la que tarde o temprano nos alcanzará a todos".

Afirma que "sabemos que nuestros pacientes necesitan un acompañamiento para afrontar el final de sus vidas. Lo sabemos con nuestra razón y lo sentimos en nuestros cuerpos crispados cada vez que nos sentamos al pie de sus camas. Pero nadie nos dijo cómo hacerlo. Creemos que es un conocimiento que deberíamos traer pero que no se puede aprender. Hasta que un día alguien nos demuestra que es posible, que sí podemos aprender a acompañar las emociones ajenas y a no ahogar las propias. Entonces comenzamos a ocuparnos de la persona enferma más que de la enfermedad que padece. Aprendemos a 'ser' y no solo a 'hacer'. Leemos, tomamos cursos de posgrado, asistimos a congresos y a simposios para adquirir como médicos las habilidades que teníamos antes de ingresar a la facultad y que habíamos perdido al salir de allí. Las competencias elementales para comprender el sufrimiento ajeno y para permitirnos sentir el propio. La habilidad para articular lo analítico y lo narrativo. Una mañana al entrar en la sala del hospital nos damos cuenta de que podemos escuchar y no solo preguntar. Que el 'escuchatorio' puede articularse con el interrogatorio. Que la gente tiene cosas valiosas para decirnos y que son ellos mismos, con sus propias historias, quienes le dan sentido a la vida que se les termina. Descubrimos que algunos enfermos no se curan pero se sanan. Que ellos se sienten mejor. Y nosotros también".

"La decisión de no reanimar a una persona es hoy un derecho. Sin embargo raramente se discute con el paciente o su familia. En otras culturas esto es la norma, entre nosotros evitamos el tema si podemos hacerlo. Mejor no hablar de ciertas cosas. Hay investigaciones que señalan que los médicos realizamos maniobras de reanimación cardiopulmonar hasta en un 85 % de los casos aun considerando que serán inútiles o que solo prolongarán la agonía".

Se recrimina: "Sin que nos hayamos dado cuenta. Y sin que casi nadie lo mencione. Hemos ido creando entre todos una nueva clase de enfermos. Son nuestros hijos. Somos sus padres irresponsables. Los hemos parido a fuerza de tecnología y encarnizamiento terapéutico. Sobrevivientes maltrechos de nuestras intervenciones. Hoy son una multitud recostada sobre camas inteligentes. Encerrados dentro de sus cuerpos vacíos. Malviven un tiempo muerto que no encuentra su final. En instituciones, en sus casas, en unidades de cuidados paliativos. Son la trágica derrota de nuestros éxitos instrumentales. De la imposición divina que nos impide aceptar la muerte. De la estúpida idea de que es un fracaso y de que los que fracasamos somos nosotros. De la obediente sumisión al mandato que nos asegura que siempre tenemos que hacer algo. De nuestra ingenuidad de dioses. De nuestra obstinación en medir resultados fisiológicos. De nuestra ceguera a lo que justifica una existencia. De nuestra sordera a la autonomía y a la voluntad de las personas. De la ignorante idea de que toda vida siempre merece ser vivida. De la loca creencia en que es lógico que el precio para vivir sea dejar de existir. De la resistencia a bajar los brazos cuando ya no hay nada digno para ofrecer. Del adiestramiento desencarnado que nos ha hecho creer que tratamos pantallas, variables, *scores*, algoritmos. De una educación enfática y hemipléjica".

Finaliza con una reflexión: "Son una nueva categoría de pacientes. Una que incluye a familias destrozadas. A madres esclavizadas a esperanzas sin fundamento. A hijos insomnes velando a sus padres que no acaban de morir. Sus ojos que ya no miran nos señalan como un dedo acusador. Allí están, aunque nadie los vea. Detenidos en un camino que no conduce a ninguna parte. Vegetativos, comatosos, alimentados por el largo ombligo del soporte vital. Arrullados por el soplido incesante de los respiradores microprocesados. '¡Despertate!', les susurran sus madres al oído mientras les cantan las nanas de la infancia. '¡Despertate!', pintan sus fans en grafitis callejeros. Pero ellos no despiertan porque no están dormidos. Es nuestra terca obstinación la que los sostiene. Cuando la única pregunta es '¿podemos hacerlo?', silenciamos otra: '¿debemos hacerlo?'. Sabemos 'qué' hacer, pero ignoramos 'para qué' hacerlo. Quitarle la dignidad a la muerte no es menos grave que quitársela a la vida. Una vez más, el sueño de la razón produce monstruos".

Es que, en realidad, "los médicos complican mucho la muerte", porque –en definitiva– "somos torpes para las despedidas"[16].

Llamativamente, la ocurrencia y tiempo de la muerte es en la actualidad más fácilmente predecible y existen más oportunidades y tiempo para prepararse para la muerte, dado que las personas tienen más posibilidades de morir de una enfermedad crónica durante la vejez. Pero la muerte no es un tema de discusión, por lo que perdemos preciosas oportunidades de ayudar a los pacientes a planear y prepararse para una buena muerte. Como resultado de ello, muchos experimentan una catarata de servicios, intervenciones y relaciones con el personal de salud, totalmente desconectados, estresantes y confusos.

El imperativo tecnológico nos reduce a meros convidados de piedra en nuestra propia enfermedad. La tecnología resulta anómica, pero el hombre es un ser circunstanciado y biográfico, un sujeto moral social que –aun en la enfermedad– conserva su característica distintiva: su dignidad. Es esa dignidad la que reclama y exige que al enfermo se le devuelva su humanidad, puesta en entredicho por el proceso patológico que sufre.

[16] Pradelli, "La vida de mi madre", en AA.VV., *Permiso para morir*.

B) Tratamientos médicos. Concepto, clasificación y opciones

§ 3. *Las distintas situaciones médicas en el final de la vida.* – Antes de avanzar en las alternativas que se presentan al final de la vida, resulta necesario definir qué entendemos por muerte y su diferencia con otros estados clínicos que se pueden presentar en esta etapa. Existe consenso en la comunidad científica sobre que una adecuada definición de muerte consiste en el cese permanente de todo el funcionamiento clínicamente observable del organismo como un todo, y cuando sea aplicable la pérdida de la conciencia por el organismo y todas sus partes identificables. Hay dos criterios de determinación: la muerte cardiopulmonar, donde el cese de la función cardiopulmonar predice el detenimiento irreversible del funcionamiento del organismo en su conjunto, y la muerte cerebral, que surge con el desarrollo de los respiradores mecánicos efectivos y de medios del mantenimiento circulatorio y la resucitación en emergencia cardiorrespiratoria (reanimación), que compele a los médicos, a fines de la década del 50, a encarar un estado, imposible de imaginar previamente; una condición bajo la cual el cerebro perdía sus funciones mientras los órganos del cuerpo se mantenían funcionando –"cadáveres batientes", se los llamaba–, y que se define como el cese irreversible del funcionamiento de todo el encéfalo[17].

Para objetivar el criterio de muerte encefálica y poder trabajar desde él, es necesario partir de una concepción estrictamente biológica, bajo la cual el criterio de irreversibilidad cobra suma trascendencia; la irreversibilidad del cese de todas las funciones de todo el encéfalo (hemisferios cerebrales y tronco encefálico), producido por paro cardiorrespiratorio o por lesión primaria de él[18].

En última instancia, cuando un individuo muere, de lo que se trata es de la pérdida irreversible del funcionamiento del or-

[17] Incucai, Comité de Bioética, *Consideraciones alrededor del concepto de muerte bajo criterios neurológicos (muerte encefálica)*, https://www.argentina.gob.ar/sites/default/files/07-muerte_encefalica_0.pdf.

[18] *Controversies on the determination of death*, www.bioethics.gov.

ganismo como un todo. La muerte constituye, de este modo, el evento final del proceso de morir.

Es por eso que resulta muy importante distinguir la muerte de otros procesos médicos que afectan al paciente como ser consciente. Estos son: el coma, el estado de mínima conciencia, el estado vegetativo (persistente y permanente) y el síndrome del *locked in patient*.

El coma es aquel estado severo que incluye pérdida de conciencia y riesgo de muerte, que puede padecer cualquier ser humano como consecuencia de diversas patologías. El estado de coma es un estado de no-conciencia continuo y transicional. Se caracteriza por la ausencia de ambos componentes de la conciencia: despertar propiamente dicho y *awareness*.

El estado de mínima conciencia es la condición neurológica en que existe grave compromiso de la conciencia; sin embargo, se observan evidencias de conciencia de sí mismo o de su entorno. Es el estado clínico de un grupo de pacientes que no están en estado vegetativo, pero tampoco son capaces de comunicarse en forma reproducible.

El estado vegetativo es el cuadro clínico de un paciente que presenta ciclos fisiológicos de sueño-vigilia, pero que en ningún momento es consciente de sí mismo ni de su entorno. Se mantiene la capacidad para la conciencia, pero no su contenido. El estado vegetativo persistente es aquel que se mantiene luego de un mes de una injuria encefálica aguda, ya sea traumática o de otra etiología. Se refiere a una condición de incapacidad pasada y continua, de futuro incierto. El estado vegetativo permanente corresponde al estado vegetativo prolongado hacia la cronicidad. Existe consenso en que una duración mayor a 12 meses en lesión traumática y a 3 meses en la no traumática hacen diagnóstico de estado vegetativo permanente. Esta definición tiene connotación pronóstica, debido a la escasa probabilidad de recuperación después de estos plazos.

El síndrome de *locked in patient* (o síndrome de enclaustramiento) se define por la presencia de tetraplejía, parálisis de los nervios craneanos bajos con conservación de la conciencia y de la mirada vertical. Se trata de un paciente que no puede moverse y que solo puede comunicarse a través de su mirada, pero que es consciente.

Es importante resaltar que cuando hablamos de muerte cerebral estamos hablando propiamente de un cadáver, de alguien que ya ha muerto; se trata de un concepto no solo médico, sino que constituye un criterio legal, receptado por la ley 27.447, mientras que, en los casos de coma, estado de mínima conciencia, estado vegetativo (persistente o permanente) y síndrome de enclaustramiento, la persona se encuentra viva, aun cuando presente alteraciones en su conciencia o expresión. Esta reiteración de conceptos no resulta superflua, dado que las decisiones médicas que pueden implementarse, adecuarse, suspenderse o evitarse están relacionadas íntimamente con estos estadios conceptuales que atraviesa un paciente. Cuando se ha producido la muerte (cerebral o cardiorrespiratoria), todas las medidas de sostén pueden suspenderse, salvo que ese paciente sea donante, en cuyo caso se mantendrán al solo fin de preservar los órganos para ablación. Veremos posteriormente cómo son las decisiones de adecuación de tratamiento en los casos en que la persona aún se encuentra viva, pero atraviesa un estado de deterioro irreversible e incurable que terminará, tarde o temprano, en su muerte.

También resulta necesario conceptualizar el tipo de enfermedad a que nos referimos en el final de la vida. Las situaciones clínicas en esta etapa se encuentran entre la enfermedad incurable avanzada y la situación de agonía. En la primera, la enfermedad es de curso progresivo, gradual, con diverso grado de afectación de la autonomía y de la calidad de vida, con respuesta variable al tratamiento específico y que evolucionará hacia la muerte a mediano plazo. Por su parte, la enfermedad terminal es aquel proceso patológico que se encuentra avanzado en fase evolutiva e irreversible con síntomas múltiples, impacto emocional, pérdida de autonomía, con muy escasa o nula capacidad de respuesta al tratamiento específico y con un pronóstico de vida limitado a semanas o meses, en un contexto de fragilidad progresiva. En este sentido, cabe destacar la definición que la res. 1216/2015 del Ministerio de Salud y Protección Social de Colombia aporta en su art. 2°: "*Enfermo en fase terminal.* De conformidad con el art. 2° de la ley 1733 de 2014, se define como enfermo en fase terminal a todo aquel que es portador de una enfermedad o condición patológica grave, que haya sido diagnosticada en forma precisa por un médico experto, que demuestre un carácter progresivo e irreversible, con pronóstico fatal próximo o en plazo relativamente breve, que no sea susceptible de un tratamiento curativo y de eficacia comprobada, que permita modificar el pronóstico de muerte próxima; o cuando los recursos terapéuticos utilizados con fines curativos han dejado de ser eficaces".

Finalmente, la situación de agonía es la que precede a la muerte cuando esta se produce de forma gradual, y en la que existe deterioro físico intenso, debilidad extrema, alta frecuencia de trastornos cognitivos y de la conciencia, dificultad de relación e ingesta y pronóstico de vida en horas o días[19].

§ 4. ***Tratamientos médicos al final de la vida. Futilidad, desproporcionalidad.*** – Conforme Maglio y Wierzba, "las decisiones en los finales de la vida son aquellas que involucran a la persona cuyas funciones vitales se encuentran seriamente comprometidas y que pueden afectar su dignidad e integridad, así como tener un impacto significativo en la calidad, lugar y tiempo de morir. Estas decisiones han cobrado importancia en la medida que el avance de la ciencia y de la tecnología fue permitiendo la prolongación de la vida por un tiempo y en condiciones que antaño hubieran resultado inimaginables"[20].

Una de las primeras medidas médicas que se presentan, en particular al final de la vida, consiste en la posibilidad de ir adecuando los procedimientos de soporte vital a la evolución del proceso patológico de cada paciente[21]. La terminología que se suele emplear presenta muchas veces una carga negativa: "limitar tratamientos" o "limitar el esfuerzo terapéutico" dan la idea de que el profesional de la salud no hará todo aquello necesario para la mejor atención del paciente. Por ello, preferimos la expresión "adecuación de tratamientos". Esta medida constituye una decisión lícita en aquellas situaciones en las que la praxis médica indica que el tratamiento instaurado es fútil o desproporcionado en relación con el objetivo

[19] Zamora Calvo, *El enfermo terminal y la muerte*, "Bioética y Ciencias de la Salud", vol. 5, nº 2.

[20] Maglio - Wierzba, *El derecho en los finales de la vida. Muerte digna*, *LL*, 2015-E-167.

[21] Ciruzzi, *Los dilemas al final de la vida: el paradigma bioético frente al paradigma penal*, "Derecho Penal", año 1, nº 2, sep. 2012, p. 37 a 72.

terapéutico (cuando ya no se puede curar, el énfasis debe estar puesto fundamentalmente en el confort y el tratamiento de los síntomas) con la finalidad de respetar el mejor interés del paciente. La literatura médica define el soporte vital como "toda intervención médica, técnica, procedimiento o medicación que se administra a un paciente *para retrasar* el momento de la muerte, esté o no dicho tratamiento dirigido hacia la enfermedad de base o proceso biológico causal"[22] (el destacado nos pertenece).

Decidir la adecuación de un tratamiento determinado (ya sea absteniéndose o retirándolo, se trate de un respirador, diálisis, antibiótico, etc.) no significa que el paciente va a ser abandonado a su suerte ni que carezca de toda asistencia médica. Este concepto de "adecuación terapéutica" es en la actualidad inevitable frente al imperativo tecnológico que constantemente corre el límite de lo posible. Su no observancia lleva a la mala praxis contraria, conocida como "encarnizamiento u obstinación terapéutica".

Ahora bien, uno de los mayores desafíos actuales en el campo de la medicina consiste en determinar el concepto de futilidad y su aplicación a un paciente en particular.

El término futilidad médica se emplea a menudo cuando un tratamiento que cura o detiene una enfermedad se aplica a un paciente gravemente enfermo con pocas probabilidades de recuperación.

Definió Youngner la futilidad por medio de tres esferas principales: cuantitativa, cualitativa y fisiológica[23]. La futilidad fisiológica examina si determinado tratamiento o tecnología es eficaz para un paciente dado. Los médicos son los árbitros de la futilidad fisiológica, que es relativamente fácil de evaluar de manera objetiva. Por ejemplo, si un dispositivo de asistencia ventricular está siendo eficaz para apoyar el gasto cardíaco y revertir el *shock* cardiogénico o si la hemodiálisis está reemplazando adecuadamente la función renal. En cambio, los aspectos cuantitativos y cualitativos de la futilidad a menudo son difíciles de analizar porque se fundamentan en juicios de

[22] Berlinger - Jennings - Wolf, *The Hastings Center Guidelines for decisions on life-sustaining treatment and care near the end of life.*

[23] Youngner, *Who defines futility?*, "JAMA", vol. 260, nº 14, 1988, p. 2094 y 2095.

valor sobre la calidad de vida. Lo que el paciente define como calidad puede ser diferente de la perspectiva del médico. Es posible argumentar que estamos en presencia de futilidad cualitativa si el tratamiento no permite al paciente vivir su vida según sus objetivos, preferencias y valores, que no se pueden determinar médicamente.

El concepto de futilidad no solo puede verse desde un estricto punto de vista técnico, sino también posee una indudable relación con cuestiones éticas: ¿quién tiene la capacidad para decidir la futilidad de un tratamiento?, ¿puede el paciente exigir un procedimiento médico considerado inútil desde el punto de vista del galeno?[24]. Estos problemas se complican aún más cuando la ética médica relaciona la futilidad con principios como el respeto a la autonomía del paciente, los de beneficencia y no maleficencia, o el derecho del médico a actuar según su conciencia[25].

Esto nos da una idea de las muchas ramificaciones del problema de la futilidad. Como afirma Pellegrino, "el debate acerca de la futilidad es útil porque expone la necesidad de aclarar cuidadosamente los límites de la autonomía del médico y del paciente, el significado explícito de la participación del paciente en las decisiones clínicas y el peso moral de las determinaciones médicas objetivas y los valores subjetivos de las personas"[26].

Por lo tanto, la definición de futilidad no puede abordarse únicamente desde posiciones médicas objetivas, sino que han de atenderse también sus implicancias éticas y morales, en las que entran en juego la subjetividad y complejidad de los actos humanos.

La exploración del concepto de futilidad debe alejarse de dos posiciones extremas: la de aquellos que afirman que el concepto de futilidad no tiene razón de ser, o es una idea sesgada, porque lo importante es respetar siempre la autonomía "omnipotente" del paciente, y la de los que quieren reducir la futilidad a parámetros estrictamente objetivos y técnicos[27].

[24] Mendoza del Solar, *El concepto de futilidad en la práctica médica*, "Revista de la Sociedad Peruana de Medicina Interna", vol. 21, nº 1, 2008, p. 30.

[25] Beauchamp - Childress, *Principles of medical ethics*.

[26] Pellegrino, *Ethics*, "JAMA", vol. 270, nº 2, 1993, p. 202 y 203.

[27] Roa, *Ética y bioética*.

Para alcanzar una definición satisfactoria de futilidad, esta debe integrar y relacionar todos los factores implicados. La futilidad no puede ser definida únicamente como inutilidad, pues dejaría a un lado los factores éticos y las implicaciones sociales[28]. Tampoco puede depender de los juicios del paciente sobre la conveniencia de un determinado acto médico, ni siquiera de un consenso social. Los tres grupos de factores deben ser equilibradamente integrados.

La futilidad hace referencia a un procedimiento médico que no merece la pena instaurarse. Los motivos para ello pueden ser muy variados: su utilidad es muy escasa, la probabilidad de conseguir su efecto es remota, el paciente estima que no le producirá ningún beneficio o, simplemente, su excesivo costo comparado con la ínfima probabilidad de que alcance el efecto deseado desaconseja su empleo[29].

Esta definición provisional recuerda la afirmación de Truog: sabemos a qué nos estamos refiriendo, pero este "problema sin nombre" se resiste a ser captado por una definición objetiva, concisa y completa[30].

Para Blackhall, la futilidad es la pérdida de equilibrio entre la autonomía del paciente y la responsabilidad del médico de procurar los cuidados en conjunción con la realidad médica[31]. De esta manera introduce en el concepto de futilidad un nuevo factor: la autonomía del paciente. Según esta opinión, la determinación de futilidad no es responsabilidad exclusiva del médico, sino que el paciente tiene un voto que emitir en la toma de decisiones sobre la futilidad de un determinado tratamiento.

A su vez, Mulley e Eagle han tratado de caracterizar qué son los cuidados apropiados y los inapropiados[32]. Los primeros son aquellos en los que el beneficio esperado (incluyendo

[28] Ariès, *El hombre ante la muerte*.

[29] Emanuel, *A review of the ethical and legal aspects of terminating medical care*, "The American Journal of Medicine", vol. 84, nº 2, 1988, p. 291 a 301.

[30] Truog - Brett - Frader, *The problem with futility*, "New England Journal of Medicine", vol. 326, nº 23, 1992, p. 1560 y siguientes.

[31] Blackhall, *Must we always use CPR?*, "New England Journal of Medicine", vol. 317, nº 20, 1987, p. 1281 a 1284.

[32] Mulley - Eagle, *What is inappropriate care?*, "JAMA", vol. 260, nº 4, 1988, p. 540 y 541.

tanto la calidad como la cantidad, prolongación de la vida) excede en un margen suficientemente amplio a las consecuencias negativas esperadas, por lo que pueden considerarse útiles. Los autores no omiten la consideración de los efectos que los avances tecnológicos ejercen sobre el costo sanitario y la calidad de los cuidados médicos. Concluyen que la utilización de procedimientos médicos modernos (como la angiografía coronaria, la endarterectomía carotídea o la endoscopia) es inapropiada en muchas ocasiones, que, según los casos, va del 37 % al 78 %. Consideran que estos datos deben hacer reflexionar a los profesionales de la salud y a la sociedad entera: es preciso trazar unas líneas de actuación concretas que reduzcan el número de intervenciones inapropiadas por el bien tanto del paciente como de la adecuada utilización de los recursos sanitarios limitados.

Por su parte, LANTOS *et al.* consideran que la futilidad no solo es cuestión exclusiva de los profesionales sanitarios, sino que compete a toda la sociedad, pues puede justificar políticas que limiten selectivamente el acceso a ciertas prestaciones sanitarias[33]. Para estos autores, la futilidad es algo ambiguo, no puede definirse con precisión: es simplemente "el extremo final de un espectro de terapias de baja eficacia".

En un artículo de SCHNEIDERMAN, JECKER y JONSEN se plantea la siguiente definición: "Un acto médico fútil es un acto cuya probabilidad de éxito es tan remota que es prácticamente ineficaz"[34]. Más adelante, se propone una segunda definición: "Futilidad hace referencia a cualquier acto médico que intenta alcanzar un resultado posible, pero que la razón o la experiencia sugieren que su consecución es altamente improbable y no puede ser sistemáticamente producido".

Algunas instituciones han aportado una mirada novedosa para superar la dificultad de definir el concepto de futilidad: han establecido un procedimiento para abordar los conflictos que se presentan en estas situaciones más que tratar de definir aquello que se considera cuidado fútil. Es el caso de Texas

33 LANTOS *et al.*, *The illusion of futility in clinical practice*, "The American Journal of Medicine", vol. 87, nº 1, 1989, p. 81 a 84.

34 SCHNEIDERMAN - JECKER - JONSEN, *Medical futility: Its meaning and ethical implications*, "Annals of Internal Medicine", vol. 112, nº 12, 1990, p. 949 y siguientes.

(*Texas Advance Directives Act*). Esta norma establece un proceso que los hospitales pueden seguir cuando creen que los pacientes o sus familias demandan un cuidado que resulta inefectivo. En estos casos el equipo de salud puede solicitar una revisión institucional (ya sea a través de un comité de ética o un consejo médico asesor). La familia o el paciente deben ser notificados acerca del inicio de este proceso de revisión. Si el comité revisor acuerda que la terapia no está indicada, se informa al paciente y a la familia y se le otorga un período de 10 días durante los cuales el paciente o la familia pueden buscar opciones para transferir al paciente o presentarse ante los tribunales para solicitar una extensión de este período de espera. Si el paciente o la familia no eligen ninguna de estas dos opciones, entonces las terapias cuestionadas pueden ser suspendidas cuando finaliza el período de espera. Si se sigue este proceso, la normativa garantiza inmunidad a los médicos y a la institución[35].

Al reconocerse estas dificultades se ha propuesto, como marco de trabajo, la siguiente definición de futilidad médica: "Intervención médica excesiva (en términos de esfuerzo y gastos) con pocas posibilidades de cambiar la evolución final del paciente"[36].

La mejor forma de decidir sobre la futilidad es determinar el beneficio clínico de una intervención o de la falta de ella y cómo esto afecta los objetivos asistenciales. La aplicación del principio de ponderación nos dicta que cuando los perjuicios o cargas superan los beneficios esperados, o cuando ningún beneficio puede ya darse al paciente, nos encontraremos frente a intervenciones desproporcionadas o inútiles (fútiles), y que por ende resultan desaconsejadas. Debemos tener presente que los objetivos terapéuticos se van modificando conforme pautas objetivas y subjetivas: cuando ya no es posible curar y la evolución de la enfermedad sigue su curso, el acento estará puesto primordialmente en el manejo de los síntomas y en asegurar el confort del paciente, teniendo como objetivo fundamental fortalecer la calidad de vida que el paciente (o sus subrogantes, en

[35] TRUOG, *Tackling medical futility in Texas*, "New England Journal of Medicine", vol. 357, nº 1, 2007, p. 1 a 3.

[36] TRUOG - WHITE, *Futile treatments in intensive care units*, "JAMA Internal Medicine", vol. 173, nº 20, 2013, p. 1894 y 1895.

caso de inconsciencia o incapacidad) entienda como la mejor y la más respetuosa de sus valores personales.

"Cualquier invasión al cuerpo causa estragos, más aún, si, de forma aunque sea elemental, se presiente (y Lucía lo presentía) que todo es una prolongación inútil"[37].

En este sentido, y desde los novedosos aportes de la bioética, la vida, en su dimensión meramente biológica, no es un valor absoluto. Se considera que una persona determinada puede sopesar el tiempo de vida que le queda por transitar respecto de otros valores, como la dignidad, la libertad, la integridad, la calidad de esa vida. La conclusión de este razonamiento es que la vida biológica es "condición necesaria" pero "no suficiente" para la vida humana. El bien jurídico protegido deja de ser simplemente "la vida", para pasar a ser una vida adjetivada: vida biográfica, es decir, la vida biológica definida en un aquí y ahora circunstanciado, personal y único.

§ 5. ***Hidratación y alimentación artificial.*** –La decisión de limitar la hidratación y alimentación artificial produce apasionadas discusiones. Más que en ninguna otra situación asistencial, los bandos parecen irreconciliables: por un lado, quienes opinan que la hidratación y alimentación artificial constituye un procedimiento médico que puede ser limitado, retirado o suspendido como cualquier otra indicación médica. Del otro lado se ubican quienes consideran que la alimentación e hidratación artificial son un cuidado básico y esencial que se debe a todo enfermo y que –por lo tanto– no puede ser interrumpido puesto que ello implicaría justificar la muerte por inanición y deshidratación.

Hagamos un breve repaso por la literatura científica. Conforme Dikema y Botkin, "existe amplio consenso que las intervenciones médicas de abstención o interrupción de tratamientos son moralmente permisibles cuando son requeridas por pacientes competentes o, en los casos de pacientes que carecen de capacidad de decisión, cuando las intervenciones ya no le ofrecen beneficio o cuando las cargas asociadas a dichas intervenciones superan los beneficios recibidos. La interrupción o abstención de medidas como resucitación cardiopulmonar,

[37] Cerri, "Mi pequeña", en AA.VV., *Permiso para morir.*

respirador, y medicaciones de cuidados intensivos resultan decisiones ordinarias en el cuidado terminal de adultos y niños. En el caso de adultos, ha surgido consenso entre el derecho y la ética que la administración médica de fluidos o nutrición no resulta fundamentalmente diferente a cualquier otra intervención médica como puede ser el uso de respiradores; en consecuencia, puede ser evitada o interrumpida cuando un adulto competente o un subrogante legalmente autorizado solicita esta medida o cuando dicha intervención ya no le provea beneficio alguno al paciente"[38].

Por su parte, la American Academy of Neurology afirma que, "cuando un paciente ha sido correctamente diagnosticado como un estado vegetativo persistente, cuando resulta claro que el paciente no desearía continuar con más tratamiento médico, y la familia acuerde con el paciente, toda medida terapéutica, incluyendo la provisión de nutrición e hidratación artificial, debe ser interrumpida"[39].

El Comité de Bioética de la Sociedad Canadiense de Pediatría sostiene que "la expresión nutrición e hidratación artificial se refiere a la nutrición e hidratación provista a través de medios artificiales como tubos de alimentación (sondas nasogástricas), vías intravenosas (nutrición parenteral total o parcial). En la actualidad, tanto los expertos en derecho como en ética sostienen que no existe ninguna diferencia entre abstenerse (no iniciar) o interrumpir un tratamiento médico. Sin embargo, muchas personas legas y algunos profesionales de la salud perciben a ambas opciones como diferentes. Aquellos que exhiben reservas a la interrupción de la nutrición e hidratación artificial pueden percibir como 'natural' u 'ordinario' a este tipo de tratamiento, en comparación con otras intervenciones médicas como la ventilación o diálisis, que de manera coincidente son percibidas como 'antinaturales' o 'extraordinarias'. Desde la perspectiva de aquellos que equiparan la nutrición e hidratación artificial con la 'comida y bebida', no es una intervención

[38] DIEKEMA - BOTKIN, *Forgoing medically provided nutrition and hydration in children*, "Pediatrics", vol. 124, nº 2, 2009, p. 813 a 822.

[39] *Position of the American Academy of Neurology on certain aspects of the care and management of the persistent vegetative state patient. Adopted by the Executive Board, American Academy of Neurology, apr. 21, 1988, Cincinnati, Ohio*, "Neurology", vol. 39, nº 1, 1989, p. 125 y 126.

médica sino 'la clase de cuidado que todos los seres humanos merecen recibir'. Todos los seres vivientes necesitan alimento y agua para poder vivir, pero esa alimentación no cura por sí misma la enfermedad. La comida y bebida son centrales en las celebraciones de la vida en la mayoría de las culturas, y están asociadas fuertemente a emociones positivas. En consecuencia, la nutrición e hidratación artificial pueden simbolizar el cuidado y la compasión debida, más que cualquier otro tratamiento médico. Si la nutrición e hidratación artificial son percibidas a través de cualquiera de estos lentes, su suministro no es solo una obligación profesional, sino también ética"[40].

A su vez, en unas directrices del Hastings Center se enfatiza que "la nutrición e hidratación artificial no debe mencionarse como el equivalente a 'la comida y el agua', ya que los pacientes gravemente enfermos, incluidos aquellos cerca de la etapa final de una enfermedad terminal, probablemente no puedan ya metabolizar médicamente los nutrientes provistos o incorporar fluidos sin que ello les produzca disconfort"[41].

En efecto, al final de la vida, el mismo organismo comienza a rechazar la comida y la bebida naturalmente suministrada.

Para Maglio y Wierzba, la consideración sobre el carácter ordinario y extraordinario de la hidratación y la alimentación artificial debe realizarse de modo contextual, en cada caso en particular, y no *a priori*, dado que cualquier procedimiento o elemento carece de atributos morales; en consecuencia, la reflexión ética o la evaluación jurídica debe realizarse sobre las acciones en cada caso en particular[42].

Afirman que, "para una debida caracterización de la alimentación e hidratación artificial, se debería tener presente que se trata de procedimientos médicos complejos e invasivos, con indicaciones y contraindicaciones; en donde cualquier análisis debe evaluar adecuadamente el objetivo perseguido con

[40] Tsai - Canadian Paediatric Society, Bioethics Committee, *Withholding and withdrawing artificial nutrition and hydration*, "Paediatric Child Health", vol. 16, nº 4, 2011, p. 241.

[41] Berlinger - Jennings - Wolf, *The Hastings Center Guidelines for decisions on life-sustaining treatment and care near the end of life.*

[42] Maglio - Wierzba, *El derecho en los finales de la vida. Muerte digna, LL*, 2015-E-167.

su implementación. Asimismo, debe considerarse el estado actual de la ciencia y la evidencia disponible, pues existen indicios en que la utilización de hidratación y alimentación artificial no mejora síntomas como la fatiga y las alucinaciones. Se ha afirmado que los pacientes tratados no perciben beneficio contra los que no lo reciben; que en pacientes con caquexia en la etapa final de sus vidas, la nutrición parenteral no aporta beneficio alguno. Y en pacientes terminales, la sed no se correlaciona con la hidratación, siendo su administración artificial una indicación relativa, mientras que otras medidas simples como el cuidado de la boca y la humidificación de mucosas han demostrado ser efectivas".

Destacan Orioles y Morrison que la provisión de la hidratación y nutrición artificial representan una circunstancia especial, porque si bien resulta una intervención médica, muchos la consideran como parte normal del cuidado del paciente y en consecuencia no debería ser limitada[43]. Las decisiones referidas a la nutrición de los niños difieren de las que se toman respecto de los adultos, porque los padres consideran la alimentación de sus hijos como uno de los roles paternos fundamentales. Durante su crecimiento, los niños también dependen de otros para recibir alimento, por lo que tener que hacerlo por tubos de alimentación o vía fórmulas puede ser visto como algo "natural". Generalmente se acepta que la nutrición e hidratación pueden ser suspendidas cuando el paciente está muriendo o cuando implica agravar el sufrimiento. También se justifica la suspensión de la nutrición e hidratación artificial en aquellos enfermos que carecen en forma permanente de conciencia.

La Corte Suprema estadounidense ha tenido oportunidad de expresarse al respecto, al concluir que la nutrición e hidratación artificial son, de hecho, procedimientos médicos[44].

La justicia australiana se ha pronunciado en este mismo sentido, al remarcar que la provisión de hidratación y nutrición artificial es un tratamiento médico y debe estar sujeto al mis-

[43] Orioles - Morrison, *Medical ethics in pediatric critical care*, "Critical Care Clinics", vol. 29, 2013, p. 359 a 375.

[44] 521 US 702, "Washington v. Glucksberg", 117 S. Ct. 2258; 497 US 261, "Cruzan v. Director, Missouri Department of Health", 110 S.Ct. 2841; 111 L. Ed. 2d 224; US Supreme Court, 1990.

mo proceso evaluativo que cualquier otro tratamiento[45]. La pregunta es si la hidratación y nutrición, en el balance, confiere o no un beneficio para el paciente. Para una persona cuya muerte es inminente, la respuesta a esto es negativa: es una parte normal del proceso de muerte que las necesidades de ingesta oral se reduzcan y detengan, y que los procesos de absorción y digestión cesen.

"La ciencia médica y la tecnología han avanzado por un propósito fundamental: el objetivo de beneficiar la vida y salud de aquellos que requieren de la medicina para sanarse. Ciertamente nunca se pretendió que fuera utilizada para prolongar la vida biológica de aquellos pacientes sin perspectiva razonable de poder disfrutar de una adecuada calidad de vida, aun limitada. Nada en este objetivo perseguido por los avances científicos puede exigir a los médicos tratar a los murientes como si fueran curables. La muerte natural no ha perdido su significado ni valor. Puede ser retrasada, pero no necesariamente pospuesta indefinidamente"[46].

En nuestro país, la ley 26.742 de muerte digna, y modificatoria de la ley de derechos del paciente, establece, al regular la autonomía de la voluntad: "El paciente tiene derecho a aceptar o rechazar determinadas terapias o procedimientos médicos o biológicos, con o sin expresión de causa, como así también a revocar posteriormente su manifestación de la voluntad.

Los niños, niñas y adolescentes tienen derecho a intervenir en los términos de la ley 26.061 a los fines de la toma de decisión sobre terapias o procedimientos médicos o biológicos que involucren su vida o salud.

En el marco de esta potestad, el paciente que presente una enfermedad irreversible, incurable o se encuentre en estadio terminal, o haya sufrido lesiones que lo coloquen en igual situación, informado en forma fehaciente, tiene el derecho a manifestar su voluntad en cuanto al rechazo de procedimientos quirúrgicos, de reanimación artificial o al retiro de medidas

[45] Re BWV (2003) VSC 173, fallo de la Corte Suprema de Victoria (Australia) por el cual se permitió que la nutrición y alimentación artificial a través de una gastrostomía percutánea fuera removida de la paciente que padecía un estado vegetativo persistente.

[46] 1 NZLR 253, 1993, "Auckland Area Health Board v. Attorney-General".

de soporte vital cuando sean extraordinarias o desproporcionadas en relación con la perspectiva de mejoría, o produzcan un sufrimiento desmesurado. También podrá rechazar procedimientos de hidratación o alimentación cuando los mismos produzcan como único efecto la prolongación en el tiempo de ese estadio terminal irreversible o incurable.

En todos los casos la negativa o el rechazo de los procedimientos mencionados no significará la interrupción de aquellas medidas y acciones para el adecuado control y alivio del sufrimiento del paciente" (art. 1°).

Estos principios son reiterados en el art. 2°, que regula el consentimiento informado, al cual describe como "la declaración de voluntad suficiente efectuada por el paciente, o por sus representantes legales, en su caso, emitida luego de recibir, por parte del profesional interviniente, información clara, precisa y adecuada con respecto a: [...] *g*) El derecho que le asiste en caso de padecer una enfermedad irreversible, incurable, o cuando se encuentre en estadio terminal, o haya sufrido lesiones que lo coloquen en igual situación, en cuanto al rechazo de procedimientos quirúrgicos, de hidratación, alimentación, de reanimación artificial o al retiro de medidas de soporte vital, cuando sean extraordinarios o desproporcionados en relación con las perspectivas de mejoría, o que produzcan sufrimiento desmesurado, también del derecho de rechazar procedimientos de hidratación y alimentación cuando los mismos produzcan como único efecto la prolongación en el tiempo de ese estadio terminal irreversible e incurable.

h) El derecho a recibir cuidados paliativos integrales en el proceso de atención de su enfermedad o padecimiento".

En Francia, el Código de Salud Pública dispone: "Todo individuo, teniendo en cuenta su estado de salud y la urgencia en el tratamiento requerido, tiene derecho a recibir el cuidado más apropiado y el mejor tratamiento efectivo conocido por la ciencia médica al presente. Las conductas preventivas o exploratorias o el cuidado no deben colocar al paciente en situación de sufrir riesgos desproporcionados en relación con los beneficios previstos conforme el conocimiento científico actual. Tales tratamientos no deben ser continuados con irrazonable obstinación. En aquellos casos en que aparezcan como fútiles o desproporcionados o cuyo efecto sea solo el mantenimiento artificial de la vida, podrán ser discontinuados o no implementados. En tales casos, el médico deberá preservar la dignidad del paciente muriente y asegurar su calidad de vida, dispensándole el cuidado referido en el art. L.1110-10. Toda persona tiene derecho a recibir el cuidado necesario para el alivio del dolor. En todos los casos el dolor debe ser prevenido, analizado, tomado en cuenta y tratado. Los profesionales de la salud deberán tomar todas las medidas disponibles para permitir a cada persona vivir una vida digna hasta el momento de su muerte" (art. L.1110-5).

Por su parte, la Secc. 2ª del mismo cuerpo legal estipula que la nutrición e hidratación artificial constituyen formas de tratamiento médico.

La Guía para el proceso de toma de decisiones relativas al tratamiento médico del final de la vida, emitida por el Comité de Bioética del Consejo de Europa, señala que "la comida y bebida que se dan a los pacientes cuando pueden alimentarse por sí mismos, son contribuciones externas que responden a necesidades fisiológicas, que deberían siempre ser satisfechas. Son elementos esenciales de los cuidados que deberían ser provistos, a menos que el propio paciente los rechace. La nutrición e hidratación artificial son dadas al paciente como consecuencia de una indicación médica e implican opciones que conciernen a procedimientos y mecanismos médicos (perfusión, tubos de alimentación). La nutrición e hidratación artificial son consideradas en numerosos países como formas de tratamiento, por lo que pueden ser limitadas o interrumpidas en determinadas circunstancias (negativa al tratamiento expresada por el propio paciente, negativa a la obstinación terapéutica o al tratamiento desproporcionado conforme evaluación del equipo médico y aceptado dentro de un marco de toma de decisiones consensuadas). Las cuestiones que deberán tenerse en cuenta en este caso son los deseos del paciente y la correcta naturaleza del tratamiento en la situación en particular. En otros países, se considera que la nutrición e hidratación artificial no son tratamientos médicos que puedan ser limitados, sino una forma de cuidado que responde a las necesidades básicas individuales, y que no pueden ser suprimidas a menos que el paciente, en la etapa terminal, haya expresado su deseo. La naturaleza correcta, en términos médicos, acerca de la nutrición e hidratación artificial en la etapa terminal, es una cuestión de debate.

Algunos consideran que implementar o continuar la nutrición e hidratación artificial es una cuestión necesaria para el confort del paciente al final de la vida. Para otros, el beneficio que depara la nutrición e hidratación artificial al paciente en la etapa terminal, tomando inclusive en cuenta la investigación en cuidados paliativos, resulta cuestionable".

A su vez, dos casos jurisprudenciales (en el derecho comparado y en la Justicia nacional), "Lambert"[47] y "Marcelo Diez" ("D., M. A.")[48], brindaron especial consideración a la nutrición e hidratación artificial.

En el caso "Lambert" se afirma que "los tratamientos que pueden ser limitados o suspendidos sobre la base de la obstinación terapéutica son todos aquellos actos que procuran mantener las funciones vitales del paciente de manera artificial. La nutrición e hidratación artificial cae dentro de esta categoría de actos y puede en consecuencia ser limitada cuando su continuidad tipifica una obstinación terapéutica.

El Consejo de Estado, en su resolución del 14 de febrero de 2014, interpretó el concepto de tratamiento que puede ser suspendido o limitado. Sostuvo, conforme los arts. L.1110-5 y 1111-4 del Código, y de las discusiones parlamentarias, que la legislatura ha tenido la intención de incluir dentro de esas formas de tratamiento todos aquellos actos que mantienen las funciones vitales del paciente artificialmente, y que la nutrición e hidratación artificial cae dentro de esta categoría de actos [...] La Corte destaca que la Guía para el proceso de toma de decisiones en relación al tratamiento médico en el final de la vida, del Consejo de Europa, analiza estas cuestiones y especifica que el concepto de tratamiento no solo abarca las intervenciones cuya finalidad consiste en mejorar el estado de salud del paciente actuando directamente sobre las causas de la enfermedad, sino que también abarca aquellas intervenciones que actúan solamente sobre los síntomas y no la etiología de la enfermedad, o que responden solo a una disfunción orgánica. De acuerdo con esta guía, la nutrición e hidratación artificial

[47] European Court of Human Rights, 5/6/2015, "Case of Lambert and others v. France" (application 46043/14).

[48] CSJN, 7/7/2015, "D., M. A. s/declaración de incapacidad", *Fallos*, 338:556.

son suministradas al paciente cumpliendo con una indicación médica y suponen la elección sobre procedimientos y dispositivos médicos (perfusión, tubos de alimentación). La guía observa las diferencias de enfoque que existen en los distintos países".

Seguidamente, introduce el análisis de la obstinación terapéutica ("obstinación irrazonable"). Destaca que, "bajo los términos del art. L.1110-5 del Código, un tratamiento será considerado como obstinación irrazonable si resulta fútil o desproporcionado o no tiene 'otro efecto que sostener la vida artificialmente' [...] En sus observaciones al Consejo de Estado como *amicus curiæ*, Mr. Leonetti remarcó que esta expresión resulta más estricta que la original ('tratamiento que prolonga la vida artificialmente') y se refiere al sostenimiento artificial de la vida en un sentido puramente biológico, en aquellas circunstancias en que el paciente presente un grave daño cerebral irreversible, que su condición no ofrezca perspectiva alguna de recuperar su conciencia y la posibilidad de interaccionar con terceros. En el mismo sentido, el Consejo Nacional Médico enfatizó la importancia de la noción de 'temporalidad', observando que en cuanto una condición patológica se ha vuelto crónica, resultando en el deterioro fisiológico del paciente y la pérdida de sus facultades cognitivas y relacionales, la obstinación en la administración de tratamiento puede ser considerado como irrazonable si no se constatan signos de mejora aparente.

En su resolución del 24 de junio de 2014, el Consejo de Estado detalló los factores que deben ser tomados en cuenta por el médico para determinar si estamos en presencia de una 'obstinación irrazonable', remarcando que cada situación debe ser considerada individualmente. Estos factores son: los factores médicos (que deben comprender un período suficientemente prolongado, ser analizados conjuntamente y relacionados con la situación particular de cada paciente, la evolución en esa condición, el grado de sufrimiento para el paciente y el pronóstico clínico) y los factores no médicos, en especial los deseos del paciente, de cualquier manera que hayan sido expresados, y a los cuales el médico debe otorgarles una particular relevancia, y la opinión de la persona de confianza, el familiar o aquellos más cercanos al paciente".

Mientras, en el caso "Marcelo Diez", la Corte Suprema argentina ha manifestado: "Asimismo, al regular lo atinente a los procedimientos de alimentación e hidratación artificial en los términos ya reseñados, se consideró que estos también pueden ser rechazados cuando 'produzcan, como único efecto, la prolongación, en el tiempo, del estadio terminal irreversible o incurable'. De esta forma, abarcamos todos los tipos de procedimientos mencionados, a los efectos de que claramente rija la autonomía de la voluntad para rechazarlos y que la muerte se produzca naturalmente sin necesidad de prolongarla de manera artificial, dando lugar así al encarnizamiento médico o al alargamiento de situaciones de vida vegetativa [...] Que este tribunal entiende adecuado resaltar que la solicitud incoada para que cesen los procedimientos de hidratación y alimentación artificial que recibe M. A. D. puede ser encuadrada en los distintos supuestos previstos en forma alternativa por los arts. 2°, inc. *e*, y 5°, inc. *g*. Ello es así por cuanto, más allá de la especificidad de estos procedimientos y de la expresa referencia que estas normas contienen al respecto, lo cierto es que en el marco de una situación como la que se encuentra M. A. D. existe consenso en la ciencia médica en cuanto a que estos, en tanto brindan al paciente soporte vital, constituyen en sí mismos una forma de tratamiento médico. Esta conclusión también resulta del dictamen de fs. 1137/1154 al expresar que 'el soporte vital incluye tratamientos de alta complejidad (técnicas de circulación asistida, oxigenación extracorpórea, reanimación cardiopulmonar, la ventilación mecánica, la diálisis, etc.) y de baja complejidad (empleo de derivados sanguíneos, sustancias vaso activas y fármacos –antibióticos, diuréticos, quimioterápicos, etc.–) entre los que se encuentran la alimentación e hidratación artificiales. El soporte vital excluye la prolongación de vida solamente biológica'. En este sentido, en ese mismo informe se señala que las medidas de alimentación e hidratación que se suministran a M. A. D. 'no tienen la finalidad de recuperar la conciencia [...] sino suplir la función de uno o más órganos o sistemas cuya afectación compromete el pronóstico vital, con el objeto de mantener la vida en un paciente crítico como el de autos' [...] Similares consideraciones se expresaron en los dictámenes de los comités de bioética agregados al expediente en los que se destaca que estos procedimientos también pueden ser rechazados en situaciones análogas a la que se encuentra M. A. D. [...] Que, por lo demás, el relevamiento de la jurisprudencia comparada demuestra que la hidratación y la alimentación han sido reconocidos como tratamientos médicos, aun en ausencia de previsiones normativas expresas en distintos precedentes dictados por los tribunales extranjeros de máxima instancia al decidir peticiones similares a las planteadas en autos respecto a pacientes que carecían de conciencia de sí mismos y del mundo exterior y cuyos estados resultaban también irreversibles".

En el *Liverpool Care Pathway for the Dying Patient* (LCP) se enfatiza que la provisión oral de nutrición e hidratación debe ser mantenida cuando ella sea posible[49]. Existe consenso profesional de que en el caso del cuidado en pacientes murientes es una prioridad mantener la administración oral de fluidos, si ello resulta factible. Es importante destacar que al final de la vida es normal observar una disminución de la incorporación oral de fluidos hasta que en la fase final esta función cesa por completo. La habilidad de incorporar fluidos y el propio deseo de beber disminuyen durante el proceso normal de muerte[50].

La sensación de sed es un síntoma inespecífico que no se correlaciona con el estatus de hidratación en los pacientes murientes. Estudios recientes indican que no existe asociación entre la sed y la disminución de la incorporación de fluidos en los últimos días de vida. Por lo tanto, la hidratación artificial puede no mejorar la sed del paciente y por ello puede no aportar beneficio alguno. Un importante estudio comprobó que los síntomas de sed-boca seca pudieron ser aliviados completamente a través de cubitos de hielo, humedecedores de labios, caramelos y el cuidado general de la boca. Se confirmó claramente que la administración de fluidos no es más beneficiosa que el cuidado de la boca[51]. Una revisión sistemática de la

[49] NOWARSKA, *Clinically assisted hydration and the Liverpool Care Pathway: catholic ethics and clinical evidence*, "Journal of Medical Ethics", vol. 41, nº 8, 2015, p. 645 a 649.

[50] *Oral feeding difficulties and dilemmas*, p. 79; ver, además, VAN DER RIET - GOOD - HIGGINS - SNEESBY, *Palliative care professionals' perceptions of nutrition and hydration at the end of life*, "International Journal of Palliative Nursing", vol. 14, nº 3, 2008, p. 145 a 151.

[51] MCCANN - HALL - GROTH-JUNCKER, *Comfort care for terminally ill patients. The appropriate use of nutrition and hydration*, "JAMA", vol. 272, nº 16, 1994, p. 1263 a 1266.

mejor evidencia en 2011 demostró que no existen claros beneficios de la hidratación artificial para aliviar los síntomas de deshidratación (incluyendo la sed) en los pacientes murientes[52].

Otros estudios han encontrado que en los casos de pacientes con riesgo de muerte inminente no existe conexión entre la disminución de la toma de fluidos y los parámetros bioquímicos en sangre que indican deshidratación, a diferencia de las situaciones de deshidratación aguda[53].

Los síntomas que padecen los pacientes cercanos al final de la vida, como fatiga y náuseas, usualmente ocurren en un estadio más temprano que el cese de la nutrición e hidratación, y la declinación en la incorporación de fluidos es un proceso gradual[54].

Asimismo, se destaca que existe una creencia usual acerca de que el soporte nutricional y de hidratación fortalece a los pacientes y, como consecuencia de ello, incrementa las posibilidades de sobrevida. Sin embargo, esta resulta ser una de las percepciones más erróneas entre los pacientes y sus familias. No existen evidencias científicas que respalden esta creencia. Por ejemplo, un estudio conducido en pacientes con cáncer avanzado ha comprobado que la hidratación parenteral no ha mejorado los síntomas asociados con la deshidratación, la calidad de vida o la posibilidad de sobrevivida, en comparación con el grupo placebo. Tampoco prolongó la vida en estos pacientes[55].

Resulta razonable sugerir que la provisión de hidratación artificial en pacientes próximos a la muerte que no incorporan por sí mismos fluidos o nutrición, en la medida en que el diagnóstico haya sido realizado correctamente y se hayan des-

[52] GOOD - CAVENAGH - MATHER - RAVENSCROFT, *Medically assisted hydration for adult palliative care patients*, "Cochrane Database of Systematic Reviews", nº 2, 2008 (con versiones revisadas y actualizadas).

[53] ELLERSHAW - SUTCLIFFE - SAUNDERS, *Dehydration and the dying patient*, "Journal of Pain and Symptom Manage", vol. 10, nº 3, 1995, p. 192 a 197.

[54] DUNLOP, *et. al.*, *On withholding nutrition and hydration in the terminally ill: has palliative medicine gone too far? A reply*, "Journal of Medical Ethics", vol. 21, nº 3, 1995, p. 141 a 143.

[55] SANDERS, *The clinical reality of artificial nutrition and hydration for patients at the end of life*, "The National Catholic Bioethics Quarterly", vol. 9, nº 2, 2009, p. 293 a 304.

cartado otras causas probables susceptibles de ser corregidas, resulta muy improbable que otorgue algún beneficio. La deshidratación terminal presenta una etiología distinta y no parece ocasionar daño al paciente muriente. Podría sugerirse que la hidratación artificial debería ser suministrada siempre sobre la base del principio del "beneficio en la duda". De cualquier manera, existe evidencia de que la deshidratación terminal otorga ciertos beneficios al paciente. Concomitantemente, la sobrehidratación del paciente muriente a través de la hidratación artificial puede ser fuente de muchos daños, incluyendo retención progresiva de líquidos, aumento de secreciones y aumento del dolor, más allá del disconfort provocado por el método de suministro[56].

En un documento elaborado en España para aclarar algunas cuestiones éticas derivadas de los problemas de alimentación que se presentan frecuentemente al final de la vida, se dice: "En la fase final de muchas enfermedades (cáncer, insuficiencias orgánicas, enfermedades neurodegenerativas) son muy frecuentes los déficits nutricionales, estimándose la incidencia de malnutrición entre el 50 % y el 75 % de los pacientes. De hecho, los parámetros nutricionales (sintomáticos o analíticos) son uno de los indicadores más fiables para el pronóstico de la supervivencia en estos enfermos.

Por otra parte, los problemas nutricionales, la anorexia y la pérdida de peso, son referidos entre los más preocupantes por la mayoría de estos pacientes y por sus familiares. Por tanto, resulta razonable la identificación de la malnutrición como una de las causas del deterioro del paciente y parece lógico pensar que su tratamiento podría llevar a mejorar su situación. Sin embargo, la malnutrición en estos casos no es la causa sino la consecuencia de la enfermedad y, aunque son necesarios tratamientos de soporte nutricional, el objetivo prioritario es la mejoría sintomática y no revertir la situación de malnutrición. En otras palabras, el paciente no se está muriendo por no comer, sino que no come porque se está muriendo [...]

[56] DALAL - DEL FABBRO - BRUERA, *Is there a role for hydration at the end of life?*, "Current Opinion in Supportive and Palliative Care", vol. 3, nº 1, 2009, p. 72 a 78.

El objetivo principal no es corregir la malnutrición sino tratar de controlar los síntomas y mejorar la calidad de vida de los pacientes [...]

Aunque en estadios más precoces la prevención de la malnutrición puede exigir tratamientos intervencionistas, en la fase final de la enfermedad el objetivo prioritario es el confort, lo cual suele ser incompatible con la aplicación de tratamientos agresivos.

El dato de supervivencia de enfermos bien nutridos versus malnutridos ha ocasionado muchas veces grandes confusiones. La malnutrición es un claro factor pronóstico. El problema es que la malnutrición es irreversible en estadios avanzados de enfermedad. En consecuencia, las medidas agresivas encaminadas a intentar revertir la malnutrición en estadios avanzados conducen a más problemas que beneficios para el paciente. Dicho de otro modo, la puesta en marcha de nutrición artificial debe tener en cuenta el pronóstico del paciente. Así, por ejemplo, en un enfermo malnutrido con cáncer avanzado, deterioro funcional acusado y con un pronóstico de días o pocas semanas, pretender prolongar la supervivencia con nutrición artificial llevará a muchas más complicaciones que beneficios [...]

Los estudios realizados demuestran claramente que los enfermos en los últimos días de vida no experimentan síntomas por la ausencia de alimentación. No existe sensación de hambre, e incluso hay cierta euforia y analgesia que se explica por la liberación de opioides endógenos"[57].

Este documento continúa afirmando: "La nutrición enteral mediante sondas de alimentación y la parenteral son consideradas formas de alimentación artificial puesto que exigen la inserción de dispositivos para poder conseguir una vía de administración. Son, por lo tanto, un tratamiento médico y no un cuidado básico, estando sujetas a indicaciones y contraindicaciones como cualquier otro tratamiento.

Obviamente, debe sopesarse la proporcionalidad del tratamiento en cada caso y la consideración como desproporciona-

[57] Organización Médica Colegial, Grupo de Trabajo "Atención Médica al Final de la Vida" - Sociedad Española de Cuidados Paliativos, *Ética de la alimentación y la hidratación al final de la vida*, http://infocuidadospaliativos.com/wp-content/uploads/2016/10/etica_alimentacioo%CC%81n_fin_de_la_vida_octubre16.pdf.

do de este tratamiento solo debe hacerse en situaciones concretas en las que los efectos secundarios que produzcan superen los beneficios. [...]

En conclusión, la instauración de cualquier tratamiento intervencionista en un paciente con enfermedad avanzada debe ir acompañada de unos criterios de una posible retirada. Estos criterios deben ser individualizados y basarse en la relación beneficio/riesgo de cada tratamiento, que varía en las distintas fases de la enfermedad. Es muy importante anticipar dichos criterios en el momento de la instauración del tratamiento, para facilitar la toma de decisiones cuando se vea indicada su retirada. Por otra parte, esta planificación permite reconocer adecuadamente el derecho que tiene el paciente capaz y adecuadamente informado a rechazar tratamientos (lo cual incluye tanto la no instauración como su retirada) aunque esto se traduzca en un acortamiento de la vida".

En resumen, el hecho de abstenerse en la provisión de hidratación artificial no debe ser visto automáticamente como una deprivación de fluidos que lleva a la deshidratación y, consecuentemente, a la muerte. Debería ser percibido dentro de un contexto en el que el paciente está muriendo y su necesidad de hidratación está decreciendo. En algunos pacientes, incluso, la hidratación artificial puede provocar síntomas molestos. Sin embargo, en otras ocasiones, el paciente puede beneficiarse de la hidratación artificial, como es el caso de los delirios. Esta es la razón de por qué cada necesidad personal debe ser evaluada cuidadosamente y determinada de forma individual[58].

En consecuencia, compartimos con la doctrina predominante en el tema que la nutrición e hidratación artificial son procedimientos médicos, cuyo inicio, suspensión o modificación sigue a una indicación médica y requiere de la acción directa del galeno.

En este orden de ideas, debe destacarse que la nutrición e hidratación artificial no se refiere a la nutrición e hidratación brindada a través de medios naturales, como comer y beber. Ninguno de nosotros come o se hidrata naturalmente a través de sondas o catéteres, que deben ser –además– implantados

[58] Ellershaw, *Care of the dying: what a difference an LCP makes!*, "Palliative Medicine", vol. 21, nº 5, 2007, p. 365 a 368.

por un médico. Otros términos empleados en la literatura incluyen "nutrición e hidratación médicamente asistida" o "médicamente provista"; estas expresiones enfatizan la manera en que la nutrición e hidratación artificial no difiere fundamentalmente de cualquier otro tratamiento médico. Si uno comparte esta afirmación, entonces los principios y procedimientos envueltos en la ponderación de la opción de limitar la nutrición o hidratación artificial en la toma de decisiones al final de la vida son los mismos que se aplican en cualquier otra intervención médica, como podría ser el caso del soporte ventilatorio.

Como todo procedimiento médico, el paciente goza de plena autonomía para manifestar su opinión respecto de él, y posee el derecho de aceptarlo, rechazarlo o revocar su anterior decisión. Dicho esto, no se ignoran las distintas valoraciones que se otorgan a este procedimiento; en particular, cuando se trata de pacientes pediátricos y la dificultad ínsita en la aceptación de la interrupción de dicho procedimiento en niños.

§ 6. ***Alternativas terapéuticas en el proceso de toma de decisiones al final de la vida.*** – Dentro de la asistencia médica, las cuestiones al final de la vida ocupan un rol preponderante y altamente desafiante. Muchas de las medidas que pueden tomarse (o suspenderse o evitarse) suelen tener una consecuencia inmediata en el tiempo de duración de la vida biológica, en la calidad de vida y en la posibilidad de interacción del paciente con sus seres queridos y semejantes. Generalmente, el dilema siempre se presenta entre dos o más opciones, ambas con consecuencias seriamente desvaliosas, y el balance riesgo-beneficio pendula de un extremo a otro. La toma de decisiones se complejiza, porque el paciente y la familia generalmente se encuentran claudicados, muchas veces los deseos de unos y otros se confunden, oponen o entremezclan; asimismo, el equipo de salud también se siente muchas veces superado e incapaz de dar la respuesta que el paciente desea escuchar, incapacidad que no es personal o por falta de experticia, sino porque los límites entre lo permitido y lo prohibido, entre la intención, el deseo, los medios y el objetivo son difusos y poco claros[59].

[59] Ciruzzi, *Los dilemas al final de la vida: el paradigma bioético frente al paradigma penal*, "Derecho Penal", año 1, nº 2, sep. 2012, p. 37 a 72.

Garantizar tanto la autonomía (la libertad en la decisión) como la autenticidad (que la decisión responda a los valores propios del paciente) se transforma así en una tarea ciclópea y utópica.

En esta particular etapa, las alternativas que se nos presentan abarcan un amplio abanico de posibilidades, algunas totalmente legales, y otras, aunque posiblemente legítimas, autóctonamente ilegales.

La dignidad de la muerte trae consigo los conceptos de tratamientos extraordinarios, desproporcionados o fútiles. Decimos que los tratamientos son extraordinarios cuando suelen salir de la norma que regula e indica su aplicación, y refiere a un método excepcional. El problema fundamental con esta categoría es que la característica de "extraordinario", ante los avances científicos que se van desarrollando con suma rapidez, suele quedar superada rápidamente. Lo que ayer era un método extraordinario, actualmente se ha vuelto un método ordinario de tratamiento. Frente a ello, se sugiere hablar de tratamiento proporcionado. Este es aquel que respeta la adecuada relación "riesgo-beneficio". Ese balance tiene en cuenta la finalidad que se procura alcanzar con el tratamiento instituido y si las cargas que impone al sujeto no superan o anulan el beneficio que se intenta obtener. Finalmente, y reafirmando conceptos ya anteriormente analizados, podemos decir que el tratamiento fútil es aquel tratamiento inútil, que no cumple con sus expectativas, aun cuando no se trate de un método extraordinario ni desproporcionado.

Para Maglio y Wierzba, "el derecho que se pone en juego a través de las decisiones que involucran la muerte digna es el de disponer del propio cuerpo, es un derecho a permitir morir en paz. No consiste ni en dejar ni en hacer morir, y para ello deben respetarse las distintas cosmovisiones sobre la noción de calidad de vida. Deben evitarse tanto la medicalización, como la judicialización de los procesos del morir y de la muerte, para que las decisiones en los finales de la vida sean solo consistentes con las creencias y valores de los sujetos involucrados directamente, no agravando innecesariamente su sufrimiento, ni el costo social, sin interferencias y con plena promoción de la autonomía y dignidad personales"[60].

[60] Maglio - Wierzba, *El derecho en los finales de la vida. Muerte digna, LL*, 2015-E-167.

No compartimos, en lo personal, el concepto de "muerte digna". La muerte es un hecho, el evento final del proceso de vivir. No es digna ni indigna. Pasa. Sucede. A nuestro entender, el concepto de digno o indigno se predica y caracteriza el proceso de vivir y el proceso de morir. Pero, además, el concepto de dignidad -además de ser polisémico- nos introduce en valoraciones netamente subjetivas, así como la misma noción de calidad de vida. Digno e indigno, en este sentido, no es un concepto apriorístico que se aplica acríticamente a toda situación, sino que su contenido es dado por el propio individuo en su particular circunstancia vital, única e intransferible.

Así nos introducimos en el concepto bioético de "dilema": dos o más opciones médicamente válidas y legítimas, pero necesaria y mutuamente excluyentes. El fiel de la balanza solo podrá inclinarse por aquella que el propio paciente, conforme sus principios y valores personales, considere la más idónea. La vida deja de ser, así, un derecho biológicamente absoluto, para pasar a ser enmarcada en la valoración subjetiva individual: frente a la cantidad de vida, la libertad y la dignidad (que necesariamente van de la mano) serán los determinantes en la decisión. Lo cierto es que al final de la vida, frente al proceso patológico incurable e irreversible, no tenemos solución, solo algunas (pocas) opciones.

a) *Orden de no resucitación.* Las órdenes de no resucitación son empleadas cuando se toman decisiones respecto de no implementar determinadas terapias[61]. Recientemente, se ha preferido la nomenclatura DNAR (*do not attempt resuscitation*), "no intentar resucitación", porque al incluir la palabra "intentar" implícitamente muestra que la resucitación no siempre resultará exitosa. Algunas instituciones prefieren incluso la expresión *allow natural death*, "permitir la muerte natural", con el objetivo de enfatizar el beneficio que tales órdenes depararían más que aquello que no será hecho[62].

Se recomienda que al momento de escribir este tipo de indicaciones se debe ser lo más específico posible en relación con

[61] Burns *et al.*, *Do-not resuscitate order after 25 years*, "Critical Care Medicine", vol. 31, nº 5, 2003, p. 1543 a 1550.

[62] Knox - Vereb, *Allow natural death: a more humane approach to discussing end-of-life directives*, "Journal of Emergency Nursing", vol. 31, nº 6, 2005, p. 560 y 561.

cuáles son las intervenciones que no se implementarán. En algunos casos el equipo de salud y la familia acordarán limitar las intervenciones cardíacas como las compresiones torácicas, desfibrilación y medicación cuando ocurra un paro cardiorrespiratorio. En otras, se podrá decidir no intubar si se produce una falla respiratoria. Resulta muy importante discutir con los pacientes y sus familias cuáles serán los objetivos terapéuticos que se procurarán cuando se decide implementar o evitar determinadas intervenciones, más que presentar al paciente una lista de terapias y preguntarle cuáles desea o no[63].

Está ampliamente aceptado que toda terapia médica que puede no instaurarse puede ser interrumpida en circunstancias idénticas, dado que el hecho de que un tratamiento médico haya sido instaurado no implica necesariamente que exista una obligación de continuarlo[64]. De cualquier manera, y como venimos sosteniendo en esta obra, para muchos pacientes y sus familias, incluso para algunos miembros del equipo de salud, puede haber una diferencia psicológica significativa entre decidir no iniciar una terapia o interrumpirla. Muchas familias podrán sentirse más cómodas decidiendo limitar la instauración de nuevas terapias más que interrumpirlas. En tales casos, el paso del tiempo puede clarificar la trayectoria de la enfermedad y, si surge que el sufrimiento ha aumentado con poca esperanza de mejoría, la familia tal vez podrá sentirse más cómoda al decidir la interrupción.

Incluso, es correcto ofrecer a la familia, sobre todo en el caso de los niños, la posibilidad de mantenerlos informados siempre sin que ello suponga que la carga en la toma de decisiones se traslade a ellos. En pediatría, muchos padres pueden comprender que su niño está muriendo, pero no desean participar en la toma de decisiones que implique interrumpir tratamientos, porque hacer eso supondría para ellos sentir que han abandonado a su hijo. En esas circunstancias, el equipo puede presentar a la familia un plan de acción, describiendo cuáles conductas médicas son razonables en el estado

63 Orioles - Morrison, *Medical ethics in pediatric critical care*, "Critical Care Clinics", vol. 29, 2013, p. 359 a 375.

64 American Academy of Pediatrics, Committee on Bioethics, *Guidelines on forgoing life-sustaining medical treatment*, "Pediatrics", vol. 93, nº 3, 1994, p. 532 a 536.

actual del paciente, y cuáles no, y por ello serán evitadas, de modo que los padres puedan expresar su acuerdo u objeción a dicho plan[65].

La finalidad de este tipo de indicaciones de "no resucitación" abreva en la necesidad de evitar toda obstinación terapéutica y la implementación de terapias fútiles o que pueden resultar más gravosas que benéficas.

b) *Adecuación del esfuerzo terapéutico.* En el § 4 definimos el soporte vital como "toda intervención médica, técnica, procedimiento o medicación que se administra a un paciente *para retrasar* el momento de la muerte, esté o no dicho tratamiento dirigido hacia la enfermedad de base o proceso biológico causal"[66]. La adecuación de tratamiento (limitación del soporte vital o limitación del esfuerzo terapéutico son otras de las denominaciones aceptadas) es una indicación médica tendiente a conformar los tratamientos médicos al estado evolutivo del paciente. Supone la posibilidad de ir modificando la implementación de los procedimientos médicos de acuerdo con los objetivos terapéuticos en el decurso de una enfermedad, tomando en cuenta las valoraciones y principios del paciente.

No debemos perder de vista que la toma de decisiones médicas es un proceso dinámico, interactivo y cambiante, en el cual confluyen múltiples variables: la trayectoria de la enfermedad, junto con las preferencias del paciente y la indicación médica van determinando la modificación de los objetivos terapéuticos y de las alternativas médicas que tenemos disponibles. Desde decisiones más simples, como cambiar el antibiótico ante la falta de respuesta del síntoma (el paciente continúa con fiebre o con infección), pasando por la indicación de transfusión sanguínea o diálisis, quimioterapia por vía oral o endovenosa hasta llegar a decisiones más graves y controvertidas, como suspender la ventilación mecánica o abstenerse de colocar un catéter para alimentación e hidratación artificial, van de la mano de la finalidad asistencial procurada: curar cuan-

[65] Kon, *Informed non dissent: a better option than slow codes when families cannot bear to say "let her die"*, "American Journal of Bioethics", vol. 11, nº 11, 2011, p. 22 y 23.

[66] Berlinger - Jennings - Wolf, *The Hastings Center Guidelines for decisions on life-sustaining treatment and care near the end of life.*

do se puede, paliar el dolor, acompañar siempre, privilegiar el confort y la calidad de vida por sobre la cantidad, intentar evitar el sufrimiento son todos objetivos terapéuticos que nos van guiando en la toma de decisiones. Todas ellas son medidas totalmente lícitas, reguladas por la *lex artis*.

Cuando nos enfrentamos al paciente al final de la vida, el balance riesgo-beneficio no suele aparecer tan claro y muchas veces las preferencias del paciente se decantan más por su calidad que por la cantidad de vida que le reste vivir. Sabemos que, hasta el momento, no todas las enfermedades pueden ser curadas, y también sabemos –como ya hemos destacado reiteradamente– que el único hecho cierto y fatal en nuestra vida es la muerte. Lo cierto es que los tratamientos médicos al final de la vida, cuando el proceso de muerte ya se encuentra instalado en el paciente y la enfermedad no responde a los tratamientos curativos, actúan como un dique de contención frente a la dolencia, postergando el resultado final, pero sin poder evitarlo. En la medida en que nos acercamos a ese final natural y previsible, la balanza comienza cada vez más a descompensarse, perdiendo el justo medio. En este escenario, las intervenciones terapéuticas comienzan a causar mayor daño frente a un escaso a nulo beneficio, por lo que deben tejerse nuevos acuerdos terapéuticos que permitan garantizar la dignidad del paciente frente a la casi certeza de su fin. Por eso recalcamos que no hay conducta criminal alguna cuando decidimos adecuar un tratamiento en el final de la vida: el médico no suspende o se abstiene de iniciar el tratamiento con la intención de procurar la muerte del paciente (homicidio doloso), sino porque considera que ese no es (o ha dejado de ser) el tratamiento adecuado porque no reporta ningún tipo de beneficios para el enfermo y resulta gravoso de más. No existe siquiera un dolo eventual: la muerte no se produce como consecuencia del retiro-abstención del soporte vital, sino como consecuencia de la propia evolución de la patología del paciente. El médico no se representa el resultado muerte y se conforma con él, sino que ese resultado es una consecuencia fatal de la propia evolución de la enfermedad que sufre el paciente. No hay un homicidio culposo: si la limitación del soporte vital se realiza conforme las reglas de la *lex artis*, no existe ni imprudencia, ni negligencia, ni impericia ni inobservancia de los reglamentos o deberes a su cargo. La conducta del médico –en este sentido–

no ha creado ni aumentado el riesgo (de muerte) para el bien jurídico. El resultado (la muerte) –aunque en cierta medida postergable– no le es evitable. Tampoco se puede hablar de ayuda o instigación al suicidio: ni la voluntad del médico ni la del paciente o sus representantes legales está encaminada a procurar el suicidio; simplemente se limita a reconocer cuándo un tratamiento determinado resulta fútil y no beneficioso para el paciente, ejercitando el derecho a no iniciarlo, a terminarlo o modificarlo. No existe tampoco un abandono de persona: lo que se decide "abandonar" es un tratamiento que ningún beneficio aporta al paciente y que en nada puede evitar la evolución de la correspondiente patología hacia el desenlace final (la muerte). Resta destacar que la adecuación (limitación) de soporte vital es lo que técnicamente se conoce como ortotanasia y nada tiene que ver con la eutanasia (ni activa ni pasiva). Simplemente, recordar que la eutanasia es, desde el punto de vista jurídico, un homicidio piadoso consentido. Como dijimos, en la adecuación de tratamiento se decide dejar de lado una terapéutica que no produce ningún beneficio al paciente o que incluso le provoca mayores sufrimientos, pero no se procura la muerte del enfermo[67].

Hay que tener en cuenta que si en efecto existen amplios espacios éticamente legítimos para el ejercicio de la profesión médica, porque se les ha dado a los médicos el permiso de curar, hay igualmente formas de tratamiento ilícitas, porque curar no quiere decir prolongar los sufrimientos ni la vida biológica a cualquier costo. Así como está prohibido acelerar la muerte de un individuo, de la misma manera está prohibido atrasarla por medios artificiales cuando el propio paciente (o su subrogante natural) considera que la calidad de vida que se le ofrece pone en entredicho su propia dignidad.

Como bien lo destaca Garay: "Tenemos razones para limitar el esfuerzo terapéutico aumentando los medios paliativos para garantizar la dignidad de las condiciones de la muerte. No hay muerte digna sin calidad de vida"[68].

La jurisprudencia, tanto comparada como nacional, ha tenido oportunidad de manifestarse en diversos casos acerca de

[67] Ciruzzi, "La limitación del soporte vital frente al derecho penal", en Tarrío (dir.), *Debates en torno al derecho penal.*

[68] Garay, "Morir con dignidad", conferencia en VII Congreso Latinoamericano de Derecho Médico, Santiago de Chile, 10/11/2010.

las decisiones al final de la vida, sobre todo aquellas referidas a la adecuación del esfuerzo terapéutico.

Un *leading case* fue "Nancy Cruzan", en el cual la Corte Suprema de los Estados Unidos de América consideró que toda persona tiene un derecho fundamental bajo el Estado y la Constitución federales para rechazar o requerir el retiro de los procedimientos de prolongación de la vida, por lo que existe un derecho constitucional de rehusar un tratamiento médico por parte de una persona capaz, aunque ello ponga en peligro su vida[69].

El presidente de la Corte Suprema estadounidense REHNQUIST recuerda que, conforme la doctrina del consentimiento informado, con sustento en la Enmienda XIV, nadie puede ser privado de su vida, libertad y propiedad (en acuerdo con la cláusula *due process of law*); sin embargo, consideró que "la elección entre la vida y la muerte constituye una honda decisión personal, motivo por el cual entiende que el Estado de Missouri ha podido requerir válidamente –desde la perspectiva constitucional– una evidencia absolutamente clara y convincente de la voluntad anterior de la paciente, frente a la petición de familiares cercanos (subrogantes) respecto de la suspensión de la nutrición e hidratación artificiales en el caso de una persona en estado vegetativo persistente, puesto que aquí podría existir una discordia entre la opinión del paciente y la de sus guardianes".

Por su parte, el juez BRENNAN sostuvo que "la tecnología médica ha creado una zona oscura, donde por momentos se confunden los límites entre la vida y la muerte, una situación frente a la que algunos pacientes expresan que no desean una vida sustentada en esa tecnología médica, prefiriendo en cambio que se respete el curso de la naturaleza y para poder morir con dignidad".

Agrega que si la propia Corte Suprema reconoce el derecho fundamental de rehusar un tratamiento médico y si no existe diferencia sustancial entre el tratamiento de sostén a que se hallaba sometida Nancy Cruzan y otro tipo de tratamiento, el hecho de que la nombrada fuera "incompetente" no la privaba de sus derechos fundamentales. Ese derecho de verse libre

[69] FINE, *From Quinlan to Schiavo: medical, ethical, and legal issues in severe brain injury*, "Baylor University Medical Center Proceedings", vol. 18, nº 4, 2005, p. 306.

de tratamientos médicos no deseados es un derecho que lleva a evaluar el potencial beneficio del tratamiento en cuestión, frente a sus posibles consecuencias, según los propios valores, en función de una decisión personal. Añade que la Constitución requiere que la protección, por parte del Estado, de la vida de Nancy Cruzan debía realizarse de manera de respetar los mejores intereses de la nombrada, y que, ante la inexistencia del *living will*, su familia, el curador *ad litem* y un juez imparcial debían decidir cuáles eran sus mejores intereses.

En nuestro país, podemos citar en este punto dos ejemplos paradigmáticos: un fallo de la Suprema Corte de Buenos Aires y otro del Juzgado de Familia, Niñez y Adolescencia nº 2 de la provincia de Neuquén[70].

En el primer caso, los hechos traídos a estudio fueron los siguientes: A. H. M. G., invocando un doble carácter, en derecho propio y como curador de su esposa (dividiendo dicha representación en un 60 % como curador, un 30 % como representante de sus hijos y un 10 % por derecho propio), se presenta en el proceso de insania iniciado con relación a su esposa M. d. C., a los efectos de que se ordenase el cese de los medios por los cuales se la nutría e hidrataba artificialmente, por encontrarse en estado vegetativo hacía 5 años, sin que existiera terapia conocida que pudiera generar expectativas de recuperación. El peticionante invocó que esa hubiera sido la voluntad de M. d. C. e incluso por medios testimoniales acreditó ese extremo. Los padres de la paciente se opusieron a que se realizara la desconexión.

Si bien la Suprema Corte de Buenos Aires rechazó la petición, atento la oposición de parte de la familia de la paciente y la ausencia de voluntad expresa de la interesada, deviene muy interesante –a efectos de la propuesta de este trabajo– reproducir algunos de los conceptos que los distintos integrantes del máximo tribunal provincial plantearon.

El doctor Hitters afirmó que "dentro de la facultad de prestar un consentimiento informado se halla, consecuentemente, el derecho del paciente a [...] rechazar o suspender *per se* determi-

[70] SCBA, 9/2/2005, "S. M. d. C. s/insania", y JuzgFam, Niñez y Adolescencia nº 2 Neuquén, 20/3/2006, "NN s/situación", citados en Ciruzzi, "La limitación del soporte vital frente al derecho penal", en Tarrío (dir.), *Debates en torno al derecho penal*.

nados tratamientos la razonabilidad de la negativa debe constituirse en el parámetro para el ejercicio regular del derecho, pues si la decisión es razonable no se contraría el fin que se tuvo en miras por la ley al reconocer esas prerrogativas ni se exceden los límites impuestos por la buena fe, la moral y las buenas costumbres".

A su turno, la doctora Kogan expresó que, "aunque la vida es, en principio, un derecho indisponible e intangible, cuando solo existe en su aspecto biológico, debe valorarse la posibilidad de admitir una disponibilidad relativa a cargo del titular de ese bien. Así entiendo que la vida no puede mantenerse en cualquier circunstancia y a cualquier costo, pues ese bien acarrea también el derecho a vivir en condiciones dignas".

En el segundo caso citado, los hechos analizados consistieron en la petición de los padres de un niño que padecía una enfermedad crónica neurometabólica progresiva denominada mucopolisacaridosis (que carece de tratamiento curativo) para que no fuera ingresado a la terapia intensiva a efectos de recibir tratamientos invasivos en caso de padecer una crisis respiratoria.

La madre del paciente planteó al equipo de cuidados paliativos la necesidad de dejar por escrito la decisión de ella y del papá respecto de que el niño no ingresara a terapia intensiva ante una eventual crisis respiratoria, dado el estadio avanzado de la enfermedad. Sostuvieron la negativa de que se prolongara la vida de su hijo a través de medios artificiales como asistencia respiratoria mecánica, dado que tales medios se tornarían cruentos y desproporcionados, por cuanto por las características de la enfermedad no podrían eventualmente retirarle los soportes vitales para que continuara respirando por sí mismo.

En esta causa, la perito médico interviniente sostuvo que "la posible indicación de prácticas invasivas entre las que se incluyen la asistencia respiratoria mecánica [...] no cambiaría la evolución natural de la enfermedad de base que padece [...] ya que los cuidados paliativos incluyen el soporte de oxígeno que requeriría si fuese necesario pero con técnicas no invasivas, como una bigotera o una máscara de oxígeno [...] las técnicas invasivas prolongarían su agonía, no modificando el desenlace final de su afección".

Por su parte, la defensora de los derechos del niño manifestó que "el derecho a la dignidad es parte del derecho a la vida y que no puede dejar de merituarse que la aplicación de métodos invasivos obligarían al menor a permanecer aislado, en una sala de terapia intensiva con escaso contacto con su familia [...] tal situación escenifica la desolación de una forma de morir, ya que la aplicación de los métodos invasivos no tiene en el caso ninguna posibilidad de mejorar la salud del niño, pudiendo reportar en él mayor angustia como así también en su familia".

A su turno, se expresó el Comité de Ética del Hospital Castro Rendón, donde se encontraba internado el paciente. En su dictamen aseveró que "resulta probable que el niño padezca de una intercurrencia respiratoria que lo conduzca a una situación crítica que obligue a ingresarlo a terapia intensiva y se le indiquen prácticas de soporte vital extraordinarias como la ARM [...] que la justificación de cualquier tratamiento médico se encuentra en los beneficios que debería producir su aplicación y cuando no es razonable esperar tal beneficio pierde su justificación y no puede exigirse moralmente [...] existe justificación moral para considerar favorable el rechazo de los mencionados tratamientos al niño [...] una decisión en tal sentido no importa privar al paciente de las medidas necesarias para atender a su confort psíquico, físico y espiritual, así como la posibilidad de su traslado al área de cuidados paliativos si fuera necesario, aliviando el sufrimiento y mejorando la calidad de vida remanente".

La doctora KOHON, jueza a cargo de la causa, afirmó que "la libre disponibilidad de la propia vida, en cuanto su ejercicio dependa de la acción de terceras personas, constituye un derecho que solo admite ser ejercido personalmente, de modo actual, o decidiendo hacia el futuro, anticipándose a las circunstancias que regularmente son esperables frente al padecimiento de ciertas patologías. En todo caso requiere que la persona sea plenamente capaz y consciente de las implicancias de su decisión, debiendo ser previamente informada convenientemente sobre el diagnóstico y pronóstico de su enfermedad, así como con relación a los resultados probables de toda práctica médica.

La pretensión ejercida por los profesionales de la salud, y por los padres, no puede tener otro alcance que el de ilustrar acerca de la inutilidad de la intervención consistente en la asistencia respiratoria mecánica, pues esta implicaría el aislamiento del menor en una sala de terapia intensiva, sin que ello acarree luego una mejora de la calidad de vida, sino que, contrariamente, será ostensible el deterioro con relación al estado actual. En un caso semejante, la prolongación cuantitativa de la vida a cambio de un menoscabo cualitativo carece de toda legitimación. [...] Invocar en el caso el derecho a la vida con el objeto de imponer la sobrevida del paciente, vinculándolo de carácter permanente a una máquina, en un ambiente en el que el marco de contención familiar se encuentra sumamente condicionado, supone que la prolongación en el tiempo constituye un valor ontológicamente absoluto y superior a la dignidad de la persona [...] el reconocimiento de la dignidad de las personas impide que las prácticas médicas sean desarrolladas sin satisfacer ningún interés del paciente, o lo que resulta equivalente, asegurando su sobrevida en detrimento de todo sentido de la dignidad humana [...] la opción de médicos y progenitores expresada a favor de cuidados paliativos no invasivos presupone la opción a favor de dos actitudes fundamentales: el respeto por la dignidad de la persona y la aceptación de la finitud de la condición humana. Por ello, tanto los médicos como los familiares están en mejores condiciones que un extraño para evaluar lo que sería mejor para el niño [...] en atención a la grave, progresiva e irreversible enfermedad que afecta al niño, de ocurrir su muerte ello será la consecuencia directa de su patología, respecto de la cual, en el actual estado de la ciencia médica, no existe aún ninguna terapia curativa. *Fallo*: [...] hacer saber a los médicos tratantes que deberán realizar todas las prácticas médicas necesarias consideradas como cuidados paliativos, disponiendo las medidas necesarias a fin de que el niño no sea privado de confort físico y espiritual, aliviando su sufrimiento y mejorando la calidad de vida remanente, y evitando que el niño ingrese a terapia intensiva infantil a los efectos de recibir tratamientos invasivos".

Durante los últimos meses del 2015, tres casos convocaron la atención de la opinión pública y de los expertos en derecho, medicina y bioética. En el primero de ellos, ocurrido en Galicia, España, una pequeña de 12 años padecía una extraña condición degenerativa y solo podía comunicarse a través de mínimos gestos. Sus padres afirmaron que continuar con mayor tratamiento era fútil y que debería retirarse el tubo de alimentación que le suministraba nutrientes, de manera de evitar la prolongación de su sufrimiento. Si bien en un primer momento el hospital rechazó la petición de los padres, luego de la intervención del Comité de Ética, los profesionales procedieron a remover el tubo de alimentación, la pequeña recibió sedación terminal (paliativa), manteniendo la suficiente hidratación para garantizar su confort[71].

En el segundo caso, ocurrido en Manchester, Inglaterra, la High Court del Reino Unido intervino en el análisis de la asistencia de dos gemelos severamente discapacitados mentales, de nacionalidad iraquí, en el cual los médicos habían indicado la necesidad de retirar el soporte vital, aun a pesar de la objeción de sus padres[72]. Los pequeños, al momento de la intervención de la Corte, tenían 14 meses y sufrían de un desorden neurodegenerativo incurable y progresivo. El tribunal sostuvo que "la continuidad del soporte vital en estos niños era fútil y en consecuencia el hospital podía proceder a su retiro. Prolongar artificialmente sus vidas carece de todo propósito, no confiere beneficio alguno más allá de la sobrevida física, e implica perpetuar el daño y el disconfort sin ningún beneficio".

Los padres de estos niños, musulmanes religiosos, habían sostenido que la suspensión del soporte vital iba contra sus creencias en la fe islámica, que solo permite tomar tal medida cuando el cerebro ha dejado de funcionar. La Corte replicó: "Tenemos el mayor de los respetos por la fe y creencias de estos padres, y por la fe en el Islam que practican y profesan, pero a los fines de la decisión que debemos tomar, resulta irrelevante".

La misma decisión tomó el mismo tribunal en el caso de una pequeña de un año que sufría un cáncer severo y fallo multiorgánico[73].

[71] Caso "Lago Ordóñez", en Cook, *Spanish girl at centre of futile care controversy dies*, "BioEdge", 23/10/2015.

[72] Royal Courts of Justice, nº FD 15P00320; 2/10/2015; High Court of Justice Family Division (2015) EWHC 2828 (Fam), "Central Manchester University Hospitals NHS Foundation Trust v. A. and others (withdrawal of life support)".

[73] Caso "Olivia Stacy", en Symons, *Doctors must withdraw life support from twins - UK judge*, "BioEdge", 23/10/2015.

Finalmente, en Texas, Estados Unidos de América, un paciente de cuarenta y seis años murió de un cáncer pancreático, luego de una larga batalla legal[74]. Su familia se oponía a la interrupción del soporte vital (alimentación e hidratación artificial). Los tribunales afirmaron que "este no es un simple caso de un hospital o doctor contra el paciente y su familia. Más bien, se trata de un caso de un paciente incapaz terminalmente enfermo, cuyos padres no acuerdan con el mejor curso de tratamiento indicado, y cuyos médicos creen que el tratamiento instaurado estaba causando sufrimiento. Resulta claro que los médicos tenían buenas razones para considerar que el cáncer pancreático era intratable. Probablemente creyeron que mantener el *statu quo* era médicamente inefectivo, no salvaría su vida y aumentaría el sufrimiento físico y el daño corporal [...] todo ello en conformidad con las previsiones de la *Texas Advance Directives Act* (o ley del cuidado fútil), que autoriza a los médicos a interrumpir el sostén vital diez días después de haber notificado a la familia que dicho tratamiento resulta fútil".

En consecuencia, no existe ningún obstáculo legal para que los médicos decidan adecuar (limitar) el soporte vital en un paciente, siempre que se respete su autonomía, se brinde la información adecuada y completa a fin de obtener su consentimiento informado, y se realice conforme las reglas del arte que regulan dicha acción.

Consideramos que la decisión de adecuación de tratamiento debe ser encuadrada en el principio, correctamente técnico y moralmente ético, de la proporcionalidad de las acciones médicas, para evitar el empecinamiento terapéutico y el tratamiento infructuoso[75]. Es, sin dudas, un proceso complejo que supone tomar en cuenta el diagnóstico de la enfermedad, su irreversibilidad, su pronóstico, la calidad de vida esperable, el deseo y necesidades del paciente, todo ello enmarcado en aspectos culturales, sociales y religiosos del paciente y su familia.

[74] Probate Court 1, Harris County, Texas, 17/12/2015, caso 444710, "Applicant Justine Moore's response to contestant Evelyn Kelly's motion to expedite discovery".

[75] CIRUZZI - SELANDARI, *Estudio descriptivo de la opinión de miembros de la justicia nacional en lo penal y civil (familia), en situaciones de limitación de soporte vital en pediatría*, "Revista de Derecho Penal y Procesal Penal", nº 9, sep. 2013.

Esta decisión puede comprender, a título meramente ejemplificativo, el acuerdo de no reanimar en caso de paro cardiorrespiratorio, no iniciar tratamientos desproporcionados (drogas vasoactivas, asistencia respiratoria mecánica, nutrición parenteral o enteral) o suspender un tratamiento de soporte vital (asistencia respiratoria, hidratación y nutrición artificial). Es cierto que para el equipo de salud resulta más moralmente desafiante interrumpir un tratamiento que decidir abstenerse de iniciarlo. El profesional suele dotar de una significación psicológico-emocional distinta a la acción de abstención frente a la acción de interrupción. Esta última opción no suele ser aceptada fácilmente por el equipo de salud –en líneas generales– porque la proximidad de la muerte del paciente a la interrupción del soporte parecería imponer la autopercepción médica de "causa" de la muerte, aun cuando su intención *no es* causar la muerte. Debemos recordar que la interrupción de tratamiento consiste en suspender una terapia médica, mientras que la abstención supone no iniciar un determinado procedimiento. Desde el punto de vista jurídico y bioético existe consenso en que ambas conductas tienen exactamente la misma relevancia[76]. Nuestra conducta debe estar orientada tanto a hacer aquello que está indicado como a evitar aquello que no lo está. Por ello resulta necesario trabajar más en los diferentes conceptos de causalidad, intención y producción, de modo de facilitar la toma de decisiones no solo en la limitación del tratamiento en general, sino más específicamente en

[76] Beauchamp - Childress, *Principles of medical ethics*, p. 172 a 190; Brock, "Forgoing life-sustaining food and water: is it killing?", en Lynn (ed.), *By no extraordinary means*, p. 117 a 131; Ciruzzi, "La limitación del soporte vital frente al derecho penal", en Tarrío (dir.), *Debates en torno al derecho penal*; Sociedad Argentina de Pediatría, Comité Nacional de Terapia Intensiva Pediátrica, *Consenso sobre recomendaciones acerca de la limitación del soporte vital en terapia intensiva*, "Archivos Argentinos de Pediatría", vol. 97, nº 6, 1999, p. 411 a 415; Howell - Sale (eds.), *Life choices*; Kuhse - Singer, *Bioethics*, p. 281 a 297; Lo, *Resolving ethical dilemmas*; Lo - Rouse - Dornbrand, *Family decision making on trial: who decides for incompetent patients?*, "New England Journal of Medicine", vol. 322, nº 17, 1990, p. 1228 a 1232; Meisel, *Legal myths about terminating life support*, "Archives of Internal Medicine", vol. 151, nº 8, 1991, p. 1497 a 1502, y *The right to die*; Niño, *Eutanasia. Morir con dignidad*; President's Commission for the Study of Ethical Problems in Medicine and Biomedical and Behavioral Research, *Deciding to Forego life-sustaining treatment*, p. 73 a 77.

las acciones de interrupción y abstención como entidades con la misma significación bioética y jurídica. Asimismo, debe profundizarse el entendimiento y comprensión en la toma de decisiones, como proceso complejo y no meramente racional, sino también emocional, que afecta no solo al paciente y su entorno afectivo, sino al equipo asistencial mismo, requiriendo distintos "tiempos" en cada uno de los involucrados para aceptar aquello que resulta evidente y adecuadamente necesario desde el proceso natural de enfermedad, pero para lo cual ni la formación profesional ni la experiencia personal nos han preparado.

Como bien afirman Francisco e Ignacio Maglio: "En situaciones de futilidad, el retiro de las medidas de sostén vital no es eutanasia, no es matar, no es dejar morir, es permitir morir la propia muerte"[77].

Este concepto que proponemos fue incorporado por la autodenominada ley de muerte digna a la ley de derechos de los pacientes, así como por el Código Civil y Comercial. Si bien entendemos que la técnica legislativa no ha sido la más idónea, dado que se confunden por un lado la indicación médica de adecuación de tratamiento y por otro el derecho personalísimo a la autonomía bioética del paciente, como expresión de su aceptación o rechazo de los tratamientos médicos, creemos que fue un paso importante en el reconocimiento de la existencia de estos derechos en el final de la vida.

c) *Los cuidados paliativos.* Es cierto que la primera obligación médica es curar, pero cuando la salud ya no puede ser repuesta, cuando la enfermedad ya no puede ser combatida, aún tenemos muchas herramientas a mano para garantizarle al paciente un digno cuidado y su mejor calidad de vida. Paliar el dolor, confortar al paciente y su familia, acompañarlos en el tránsito a la muerte, suelen ser otros tipos de tratamientos que muchos profesionales de la salud desdeñan como menores o sin importancia. Sin embargo, nuestra experiencia marca que dichas medidas suelen ser altamente idóneas y valiosas para el paciente y su familia, contribuyendo a disminuir la angustia que tal situación produce en todos los actores.

[77] Flichtentrei - Mastandueno, "Prólogo", en AA.VV., *Permiso para morir.*

Los pacientes tienen otras preocupaciones además de simplemente intentar prolongar sus vidas. Recientes estudios sobre pacientes terminales han demostrado que sus prioridades fundamentales incluyen, además de evitar el sufrimiento, estar con sus seres queridos, tener contacto con otras personas, estar conscientes y no convertirse en una carga para los otros. Nuestro sistema centrado en la tecnología médica ha fracasado en satisfacer estas necesidades, y el costo de este fracaso se mide más allá de un puñado de pesos. La cuestión más difícil que enfrentamos en este sentido no es cómo cubrir los gastos del sistema, sino cómo podemos construir un sistema asistencial que realmente ayude a los pacientes murientes a alcanzar aquello que es más importante para ellos al final de sus vidas.

"Tratar" al paciente no significa –en este planteo– ya solo curarlo; implica tomar en cuenta la multidimensión del hombre, sus variadas facetas, su completa complejidad, para poder darle una respuesta total y plenamente abarcativa a la situación de enfermedad que vivencia. Evitar el sufrimiento (físico, psíquico, moral y espiritual) se transforma en un objetivo principal de los cuidados paliativos: dar preeminencia a la calidad (subjetiva) de vida por sobre su cantidad es su consecuencia necesaria.

Los cuidados paliativos aparecen, en este escenario, como una filosofía sincrética, secular y humanista: el paciente deja de ser un conjunto de órganos que no funciona adecuadamente para ser reconocido como un ser humano padeciente que necesita hallar una respuesta integral y holística, que cuaje como un guante, un traje a medida único y personal. Su experiencia vital es así única e intransferible, como lo será el tratamiento que los cuidados paliativos le ofrecerán. Entre ellos, se redimensiona la presencia afectiva y el entorno familiar: internación domiciliaria por sobre la internación hospitalaria, dentro de un ámbito continente y propio, donde el paciente pueda mantener –a pesar de su enfermedad– su cotidianidad. El rol determinante y fundamental de los cuidadores, más allá del personal profesional especializado, cobra una nueva significación: entrenamiento, compromiso y entrega sobre el común denominador del afecto y las relaciones personales.

Frente al paciente muriente, nuestra obligación –desde el equipo de salud– es relacionarnos con los pacientes como seres humanos que son y como son, con su propia cosmovisión, con sus miedos y dudas, guiándolos, acompañándolos en esa etapa vital y respetando su dignidad. Morimos solo una vez. No tenemos experiencia en el tema, no hemos experimentado nuestra propia muerte con anterioridad; por eso, cuando ya no podemos curar, nuestro deber es hacer que la muerte sea un proceso vital en el cual el paciente pueda "reencontrarse" con su ser y con sus afectos, otorgándole valor a esa experiencia trascendental y ayudando al paciente a que le dé una significación particular e intransferible a su propia vida y a su propia muerte.

Cuando la evolución de la patología no permite ya curar –porque la ciencia aún carece de las herramientas necesarias para ello–, los cuidados paliativos entran en escena para brindar al paciente y su familia una respuesta amplia y abarcadora de todo su ser, de sus necesidades, temores y dudas, un giro copernicano en el significado de la palabra "tratamiento", ayudándolo a transitar este último estadio de vida, de la manera más plena y digna posible.

El movimiento de cuidados paliativos fue creado por Dame C. Saunders y su propuesta se planteó –en principio– como la vía intermedia entre tratamientos agresivos para prolongar la vida y el recurso más radicalizado a la eutanasia o al suicidio asistido como única alternativa. Acepta la muerte como fin natural de la vida. Sus defensores consideran que con los cuidados adecuados los pacientes pueden morir sin dolor, en paz y con dignidad. Los cuidados paliativos alientan a la gente a "vivir hasta el final", tratan de manejar los inconvenientes físicos que la enfermedad produce y encuentran que los últimos días y semanas de vida de una persona pueden resultar su etapa más significativa. Pero también resignifican el concepto de calidad de vida y de enfermedad en la medida en que ya no solo plantean un "buen morir", sino, primordialmente, un "bien vivir" del paciente con su enfermedad.

En relación con el miedo a la pérdida de control que los pacientes en estadio terminal experimentan, los cuidados paliativos siempre pusieron el acento en los derechos de las personas competentes para aceptar o rechazar tratamientos de sostén vital, así como en la importancia de las directivas médicas anticipadas, en una defensa de la autonomía individual. Otra de sus características consiste en promover la comunicación abierta y honesta con sus pacientes y sus familias, involucrando al enfermo y su entorno en las decisiones médicas. En este sentido, para los paliativistas la familia cumple un rol fundamental. Se trabaja con ella –médica, psicológica y espiritualmente– para que acompañe y provea un respaldo al familiar enfermo.

La Organización Mundial de la Salud ha definido los cuidados paliativos como "los cuidados apropiados para el paciente con una enfermedad avanzada y progresiva donde el control del dolor y otros síntomas, así como los aspectos psicosociales y espirituales cobran la mayor importancia. El objetivo de los cuidados paliativos es lograr la mejor calidad de vida posible para el paciente y su familia. La medicina paliativa afirma la vida y considera el morir como un proceso normal. Los cuidados paliativos no adelantan ni retrasan la muerte, sino que constituyen un verdadero sistema de apoyo y soporte para el paciente y su familia".

Al hablar de cuidados paliativos no nos estamos refiriendo a ayudar a la gente a morir, sino, más precisamente, a vivir plenamente –aun en su enfermedad–, de la forma más digna y confortable posible, poniendo el acento fundamentalmente en la calidad de vida más que en la cantidad, respetando en todo momento sus derechos fundamentales. Estamos proponiendo revalorar la muerte como parte de la experiencia vital de cada uno de nosotros, dotándola no solo de significado y trascendencia, sino además permitiendo experimentarla en compañía de nuestros afectos, sin temor y sin dolor.

La obligación de respetar y proteger la dignidad de las personas con enfermedad terminal deriva de la inviolabilidad de la dignidad humana en todas las etapas de la vida. El respeto y protección encuentran su máxima expresión en proporcionar un medio adecuado que permita al ser humano morir con dignidad a través del tratamiento del dolor físico y de la consideración de las necesidades psicológicas, sociales y espirituales. Una medicina reconocedora de la dignidad del ser humano debe comprender que solo se ayuda a las personas en fase terminal con cuidados omnicomprensivos, que abarquen los niveles biopsicosocial y espiritual del ser.

Respetar la dignidad de la persona impone seguir la máxima kantiana de tratar a todo ser humano como un fin en sí mismo y no como un mero instrumento. Si bien el concepto de dignidad resulta polisémico, no hay duda de que nuestra filosofía constitucional adscribe a una noción personalista de la dignidad, característica perteneciente a todo ser humano por el hecho de serlo, consideración y respeto a su ser, o –como bien afirma la Unesco– "el derecho a ser hombre". Esa dignidad intrínseca u ontológica jamás se pierde, no importa cuán miserable podamos sentir que es nuestra vida, no importa cuán graves o menospreciables o condenables puedan ser nuestros actos, merecemos –de parte de los demás, sea el Estado o los particulares– un trato digno, aún más en el final de nuestra vida. Ello supone evitar el encarnizamiento o empecinamiento terapéutico, la aplicación de tratamientos fútiles o altamente agresivos o invasivos, y la opción por aquellas medidas terapéuticas que más respeten la autonomía y dignidad del paciente, y que resulten menos intrusivas y gravosas, orientadas a proveer de una adecuada calidad de vida al paciente. Tal objetivo, necesariamente, requiere de un enfoque multiintertransdisciplinario para abordar al ser humano en toda su magnífica complejidad, brindándole la respuesta más adecuada que mejor respete su interés personal y el de sus afectos.

Vistos de esta manera, los cuidados paliativos dejan de ser una rama más del arte de curar, para transformarse en una opción real de tratamiento al final de la vida, un derecho humano básico que sintetiza el derecho a la salud, el derecho a la vida y el derecho a una muerte digna.

Como bien afirma Cerri: "La dignidad que devuelve a las personas la ausencia del sufrimiento"[78].

Reconocer los cuidados paliativos como derechos humanos significa dotarlos de dos características esenciales: su exigibilidad, es decir, la punibilidad de aquellos actos que los desconozcan u omitan, y su universalidad, su predicamento respecto de todas las personas, sin importar sus condiciones individuales. Permite que el Estado se transforme en el principal "obligado" y garante no ya solo del derecho a la salud, considerado restrictivamente como "ausencia de enfermedad", sino como ese completo estado de bienestar –al que alude la OMS–, que debe ser

[78] Cerri, "Mi pequeña", en AA.VV., *Permiso para morir.*

mantenido y respetado aun en los momentos finales. Puesto en otras palabras, negar los cuidados paliativos a un enfermo, o no contemplarlos como una opción cierta y apropiada en el sistema sanitario imputa al Estado en particular responsabilidad internacional, con las consiguientes sanciones que puedan aplicarse por incumplimiento de su deber de garantizar los derechos humanos.

Dotar de la calidad de derechos humanos a los cuidados paliativos permite no abrigar duda alguna acerca de su necesidad, tanto a nivel asistencial como de investigación clínica, de la obligación de su reconocimiento, regulación y provisión a través del sistema sanitario, y de la titularidad del derecho a recibirlos.

Los cuidados paliativos han recibido reconocimiento legal en nuestro país por medio de normativas de diferente rango. Tanto la res. 643/2000, que aprueba la Norma de Organización y Funcionamiento en Cuidados Paliativos; la res. 201/2002, que establece el Programa Médico Obligatorio, y la res. 1253/2016, que crea el Programa Nacional de Cuidados Paliativos para pacientes oncológicos, todas del Ministerio de Salud de la Nación, como la res. 587/2010 del Ministerio de Salud de CABA, que crea el el Programa de Cuidados Paliativos, se ocupan expresamente de los cuidados paliativos como un tratamiento médico reconocido y aceptado. Asimismo, la modificación de la ley de derechos de los pacientes, a través de la ley 26.742, contempla los cuidados paliativos como un tratamiento de rigor. Por su parte, el Código Civil y Comercial de la Nación ha incorporado expresamente este derecho como un derecho esencialmente prestacional en su art. 59.

Las Naciones Unidas, por medio del informe del Human Rights Council sobre el derecho a la salud, de febrero de 2013, ha llamado la atención en cuanto al acceso mundial a los cuidados paliativos, destacando lo siguiente.

> "83 % de la población mundial carece de adecuado tratamiento para el dolor moderado o severo.
>
> Los países subdesarrollados emplean el 6 % del uso mundial de morfina mientras tienen casi la mitad de todos los pacientes de cáncer y casi el 95 % de HIV.
>
> La morfina y otras drogas para tratar el dolor son virtualmente inexistentes en casi 150 países.

El fracaso de parte de los Estados en garantizar el acceso a las drogas para el tratamiento del dolor y sufrimiento no solo viola el derecho humano a la salud sino que importa brindar un tratamiento cruel, inhumano y degradante".

El criterio que se propone ha sido receptado y abrazado por la reciente Declaration and Statement of Commitment on Palliative Care and Pain Treatment as Human Rights, promovida por la World Hospice and Palliative Care, como también la Carta de Praga, documento elaborado por la Asociación Europea de Cuidados Paliativos (EAPC), la Asociación Internacional de Cuidados Paliativos (IAHPC), la Alianza Mundial de Cuidados Paliativos (WPCA) y el Observatorio de Derechos Humanos (ODH), que urge a los gobiernos a aliviar el sufrimiento y a reconocer los cuidados paliativos como un derecho humano.

d) *El deseo de morir. Eutanasia. Suicidio asistido.* Quisiéramos, antes de adentrarnos en el análisis específico de la eutanasia y el suicidio asistido, concentrarnos en el siguiente interrogante, cuya respuesta nos podrá ir delineando un camino que permita comprender el porqué de determinadas conductas controvertidas, incluso en algunos casos ilegales, pero que a la luz de los principios y valores bioéticos, aparecen como legítimas y atendibles.

¿Qué se esconde detrás del deseo de "apurar la muerte", del deseo de morir? Un magnífico artículo de Monforte-Royo nos permitirá esbozar algunas herramientas de análisis en este punto en particular[79].

La primera cuestión para destacar reside en la dificultad de poder definir el concepto de "desear apurar la muerte" (WTHS, por sus siglas en inglés). Surgen dificultades en distinguir claramente entre un deseo general de morir, el deseo de adelantar la muerte y los pedidos de eutanasia o suicidio médicamente asistido. Por tanto, resulta necesario poner en evidencia que, en muchos documentos y artículos, se utilizan –indistinta e intercambiablemente– expresiones tales como "deseo de morir", "querer morir", "deseo de apresurar la muerte", "deseo de

[79] Monforte-Royo *et al.*, *What lies behind the wish to hasten death? A systematic review and meta-ethnography from the perspective of patients*, "Plos One", vol. 7, nº 5, 2012.

una muerte temprana", "solicitud de muerte temprana", "solicitud para morir", "solicitud de eutanasia", "solicitud de ayuda al suicidio", entre otras[80].

La segunda cuestión está referida a la etiología del deseo de morir. Algunos de esos factores incluyen el dolor, la depresión, la desesperanza, la sensación de ser una carga para los otros y la pérdida de la autonomía. Muchos aspectos socioculturales también pueden jugar un rol importante en relación con el origen de tal deseo, como el acompañamiento, sostén y presencia familiar. El problema es que la información que se puede obtener al respecto abreva en fuentes totalmente subjetivas, ya sea el propio paciente o su entorno familiar o asistencial.

Seis son los temas fundamentales que Monforte-Royo y sus colegas han identificado como determinantes en la expresión del deseo de morir:

1) Como respuesta al sufrimiento físico-psicológico y espiritual. Este deseo es un fenómeno complejo, de etiología multifactorial, que usualmente se dispara a partir de la exacerbación de los síntomas físicos o psicológicos, alcanzando una situación de distrés emocional y desesperanza.

2) Como pérdida del ser. Refleja una respuesta a la pérdida de las funciones, del control y del autosignificado. La pérdida de las funciones corporales resulta un común denominador de todos los pacientes y en todos los contextos de salud (sida, cáncer, cuidados paliativos y vejez). A medida que la enfermedad evoluciona, trae consigo deterioro físico, debilidad y varios síntomas físicos, y esto es acompañado por una progresiva pérdida de las funciones corporales, sea en términos de inhabilidad para el aseo íntimo, incontinencia, o dificultades al comer o respirar. El deterioro de las funciones corporales es percibido por los pacientes como una experiencia muy negativa, principalmente en los términos de dependencia física que conlleva. Esta dependencia en las tareas más simples se relaciona con un sentimiento de desesperanza y de distrés emocional en el sujeto.

[80] Monforte-Royo - Villavicencio-Chávez - Tomás-Sábado - Balaguer, *The wish to hasten death: a review of clinical studies*, "Psycho-Oncology", vol. 20, nº 8, 2011, p. 795 a 804.

Esta pérdida de las funciones corporales, a su turno, lleva a la pérdida de los diferentes roles personales adquiridos en la vida (profesional, social, familiar, etcétera). De hecho, el deterioro funcional y la dependencia restringen no solo las capacidades profesionales, sino también la posibilidad de mantener sus relaciones sociales o su rol dentro de la familia, invirtiéndolos de hecho (los padres pasan a ser cuidados por sus hijos).

Junto con la pérdida de las funciones corporales aparece la pérdida del control, en la medida en que la enfermedad avanza. Esta pérdida de control es percibida por el paciente de dos formas. Por un lado, hay una pérdida de control sobre el cuerpo, unida a la declinación de las funciones físicas (dificultad para levantarse solo, para caminar o para comer). Por otro, esta pérdida se acompaña de otra aún más grave para el paciente, que es la pérdida de control sobre la propia vida y el futuro. La pérdida de autonomía ocasionada por la extrema dependencia invariablemente lleva a la persona a sentirse como una carga para su familia y cuidadores, y, en este sentido, la gran mayoría de los pacientes ha reportado sentirse "inútil", lo cual es expresado como "una sensación de pérdida de la dignidad". Los pacientes afirman que "la vida de esta forma no es digna", "que no eran así antes" y que "no quieren que los recuerden de esta manera"[81]. Esta percepción lleva al propio enfermo a una "pérdida de autosignificado".

3) Como expresión de temor. El tema del temor también se expresa en dos vertientes principales: temor al proceso de muerte y temor a la muerte inminente. En la medida en que el paciente se hace consciente de su deterioro físico, siente que este es peor aún que la misma muerte. Teme el proceso de muerte en la medida en que este importa miedo frente al dolor, a la exacerbación de signos y síntomas, al deterioro progresivo en

[81] Coyle - Sculco, *Expressed desire for hastened death in seven patients living with advanced cancer: a phenomenologic inquiry,* "Oncology Nursing Forum", vol. 31, nº 4, 2004, p. 699 y ss.; Mak. - Elwyn, *Voices of the terminally ill: uncovering the meaning of desire for euthanasia,* "Palliative Medicine", vol. 19, nº 4, 2005, p. 343 y ss.; Nissin - Gugliese - Rodin, *The desire for hastened death in individuals with advanced cancer: a longitudinal qualitative study,* "Social Science & Medicine", vol. 69, nº 2, 2009, p. 165 y ss.; Pearlman *et al., Motivations for physician assisted suicide,* "Journal of General Internal Medicine", vol. 20, nº 3, 2005, p. 234 y siguientes.

las funciones físicas, todo ello unido al miedo de sentir que todo este proceso será intolerable. A su vez, el miedo a la pérdida del lugar social que posee, a una mayor dependencia y a sentirse una carga contribuyen a dar forma a la idea de un futuro inminente con gran sufrimiento, lo cual da como resultado una fuente inagotable de angustia y desesperación.

Por su parte, el miedo a la muerte inminente emerge cuando los pacientes toman conciencia de la proximidad de su propia muerte. La comprensión acerca de la inevitabilidad de la muerte junto con la conciencia de saber que no hay forma de volver atrás producen muchísima angustia y llevan a sentimientos de gran desesperanza, de no tener opción alguna para el futuro, y a una sensación de "encontrarse en un túnel oscuro sin poder vislumbrar ninguna luz" o a un sentimiento de total parálisis.

4) Como expresión del deseo de vivir, pero no de esta manera (un "grito de socorro"). Los pacientes entienden que una forma de obtener ayuda es haciendo notar el terrible sufrimiento y la gran angustia que el proceso de muerte les produce, y que requieren de la ayuda de sus afectos para poder lidiar con esto. Detrás de este deseo de morir se esconde un deseo de comprensión y de contar con la compañía y sostén de otros en su propio sufrimiento y en el proceso de duelo por lo que ya se perdió.

5) Como una forma de control ("tener un as en la manga"). Muchos pacientes consideran la posibilidad de que su propia muerte sea una forma de ejercer el control sobre sus vidas. El deseo de determinar la propia muerte sería así un caso extremo, y tal vez único, de la manifestación del deseo de control. Cuando los pacientes perciben que les queda poco tiempo y que ya casi no tienen control sobre muchos aspectos de su vida, la posibilidad de decidir cómo y cuándo morir es vista por algunos de ellos como todo lo que queda de su propia autonomía, como si fuera la última carta por jugar. En general, aquellos pacientes que han decidido apurar su muerte, como una forma de reafirmar su habilidad para tomar sus propias decisiones, reconocen sentirse más tolerantes respecto del dolor y acerca de la incertidumbre del futuro, y, en general, no suelen ejercer ese derecho, dado que el solo saber que cuentan con esa alternativa les brinda tranquilidad y logran disminuir entonces la ansiedad.

Otro hallazgo muy interesante surge de un estudio realizado por Celia y Jenny Kitzinger, quienes entrevistaron a cincuenta y un personas que tenían (o habían tenido) un familiar en estado vegetativo o en estado de mínima conciencia[82]. Paradójicamente, la mayoría de los profesionales médicos y eticistas han tratado este tema como una cuestión de vida o muerte; empero, las familias –incluyendo aquellas que creían que su familiar hubiera preferido no ser mantenido con vida– se focalizaron en la manera de morir y usualmente estaban aterradas por la idea de una muerte por inanición o deshidratación. Determinaron que la consecuencia práctica de ello era que muchos de los pacientes en estado vegetativo o en estado de mínima conciencia recibían tratamientos que prolongaban sus vidas aun cuando sus familias comprendían que el paciente preferiría estar muerto.

Por la relación que este trabajo tiene con el punto en análisis, es que transcribiremos parte de sus hallazgos y de las expresiones de los entrevistados.

"No resulta inusual que las familias crean que el paciente estaría mejor muerto que mantenido en esa condición, 2/3 de los entrevistados así lo expresaron. Aquellos que creyeron que la persona habría deseado ser mantenida viva se encontraban dentro de los dos primeros años de inicio de la enfermedad. Generalmente, las familias llegan a la conclusión de que el paciente estaría mejor muerto luego de haber agotado todas las posibilidades de recuperación de una cierta calidad de vida que el paciente pudiera considerar aceptable. En los primeros años de trayectoria de la enfermedad, las familias consideran que 'es demasiado pronto para darse por vencido' y que el paciente seguramente podrá 'vencer los obstáculos' y recuperarse. La mayoría de los entrevistados que al presente consideran que la persona ha sufrido un destino 'peor que la muerte', previamente 'habían consentido' o inclusive peleado hasta llegar a los tribunales, para que se mantuvieran las intervenciones que sostenían la vida. La mayoría, expresa durante la entrevista su arrepentimiento por ello. Es que las opiniones van cambiando claramente con el paso del tiempo, con la experiencia y a medida que el pronóstico se va haciendo cada vez más claro.

[82] Kitzinger - Kitzinger, *Withdrawing artificial nutrition and hydration from minimally conscious and vegetative patients: family perspectives*, "Journal of Medical Ethics", vol. 41, nº 2, feb. 2015, p. 157 a 160.

Los entrevistados manifestaban preocupación de que, inclusive con la confirmación de un diagnóstico de estado vegetativo, era posible que el paciente pudiera experimentar dolor y sufrimiento y sentían que una inyección letal sería un modo 'más humano, digno y compasivo' de acabar con su sufrimiento. Otro entrevistado expresó 'considero que la inyección letal es una decisión más compasiva [...] Porque si dejas de alimentarlo, va a morir. Si tomas esa decisión, entonces lo puedes hacer lo más humanamente posible [...] Dejar que alguien muera de hambre es un modo particularmente cruel de hacerlo'.

Muchos entrevistados pensaron en matar ellos mismos al paciente, con distintos grados de seriedad. Ninguno lo hizo. Una mamá se refirió a otro caso ampliamente cubierto por los medios, aquel de Francis Inglis, quien mató a su hijo que se encontraba en estado vegetativo, con una sobredosis de heroína. Dijo 'todo aquel que se ha encontrado en nuestra situación puede comprender tal decisión'. Afirmó que ella no lo habría podido hacer, pero agregó 'ojalá hubiera tenido su coraje'. Otro familiar afirmó: 'No niego que se me ha ocurrido en alguna oportunidad poner una almohada sobre su cara como un modo más humano de acabar con su sufrimiento'. Otra entrevistada reconoció que luego de indagar acerca de las distintas facilidades para acceder a la limitación de hidratación y alimentación artificial, al tomar conocimiento de lo difícil que sería implementar tal decisión sostuvo: 'Personalmente deseaba tomar su vida con mis propias manos'. Aun cuando el resto de la familia la persuadió de hacerlo (no querían perder a otro miembro), la entrevistada razonó que 'aun teniendo en cuenta lo horrible que podía ser la prisión, lo humillante y frustrante y aterrador, era nada comparado con estar atrapado en tu propio cuerpo y en tu dolor. Por ello, en todos mis soliloquios terminaba en la misma conclusión... Toda mi vida luché por proteger a mi familia Y proteger a mi hermano y mantenerlo con vida entraban en conflicto [...] cada día que nada pasaba lo estaba dañando'. Otro entrevistado reconoció que 'hubo algunos momentos en que pensé en matarla (a su madre)...y ahora, mi mayor miedo es que en este mundo repleto de antibióticos en el cual vive, ella quizás nunca muera'.

En otra entrevista, una persona nos describió cómo había planeado un homicidio piadoso porque se sentía comprometida con su ser querido cuando le prometió que no permitiría que viviera en un estado vegetativo. 'Fue una promesa que no pude mantener'. Aun cuando, finalmente, cada uno de estos entrevistados había decidido que cometer un homicidio piadoso no era la respuesta, estaban muy enojados con el sistema actual porque sentían que los forzaba a una posición donde lo tenían en cuenta como seria alternativa, y muchos se sintieron culpables por su propio fracaso al no llevarlo a cabo.

En definitiva, algunos pacientes en estado vegetativo o en estado de mínima conciencia reciben tratamientos que prolongan su vida más allá del momento en que sus familiares entienden que el paciente preferiría estar muerto. En la mirada de estas familias, esta decisión compromete la dignidad de los pacientes, desconoce los deseos previamente expresados y puede también provocarles dolor y sufrimiento".

En otro trabajo se afirma que el deseo de acelerar la muerte que experimentan algunos pacientes que sufren una enfermedad avanzada es un fenómeno complejo para el cual no existe una definición mundialmente aceptada[83]. Esta dificultad se origina en la falta de claridad acerca de los aspectos clínicos y terminológicos de esta entidad. Una de las mayores complicaciones estriba en la dificultad de poder discernir entre aquellos pensamientos acerca de la muerte en un contexto de sufrimiento y el deseo genuino de morir o de apresurar la muerte. A ello debe sumarse la naturaleza subjetiva de este deseo y las circunstancias que lo rodean, que no solo pueden tener distinto significado para cada paciente, sino que, además, ese significado puede ir cambiando en el tiempo, aun en un mismo paciente. De hecho, muchos pacientes experimentan numerosos deseos contradictorios a lo largo de la progresión de la enfermedad. Aunque en los últimos años se ha ido avanzando en la conceptualización de esta entidad, la complejidad del tema y la ambigüedad que afecta a la terminología que se emplea representan un problema no solo para los estudios clínicos de prevalencia o etiología, sino también por los aspectos éticos, legales y sociales involucrados.

El siguiente cuadro resume los hallazgos más importantes:

[83] BALAGUER - MONFORTE-ROYO - PORTA-SALES, *An international consensur definition of the wish to hasten death and its related factors*, "Plos One", vol. 11, nº 1, 2016.

TABLE 4. THE 12 STATEMENTS INCLUDED IN THE PROPONED DEFINITION OF THE WTHD, THE PERCENTAGE AGREEMENT FOR EACH, AND THE CHANGES TO THEIR WORDING ACROSS THE THREE ROUNDS OF THE DELPHI PROCESS

	Statements First Round Delphi Questionnaire	Agreement on Round 1 Wording		Statements Second Round Delphi Questionnaire	Agreement on Round 2 Wording		Statements Third Round Delphi Questionnaire
	Title: Definition of the WTHD			Title: Definition of the WTHD plus addendum			Title: Defnition of the WTHD and íts related factors
1	WTHD is a reaction to global suffering	76.4 %	1	The WTHD is a reaction to suffering,	92.3 %	1	The WTHD is a reaction to suffering
2	in the context of a severe illness	74.3 %	2	in the context of a life- threatening condition,	82.5 %	2	in the context of a life- threatening condition,
3	from whlch the patient can see no way out other than to accelerate his or her death	84.2 %	3	from which the patient can see no way out other than to accelerate his or her death	79.7 %	3	from which the patient can see no way out other than to accelerate his or her death
4	This complex feeling,	78.1 %	4	This wish	96.6 %	4	This wish
5	may be expressed spontaneously or after being asked about it,	91.4 %	5	may be expressed spontaneously or after being asked about it,	95.7 %	5	may be expressed spontaneously or after being asked about it,
6	but It must be distlnguished from the peaceful acceptance of impending death	87.4 %	6	but it musí be distinguished from the acceptance of impending death	92.9 %	6	but it must be distinguished from the acceptance of impending death
7	or from a vague wish to die naturally, although preferably soon	77.6 %	7	or from a wish to die naturally, although preferably soon	93.3 %	7	or from a wish to die naturally, although preferably soon.
8	The WTHD is related to a combination of several factors	77.6 %	8	ADDENDUM: The WTHD may arise in response to one or several factors,	90.2 %	8	The WTHD may arise in response to one or more factors,
9	including unrelieved/ exacerbation of physical symptoms (e.g., pain, dyspnoea),	77.5 %	9	including physical symptoms (either present or foreseen),	85.7 %	9	including physical symptoms (either present or foreseen),
10	unrelieved mental/ psychological disorder (e.g., depression, hopelessness)	81.4 %	10	psychological distress (e.g. depression, hopelessness, fears, etc.),	93.0 %	10	psychological distress (e.g. depression, hopelessness, fears, etc.),
11	existential distress (e.g., loss of meaning in Ufe),	86.6 %	11	existential suffering (e.g. loss of meaning in life),	94.0 %	11	existential suffering (e.g. loss of meaning in life),
12	and fears	75.8 %	12	and social aspects (e.g. feeling that one is a burden)	93.2 %	12	or social aspects (e.g. feeling that one is a burden)

En este trabajo se pudo determinar que el deseo de adelantar o anticipar la muerte aparece definido, primordialmente, como una reacción al sufrimiento en personas que padecen una enfermedad física grave o incapacidad seria, y que este deseo puede ser subyacente, estar presente pero no expresarse por el paciente, por lo que surge la necesidad de conversar acerca del tema con él, aun cuando no lo haya requerido abiertamente.

Uno de los datos más significativos llama la atención sobre dos situaciones que no serían consideradas como sinónimos dentro del concepto de "deseo de anticipar la muerte". La primera sería la aceptación de la muerte, en la esperanza de que será pacífica y sin sufrimiento, o con un grado de sufrimiento tolerable o aceptable. Dentro de esta categoría estarían incluidos los pacientes que perciben la muerte como un proceso natural en el contexto de su patología, esto es, algo aceptado pero no necesariamente deseado. La segunda situación es el deseo de morir, pero sin desear apurar o adelantar la muerte. Tales deseos pueden estar asociados con la esperanza de disfrutar de una mejor vida en el más allá (deseos espirituales, religiosos o filosóficos acerca del tema), o con la idea de alivio o descanso, pero sin considerar planear seriamente una muerte anticipada[84].

No existe ningún derecho más inviolable ni más cuidadosamente guardado por la ley que el derecho del individuo a controlar su propia vida, libre de todo impedimento o interferencia por parte de terceras personas. Si se le brinda al ser humano el derecho a elegir cómo será su vida ¿por qué otros han de dictaminar cómo debe morir?

"Las pocas palabras de la mujer, su mirada y el dolor estampado en el cuerpo de la pequeña le recordaron que no se sale indiferente del codo a codo con el que sufre, con el que calla, con el que llega esperando, como mínimo, el alivio"[85].

[84] Kelly *et al.*, *Terminally ill cancer patients' wish to hasten death*, "Palliative Medicine", vol. 16, nº 4, 2002, p. 339 a 345; Albert *et al.*, *Wish to die in end-stage ALS*, "Neurology", vol. 65, nº 1, 2005, p. 68 a 74; Ohnsorge - Gudat - Rehmann-Sutter, *What a wish to die can mean: reasons, meanings and functions of wishes to die, reported from 30 qualitative case studies of terminally ill cancer patients in palliative care*, "BMC Palliative Care", 2014, 13:38; Ohnsorge - Gudat Keller - Widdershoven - Rehmann-Sutter, *Ambivalence at the end of life: how to understand patients' wishes ethically*, "Nursing Ethics", vol. 19, nº 5, 2012, p. 629 a 641.

[85] Cerri, "Mi pequeña", en AA.VV., *Permiso para morir.*

¿Podemos entonces afirmar que existe un "derecho a dimitir a la vida"[86]? Conforme Farias, "bajo particulares circunstancias, solo es posible salir de la captura que produce el deseo del Otro, de la alienación, 'recortándose', diciéndole un *no* a la ley del Otro. Aunque el único modo sea con la propia muerte.

Esta decisión produce horror. No solo por testimoniar la elección de la muerte, sino porque en esa elección el sujeto muestra que es capaz de abandonar, de sustraerse a la demanda de los otros. Se aparta de los que le exigen que luche, que siga viviendo, que acepte una ley ajena y elige la muerte en defensa de su libertad.

Respecto del tema que nos ocupa, ese Otro puede tomar variados nombres: la medicina, la familia, el Otro social, etcétera.

La condición humana –según Lacan– supone la libertad de morir; hablar de libertad implica una responsabilidad ética, en tanto que es hablar, necesariamente, de la condición humana en relación con la muerte [...]

La idea de que la vida debe estar por encima de cualquier otro bien o de que es un valor intrínseco, en el modelo de construcción de la subjetividad que se viene desarrollando, expresa el grado de sujeción de un individuo al discurso de los padres, de la cultura o de la religión"[87].

Estas situaciones nos enfrentan con el dilema de decidir brindar sustento legal a la eutanasia y al suicidio asistido y cuál sería el criterio más justo para legitimarlos. ¿Es solo el sufrimiento asociado a enfermedades terminales o incurables, o se incluirá también el sufrimiento intratable en sí mismo (físico, psíquico o existencial), independientemente de la patología en la cual se presente? ¿Cómo articular los principios bioéticos en las cuestiones al final de la vida frente a conductas que el mismo derecho penal sanciona como ilícitas? No debe olvidarse que la eutanasia es el homicidio piadoso consentido, esto es, el procurar la muerte del paciente, a su propia requisitoria y con su consentimiento, con la finalidad de evitarle el sufrimiento para él intolerable. Tipifica para nosotros un ho-

[86] Pániker, "Prólogo", en Thévoz - Jaccard, *Manifiesto para una muerte digna*.

[87] Farias, *Muerte voluntaria*, p. 33 y 58.

micidio simple, previsto por el art. 79 del Cód. Penal. El suicidio médicamente asistido refiere al acto intencional de ayudar a un paciente a poder producir su propia muerte, a su pedido; es una conducta prevista por el art. 83 del Cód. Penal. Sin perjuicio de la posibilidad de evaluar la existencia de una causa de exclusión de la culpabilidad en estos casos particulares, en cuanto inexigibilidad de otra conducta, lo cierto es que la amenaza penal aparece en el horizonte médico como disruptiva; paraliza e inhibe la toma de decisiones por el temor legal a las repercusiones jurídicas de su conducta.

En este punto, debemos realizar una pequeña aclaración: desde el punto de vista bioético, la eutanasia de la que hablamos es siempre activa y voluntaria. La mal llamada "eutanasia pasiva" corresponde a la ortotanasia, esto es, la adecuación del esfuerzo terapéutico, frente a tratamientos fútiles o desproporcionados, de manera de permitir una buena muerte, la muerte a tiempo, sin adelantarla pero sin postergarla *sine die*. A ello debemos también sumar que las experiencias nacionalsocialistas, de una eutanasia eugenésica, nada tienen que ver con la eutanasia que en este trabajo se analiza, dado que poco de voluntario y mucho menos de piadoso tenían las conductas criminales de los oficiales nazis durante la Segunda Guerra Mundial.

Según MILL, "el hombre que permite al mundo elegir por él su plan de vida, no tiene más necesidad que de la facultad de imitación de los simios. Pero aquel que escoge por sí mismo pone en juego todas sus facultades. Debe emplear la observación para ver, el raciocinio y el juicio para prever, la actividad para reunir los elementos de la decisión, el discernimiento para decidir y, una vez que haya decidido, la fortaleza y el dominio de sí para mantenerse en su ya deliberada decisión"[88].

Por su parte, FEINBERG expone esta paradoja del siguiente modo: "Si el individuo que solicita que lo dejen morir goza obteniendo lo que desea, entonces no está deprimido y por lo tanto no tiene razón para morir. Si no se alegra, entonces es que tanto no quería morir. Ergo: no puede querer morir en ningún caso"[89].

[88] MILL, *Sobre la libertad. El utilitarismo.*

[89] FEINBERG, *Voluntary euthanasia and the inalienable right to life*, "Philosophy & Public Affairs", vol. 7, nº 2, winter 1978, p. 93 y siguientes.

En nuestro país, ni la eutanasia ni el suicidio asistido están autorizados legalmente. Sin perjuicio de ello, entendemos que sería socialmente conveniente su regulación de manera de evitar los abusos que la ilegalidad implica. Una regulación legal podría hacer mucho para garantizar que la decisión no sea tomada con desesperación. El paciente tiene derecho a interrumpir su tratamiento o incluso a terminar con su vida, pero la ley deberá garantizar que tome la decisión lo más autónomamente posible.

Las prácticas relacionadas con el fin de la vida de pacientes terminales se han ejercido por miles de años y existen fuertes argumentos que apoyan o se oponen a ellas. Los que las defienden sostienen que un paciente terminal tiene derecho a imponer su autonomía para eximirse de sufrimientos extremos provenientes de una enfermedad terminal. Los que se oponen dicen que provocar la muerte de un paciente terminal no es ético, dado que esto se contrapone con los principios fundacionales de toda sociedad y también con los de la práctica de la profesión médica. En los últimos años, la discusión se ha intensificado en muchas partes del mundo luego de la legalización de la eutanasia y el suicidio asistido en algunos países (como Países Bajos, Bélgica, Suiza) o en algunos Estados de los Estados Unidos de América (Washington, Oregon, Montana, entre otros). La discusión pública de las prácticas relacionadas con el fin de la vida de pacientes terminales es muy escasa en nuestro país. Es necesario comenzar un profundo debate acerca de cuáles deben ser las respuestas de la sociedad y de los médicos ante pacientes terminales que piden la muerte[90].

Los que se oponen a las prácticas relacionadas con el fin de la vida de pacientes terminales aducen que ayudar a un paciente a morir es una forma de abandono; insisten en que el médico debe transitar la última parte de la vida del paciente como un testigo, no como un verdugo. El establecimiento de normas para la eutanasia significaría, según sus opositores, la legalización de una forma de homicidio y la violación de los preceptos básicos del juramento hipocrático. Se afirma que el manejo inadecuado de síntomas, principalmente el dolor, induce a muchos pacientes a desear la muerte, y –además– el tra-

[90] Przygoda, *La eutanasia y el suicidio asistido en la Argentina y en otros países*, "Medicina", vol. 59, nº, 2, 1999, p. 195 a 200.

tamiento del dolor en los pacientes hospitalizados es muchas veces inadecuado. Se sostiene también que la depresión es altamente prevalente en el enfermo muriente; muchos pacientes que expresaron deseos de morir dejan de hacerlo luego de algún tiempo de tratamiento con fármacos antidepresivos o con apoyo psicoterapéutico. Los opositores a la eutanasia declaran que la verdadera solución no radica en acelerar la muerte, sino, principalmente, en mejorar sustancialmente la calidad de vida de los enfermos terminales mediante intervenciones médicas racionales. Por otro lado, existe el temor a que ciertos pacientes conocedores de la legalidad de la eutanasia, especialmente los grupos más vulnerables, se muestren reticentes a recibir tratamiento o soliciten eutanasia por el miedo a que los médicos aceleren su muerte sin su consentimiento. Estos serían, principalmente, los más pobres, los ancianos, las minorías raciales, los discapacitados, los adictos, los alcohólicos y los enfermos de sida. De este modo, muchos autores comparan la eutanasia con una "pendiente resbaladiza", con consecuencias indeseables tales como la devaluación misma de la vida humana, la cual sería selectiva para los más desprotegidos. Asimismo, la legalización de la eutanasia colocaría a los pacientes en una situación difícil, dado que podrían verse presionados a solicitarla para aliviar el sufrimiento de su propia familia. De este modo, se plantean fuertes razones ético-morales en contra de la eutanasia.

Conforme la visión kantiana, los seres racionales son fines en sí mismos, por lo tanto, no puede privárselos de su vida excepto en defensa propia. Además, la decisión eutanásica es irreversible: elimina las posibilidades de que el paciente mejore o de que un descubrimiento imprevisto pueda salvar la vida de un paciente considerado hasta ese momento terminal. Al matar se cierra automáticamente esta opción. Si bien cada individuo es dueño de su propia vida, los opositores a la legalización de la eutanasia sostienen que el derecho a ser matado se contrapone con principios éticos superiores de la sociedad. Así, la limitación de la autodeterminación de los pacientes sería el costo necesario para asegurar la protección de la vida del hombre y, por lo tanto, el interés público (o de la mayoría) se impone sobre el particular, en una clara visión utilitarista que entiende que el bien común se realiza en la medida en que la sociedad proteja la vida de todos los individuos, independientemente del deseo personal de cada uno o, aún más, en contra de su propio deseo personal.

Por su parte, los argumentos que enarbolan los que están a favor de la legalización de la eutanasia son principalmente dos. El primero es el de respeto a la autonomía o autodeterminación de cada individuo; todo ser humano capaz y racional tiene derecho a tomar decisiones relativas a su vida basándose en sus propios valores y creencias, aun cuando ellas impliquen atentar contra su propia vida. El segundo es el de la eliminación del sufrimiento; a pesar de que muchos síntomas (dolor, disnea, vómitos) pueden ser eficazmente aliviados con dosis convencionales de fármacos, en ciertos casos esto resulta imposible. Cuando no existe esperanza alguna de recuperación, el paciente tiene derecho a morir dignamente y evitarse penurias e indignidades innecesarias. A ello cabe agregar que no puede supeditarse la decisión autónoma de un enfermo a futuras evoluciones de la ciencia médica y del conocimiento científico. La decisión siempre se corresponde a una circunstancia orteguiana, a un yo circunstanciado, emplazado en un aquí y ahora específico y particular de un ser humano. No se nos permite, en consecuencia, oponerle el arte de la adivinación o hacer futurología. A estos argumentos se añade un elemento más: si públicamente se aplaude y se honra al mártir, a aquel que da su vida por los demás o por su patria, si tales muertes voluntarias son alabadas y encomiadas, ¿por qué razón debería considerarse negativa la opción por la propia muerte cuando ya no se desea vivir?

Es indudable que el primordial derecho que puede asistir actualmente a todo ser humano es el de la vida, pero cuando se ve afectado por unas condiciones de salud lamentables, que llevan a quien las padece a verse en una situación en la cual se lo recluye en una unidad de cuidados intensivos, de la cual no se sabe si saldrá, donde su existencia está en la cuerda floja, donde esta dependerá en el futuro de medios exclusivamente tecnológicos, conectado a máquinas como el respirador artificial, cabe preguntarse si se está cuidando la vida o prolongando la agonía que nos puede llevar a la muerte. O, aún más, si el paciente ya no desea vivir, incluso cuando la ciencia le pueda brindar chances ciertas de momentánea mejoría, o porque la vida ha perdido todo valor y significado para él, ¿debemos obligarlo a continuar con esa vida que él considera desvaliosa, sufriente, insignificante?

Este derecho a que se le reconozca a la persona la posibilidad de disponer de su propia vida en situaciones especiales simplemente por la dignidad que este puede tener, el reconocerle a un ser humano la posibilidad de definir qué hacer con su vida es respetar la humanidad del otro (su humanidad); es el respeto de la libertad y de la vida propia, y esto nos ayuda a definir qué se entiende por dignidad en la vida y la muerte. En este sentido, se puede argumentar, desde el punto de vista de la dignidad humana, la exigencia de instaurar la eutanasia (bajo ciertas condiciones) como una lucha por el reconocimiento del derecho a evitar una muerte indigna, entendida esta como aquella que prolonga inmisericordemente la vida por medios artificiales, en la que la vida se escapa lentamente y se da un apego puramente al cuerpo físico. O tal vez pueda entenderse por dignidad en la muerte aquella que procurada y ejecutada por el propio sujeto mira su necesidad de cuidado y compañía en esos momentos finales, evitando el dolor no solo físico, sino principalmente espiritual, de una muerte en soledad y con sufrimiento.

Expresa Radbruch que "todos acordamos que los cuidados paliativos no son el antídoto contra la eutanasia o el suicidio médicamente asistido, ya que existen algunos pacientes que, aun con un control óptimo de síntomas y un buen cuidado psicosocial, prefieren tener un control total sobre cómo terminar con sus vidas y a quiénes le solicitarían auxilio para este fin, ya que entienden que esta es la única manera de ejercer plenamente ese control"[91].

Sostiene Quill que "los pacientes que padecen enfermedades graves desean tener control sobre sus propios cuerpos, sus propias vidas y manifiestan preocupación acerca del futuro distrés físico y psicosocial. Algunos de ellos consideran la posibilidad de acceso a una muerte médicamente asistida como la mejor opción para calmar esas preocupaciones. Suicidio médicamente asistido es una frase que connota enfermedad mental, y sugiere un aspecto autodestructivo en tales decisiones, que muchos hallan ofensivo. Aun la expresión muerte médicamente asistida, aun cuando suena un poco mejor, coloca un mayor énfasis en el rol de los médicos que el deseado.

[91] Radbruch, *Euthanasia, assisted suicide and palliative care-a never ending story*, "International Association for Hospice and Palliative Care Newsletter", vol. 18, nº 3, 2017.

Este tema es expuesto por los pacientes y refleja preocupaciones fundamentales de los pacientes que viven con enfermedades graves y que sienten que están siendo destruidos por sus enfermedades. Están procurando lo que ellos consideran una pequeña medida de autopreservación. La expresión 'adelantamiento de la muerte' es menos inquisidora y respeta la profunda búsqueda de preservación de sí mismo que muchos pacientes buscan, aun en los últimos momentos de sus vidas"[92].

Al respecto expresa Dworkin: "Alguien que considera que su propia vida irá empeorando si permanece atado a la muerte en una docena de máquinas por semanas o permanece biológicamente vivo por años como un vegetal, considera que muestra más respecto por la contribución humana a la santidad de la vida si realiza determinados arreglos por anticipado para evitarse tales situaciones. No podemos razonablemente argumentar que él debería sacrificar sus propios intereses en pos de respetar la inviolabilidad de la vida humana. Por el contrario, esta persona considera que morir es el mejor modo de respetar tal valor. Por lo que apelar a la santidad de la vida dispara en esta situación la misma cuestión política y constitucional que se nos presenta con el aborto. Una vez más, la pregunta del millón es si una sociedad decente elegiría la coerción o la responsabilidad, si tal sociedad procuraría imponer un juicio colectivo en materias del más profundo contenido espiritual para cada uno de nosotros, si se permitirá y les pedirá a cada uno de sus ciudadanos que realicen por sí mismos los juicios que definen su personalidad acerca de sus propias vidas.

El primero es una confusión acerca del tipo de intereses que las personas tienen acerca de cuándo y cómo morir. Muchos de los argumentos en contra de la eutanasia presuponen que los pacientes que no padecen grandes sufrimientos, incluyendo aquellos pacientes permanentemente inconscientes, no podrían ser dañados significativamente si se los mantuviera vivos. Tal presuposición otorga bases al reclamo por el cual se exige a los familiares de un paciente inconsciente que demuestren que tal hubiera sido su deseo; es el argumento de la pendiente resbaladiza por el cual se afirma que la ley no debe permitir la eutanasia, y que los médicos serán corrompidos y

[92] Quill, *Death and dignity. A case of individualized decision making*, "New England Journal of Medicine", vol. 324, nº 10, 1991, p. 691 y siguientes.

su sentido de la humanidad atontado si se les solicita y permite matar. Cuando logramos entender cómo y por qué a la gente le importa su muerte, podemos observar que la presunción en la cual se basan cada uno de estos argumentos resulta falaz y peligrosa.

Se supone ampliamente que la eutanasia activa –los médicos matando a los pacientes que le solicitan morir– resulta siempre contraria al valor de la santidad de la vida y debe ser prohibida por tal razón. Pero la pregunta que plantea la eutanasia no es si la santidad de la vida debe apoyarse en otros valores, como la humanidad o la compasión, sino cómo debe ser entendido y respetado el valor de la santidad de la vida. Las grandes cuestiones morales en torno del aborto y la eutanasia, que colocan a la vida entre paréntesis, tienen la misma estructura. Cada uno de ellas implica decisiones no solo acerca de los derechos e intereses de una persona en particular, sino acerca de la importancia intrínseca y cósmica de la vida humana en sí misma. En cada caso, las opiniones se encuentran divididas no porque haya personas que desprecien los valores que otros privilegian sino, por el contrario, porque los valores en juego se encuentran en el centro de la vida de cada uno de nosotros, y nadie los puede tratar como si fueran tan triviales para permitir las decisiones en contrario de otras personas. Hacer que una persona muera en una manera que otros aprueban, pero que él mismo considera una horrible contradicción con su propia vida, es una forma devastadora y odiosa de tiranía [...] Determinar si es en el mejor interés de la persona morir de una manera o de otra, depende de tantas cosas especiales acerca de sí misma –como la forma y carácter de su vida y su propio sentido de integridad– que ninguna decisión uniforme y colectiva puede siquiera aspirar a satisfacer a cada uno de una manera decente"[93].

En Inglaterra, la Corte Suprema tuvo oportunidad de pronunciarse en algunos de estos aspectos[94]. A pesar de que la Corte rechazó (por mayoría de siete a dos) el argumento que sostenía que la prohibición vigente en ese momento respecto de la instigación o asistencia al suicidio (*Suicide Act*, 1961) violaba

93 Dworkin, *Life's dominion*.

94 "R (on the application of Nicklinson and another) (AP) v Ministry of Justice" (2014) UKSC 38.

el derecho a elegir cómo terminar la propia vida en el marco de los derechos conferidos por el art. 8° de la Convención Europea de Derechos Humanos, la mayoría de los jueces dejó asentada su comprensión y empatía por los apelantes. Dentro de la misma mayoría, tres de los siete jueces manifestaron su amplio apoyo a una modificación legislativa en ese sentido. Muy destacadamente, el presidente de la Corte, lord NEUBERGER, solicitó al Parlamento que considerara las implicancias para los derechos humanos de la *Suicide Act* de 1961, de manera de evitar una posible declaración de incompatibilidad bajo la *Human Rights Act* de 1998 en el futuro.

En sus considerandos se afirmó: "Hasta que la ciencia consiga la inmortalidad, aun los tratamientos más adecuados y avanzados pueden servir solo como un preludio a la muerte, por lo que los interrogantes acerca de la correcta interpretación en cada caso serán ciertamente desafiantes. Aún más, un adulto plenamente competente posee un derecho inviolable a rechazar tratamientos de sostén vital. En consecuencia, la pregunta acerca de si un paciente que ha rechazado un tratamiento (que podría haber revertido o suspendido su actual condición) le es permitido morir a través del suicidio asistido, será un dilema obvio".

Como bien lo sostuvo lord NEUBERGER, aquellos que enfrentan muchos años de sufrimiento pueden tener un caso más fuerte para ser asistidos en el suicidio. De hecho, el argumento que cuestiona la prohibición del suicidio asistido, sobre la base del art. 8° de la Convención Europea de Derechos Humanos, descansa sobre el derecho a la autonomía de la persona que padece un sufrimiento intolerable. Parece entonces lógico sostener que, cuanto mayor duración tenga el período de sufrimiento, más fuerte será el argumento que sostiene que la persona debería tener un derecho a elegir la muerte si resulta la única vía de escape para su sufrimiento. Consecuentemente, cualesquiera que sean los parámetros que se establezcan, la ley deberá brindar un adecuado marco de contención de manera de evitar la temible pendiente resbaladiza, el grave riesgo que supone pensar que la angustia existencial y la depresión que sufren los pacientes terminales puedan ser tratadas directamente por medio del suicidio asistido en vez de instaurar un tratamiento apropiado para la depresión. El elemento clave en este dilema refiere a quién podrá ser beneficiario de un suicidio asistido y cómo balancear y armonizar el derecho a tener una muerte digna al momento en que cada uno elija con la necesidad de proteger a los más vulnerables[95].

"El dolor que mi padre experimentaba en los días finales no era exactamente físico. La medicación había hecho un buen trabajo previniendo el dolor. Cuando despertaba periódicamente, siguiendo la corriente de la conciencia, sonreía ante nuestras voces. Pero luego se apartaba y se daba cuenta que aún no había terminado. Asumía que la esperanza en que todas las ansiedades que su permanencia producía hubieran desaparecido, estaban ahí: los problemas con su cuerpo, sí, pero aún más difícil para él, los problemas con su mente, la confusión, las preocupaciones acerca de su trabajo inconcluso, sobre mamá, acerca de cómo sería recordado. Estaba en paz mientras dormía, no cuando estaba despierto. Y aquello que quería para las líneas finales de su historia personal, ahora que la naturaleza estaba constriñendo sus límites, era absoluta paz"[96].

e) *El derecho a ser inconsciente ante la propia muerte. La sedación al final de la vida.* La sedación es parte inescindible del acto médico cuando tratamos a pacientes murientes. Sin embargo, no son lo mismo, desde el punto de vista médico ni ético, la sedación de respiro, la sedación terminal y la sedación continua profunda.

La expresión "sedación terminal" fue usada por primera vez en 1991[97]. En la actualidad se sigue empleando porque la naturaleza descriptiva del adjetivo "terminal" se refiere tanto a la condición del paciente como al objetivo del tratamiento, si bien muchos autores se refieren a ella como "sedación paliativa". Ha sido definida como un tipo específico de sedación que es continua, profunda y sostenida hasta la muerte. Este tipo de sedación presenta efectos potencialmente mortales y, en consecuencia, difiere de las "prácticas normales de sedación" clínica que se usan para proveer confort temporario en un paciente muriente pero consciente y alerta. En la práctica clínica

[95] Mullock, *The Assisted Dying Bill and the role of the physician*, "Journal of Medical Ethics", vol. 41, nº 8, 2015, p. 621 a 624.

[96] Gawande, *Being mortal*.

[97] Enck, *Drug-induced terminal sedation for sympton control*, "American Journal of Hospice and Palliative Care", vol. 8, nº 5, 1991, p. 3 a 5.

diaria los objetivos de la terapia sedativa son reducir el distrés, permitir un buen sueño a la noche, facilitar el despertar para asegurar una adecuada comunicación durante el día y, en la fase agónica, "permitir morir en un sueño profundo".

Por su parte, la sedación continua profunda es farmacéuticamente inducida y mantenida hasta la muerte y ha sido descripta por algunos autores como una forma de "eutanasia lenta"[98]. De hecho, en los Países Bajos, la sedación continua profunda hasta la muerte es cada vez más usada como una alternativa relevante a la eutanasia frente a solicitudes particulares de muerte[99]. Los medicamentos administrados en dosis suficientes para inducir sedación profunda o coma pueden directamente deprimir las funciones vitales y acelerar el proceso de muerte. Por su parte, los medicamentos administrados en dosis suficientes para aliviar los síntomas físicos tales como el dolor, pero sin inducir a la sedación profunda no deprimen el sistema nervioso central y no tienen efectos abreviatorios de la vida[100].

En este sentido, la sedación terminal es considerada una opción válida de cuidado para pacientes terminales. Se ha enfatizado sobre la importancia ética fundamental del pronóstico basado en la patología subyacente, la proximidad a la última etapa de la muerte y el consentimiento informado antes de instaurar la sedación continua profunda hasta la muerte. De todos modos, se han ampliado las razones o circunstancias que permiten recurrir a la sedación terminal, más allá del manejo de los síntomas físicos, para incluir síntomas actuales o futuros de sufrimiento psicológico, social y existencial durante las últimas etapas de la vida. Este tipo de sedación se emplea usualmente en pacientes que solicitan selectivamente la muerte y desean discontinuar la ventilación mecánica crónica o desactivar

[98] Douglas - Kerridge - Ankeny, *Managing intentions: the-end-of-life administration of analgesics and sedatives, and the possibility of slow euthanasia*, "Bioethics", vol. 22, nº 7, 2008, p. 388 a 396.

[99] Rietjens - Van Delden - Onwuteaka-Philipsen - Buiting - Van der Maas - Van der Heide, *Continuous deep sedation for patients nearing death in The Netherlands: descriptive study*, "British Medical Journal", vol. 336, nº 7648, 2008, p. 810 a 813.

[100] Treece *et al.*, *Evaluation of a standardized order form for the withdrawal of life support in the intensive care unit*, "Critical Care Medicine", vol. 32, nº 5, 2004, p. 1141 a 1148.

el soporte circulatorio mecánico como un marcapasos o un corazón artificial. Los pacientes que se encuentran bajo asistencia respiratoria o circulatoria mecánica no pueden tener, por definición, una muerte natural. Pueden optar por requerir una muerte selectiva debido al temor de padecer en el futuro grandes sufrimientos o dependencia; por un sentimiento de inutilidad del sufrimiento o cansados de "vivir" en esas condiciones, pérdida de dignidad o deseo de morir con dignidad, deseando determinar el momento de sus propias muertes; para evitar convertirse en una carga económica para otros, o por la preocupación respecto a la claudicación familiar. Este tipo de razones son similares a las contempladas para los pacientes que solicitan eutanasia o suicidio asistido en los Países Bajos[101].

Una de las cuestiones más desafiantes en cuanto a incorporar la sedación continua profunda en aquellos casos no previstos en pacientes murientes, y que constituye una verdadera ironía, es que el 96 % de los pacientes terminalmente enfermos y un 65 % de los médicos en los Estados Unidos de América consideran la alerta mental como un importante atributo en los momentos finales del paciente. La alerta mental y la interacción social de los pacientes murientes con sus familias y el equipo de salud son considerados muy importantes en la etapa final[102]. Por el contrario, cuando se trata de sedación continua profunda, el salir y entrar en forma permanente de los estados de conciencia termina poniendo en entredicho seriamente la libertad individual y constituye el cierre o la finalización de la vida social del paciente. En ese estado, los pacientes ya no pueden realizar decisiones autónomas o interactuar con su mundo circundante, ni pueden ya tener contacto alguno con sus seres queridos. La vida del paciente se transforma, así, en puramente biológica. Están vivos, pero socialmente muertos[103].

[101] Abarshi - Onwuteaka-Philipsen - Van der Wal, *Euthanasia requests and cancer types in the Netherlands: is there a relationship?*, "Health Policy", vol. 89, nº 2, 2009, p. 168 a 173.

[102] Steinhauser *et al.*, *Factors considered important at the end of life by patients, family, physicians and other care providers*, "JAMA", vol. 284, nº 19, 2000, p. 2476 a 2482.

[103] Lo - Rubenfeld, *Palliative sedation in dying patients. "We turn to it when everything else hasn't worked"*, "JAMA", vol. 294, nº 14, 2005, p. 1810 a 1816.

La sedación terminal para tratar el sufrimiento psicológico y el distrés existencial ha sido éticamente justificada al permitir el inicio de este tipo de intervención en un punto temporal específico a lo largo de la trayectoria de una enfermedad aguda terminal o una patología crónica incurable. Por ello se ha afirmado que el concepto de "proximidad de la muerte" resulta mucho más útil que el concepto de "terminalidad de la enfermedad" para sopesar los beneficios y cargas de la sedación continua profunda. Cuando la muerte de un paciente resulta inminente o inevitable dentro de las dos semanas, la sedación continua profunda está justificada para aliviar el sufrimiento asociado con el distrés agudo existencial. Los pacientes que parecerían sobrevivir más de dos semanas, independientemente del tratamiento, son considerados como experimentando un distrés crónico existencial. En este sentido, se ha discutido que la mayoría de los médicos no pueden predecir con suficiente exactitud la hora exacta de la futura muerte natural de un paciente o su sobrevida de menos de dos semanas. Consecuencia de ello es que una predicción errónea puede acortar la vida en días o años[104].

La sedación continua profunda ha sido admitida éticamente como una intervención al final de la vida solamente cuando el paciente sufre una enfermedad crónica incurable y presenta síntomas físicos refractarios en los estadios finales. Las guías han recomendado su uso también para aliviar el sufrimiento existencial.

Remarcan Dean *et al.* que "la terapia de sedación paliativa fue descripta a comienzos de los años 1990 como una práctica vigente pero poco se conoce de su desarrollo. Existen muchas definiciones sobre distintos tipos de sedación usadas en la práctica de los cuidados paliativos, pero en resumen se asientan en las siguientes ideas: *1*) el uso de un agente farmacológico para disminuir la conciencia; *2*) reservado para el tratamiento de los síntomas intolerables y refractarios, y *3*) solamente considerado en un paciente que ha sido diagnosticado con una enfermedad progresiva avanzada"[105]. Respecto del concepto de síntoma

[104] Hallenbeck, *Terminal sedation: ethical implications in different situations*, "Journal of Palliative Medicine", vol. 3, nº 3, 2000, p. 313 a 320.

[105] Dean *et al.*, *Framework for continuous palliative sedation therapy in Canada*, "Journal of Palliative Medicine", vol. 15, nº 8, 2012, p. 870 y siguientes.

refractario, señalan que "un síntoma es refractario (por contraposición a difícil de ser tratado) cuando el médico percibe que mayor tratamiento invasivo y no invasivo es: *1*) incapaz de brindar adecuado alivio; *2*) asociado con excesiva e intolerable morbilidad aguda o crónica y/o *3*) poco probable de obtener alivio dentro de un tiempo razonable. Esto implica un enfoque diagnóstico riguroso, prestando atención a las dimensiones física, psicosocial y emocional del síntoma. También supone que todas las medicaciones, procedimientos e intervenciones intentadas para tratar estos síntomas han fracasado o producido efectos adversos inaceptables, o fueron considerados muy riesgosas o cargosas para el paciente, o fueron rechazadas por el mismo enfermo".

"La sedación paliativa es la disminución deliberada de la conciencia del enfermo, una vez obtenido el oportuno consentimiento, mediante la administración de los fármacos indicados y a las dosis proporcionadas, con el objetivo de evitar un sufrimiento insostenible causado por uno o más síntomas refractarios, entendiendo como tales aquellos que no pueden ser adecuadamente controlados con los tratamientos disponibles, aplicados por médicos expertos, en un plazo de tiempo razonable. En estos casos el alivio del sufrimiento del enfermo requiere la sedación paliativa. Hablamos de sedación en la agonía cuando el enfermo se encuentra en sus últimos días u horas de vida [...] Hay que tener presente que la diferencia entre la sedación paliativa y la eutanasia es nítida y viene determinada por la intención, el procedimiento y el resultado. En la sedación se busca disminuir el nivel de conciencia, con la dosis mínima necesaria de fármacos, para evitar que el paciente perciba el síntoma refractario. En la eutanasia se busca deliberadamente la muerte anticipada tras la administración de fármacos a dosis letales, para terminar con el sufrimiento del paciente [...] Es importante recordar que la sedación es un recurso terapéutico prescrito por el médico con unos criterios de indicación muy concretos. En estas condiciones, la sedación es un derecho del enfermo que, sin embargo, no debe instaurarse para aliviar la pena de los familiares o la carga laboral y la angustia de las personas que lo atienden. Cuando el médico seda al paciente que se encuentra sufriendo en fase terminal y lo hace con criterios clínicos y éticos, una vez obtenido su consentimiento, no está provocando su muerte, está evitando que sufra mientras llega su muerte, lo cual constituye una buena práctica médica. Tan grave es abusar de la sedación como no aplicarla cuando es necesaria para un paciente"[106].

El sufrimiento existencial es definido como la experiencia de agonía o distrés que resulta de vivir en un estado de existencia insoportable incluyendo, por ejemplo, ansiedad de muerte, aislamiento y pérdida de control[107].

En relación con la aplicación de la doctrina del "doble efecto" y la indicación de la sedación continua profunda, se deben realizar las siguientes precisiones. El principio de doble efecto se predica de los siguientes principios: *1*) la intención es un punto ético crítico, y *2*) la distinción entre causación e intención respecto del efecto colateral producido es éticamente significante. Debido a que la sedación continua profunda puede confundirse con situaciones como eutanasia o suicidio asistido, la intención del facultativo es determinante. En este sentido, las intenciones clínicas pueden resultar a veces más complicadas y ambiguas cuando la sedación continua profunda se basa en interpretaciones subjetivas acerca de la intención de aliviar el sufrimiento o de procurar una muerte con dignidad.

Por su parte, CHERNY y PORTENOY han defendido la distinción entre causar y procurar un efecto adverso inevitable para fundamentar la validez ética de la sedación continua profunda[108]. Contrabalancean la intención terapéutica primaria (aliviar el sufrimiento) contra las consecuencias inevitables (acortamiento de la vida y aceleración de la muerte) con los siguientes argumentos: *1*) la sedación continua profunda es cuando menos neutra (si no beneficiosa); *2*) el médico procura el efecto beneficioso (aliviar el sufrimiento), pero la consecuencia prevista resulta inevitable (acortamiento de la vida); *3*) el efecto no querido no es el medio a través del cual se procu-

[106] Organización Médica Colegial, Grupo de Trabajo "Atención Médica al Final de la Vida" - Sociedad Española de Cuidados Paliativos, *El derecho a la sedación paliativa*, http://infocuidadospaliativos.com/wp-content/uploads/2016/10/derecho_sedacion_paliativa_octubre16.pdf.

[107] CELLARIUS, *Terminal sedation and the "imminence condition"*, "Journal of Medical Ethics", vol. 34, nº 2, 2008, p. 69 y siguientes.

[108] CHERNY - PORTENOY, *Sedation in the management of refractory symptoms: guidelines for evaluation and treatment*, "Journal of Palliative Care", vol. 10, nº 2, 1994, p. 31 a 38.

ra obtener el efecto beneficioso, y *4*) el adecuado alivio de los síntomas de sufrimiento refractarios es una razón suficientemente poderosa para colocar al paciente en riesgo de sufrir el efecto no querido.

La sedación continua profunda está asociada con la deshidratación y falta de alimentación intencional. Además, la inducción farmacológica de una inconsciencia permanente es vista como convirtiendo al paciente en un "muerto viviente", en la medida en que el paciente está viviendo en términos de funciones vitales básicas, pero muerto como persona que es incapaz de una interacción social[109].

Muchos profesionales se cuestionan si inducir un coma permanente es un prerrequisito para el alivio del sufrimiento y cuál debería ser la proporcionalidad entre la duración de la sedación continua profunda y su efecto de abreviación de la vida.

La Asociación Española de Bioética y Ética Médica ha pretendido clarificar los términos, fundamentalmente los conceptos de limitación del esfuerzo terapéutico y sedación terminal[110].

Así, ha afirmado que por "limitación del esfuerzo terapéutico (LET) se entiende la decisión prudencial de restringir o cancelar algún tipo de medidas cuando se percibe una desproporción entre los fines y los medios del tratamiento, con el objetivo de no caer en la obstinación terapéutica. La justificación ética se basa en tres condiciones que solo competen al médico: *1*) el proceso de la enfermedad está en fase terminal; *2*) no existe ninguna medida terapéutica con esperanza de éxito; *3*) un nuevo intento podría tener efectos secundarios dañinos o reducir la calidad de vida del paciente [...]

La sedación en la agonía o sedación terminal, será indicada por el médico y su justificación ética precisa de los siguientes elementos: *1*) dentro de una correcta y competente asistencia, haber fracasado los tratamientos disponibles para el alivio de síntomas que se vuelven refractarios en la esfera biológica, emocional o existencial del enfermo. Siendo la seda-

[109] MATERSTVEDT - BOSSHARD, G., *Deep and continuous palliative sedation (terminal sedation): clinical-ethical and philosophical aspects*, "Lancet Oncology", vol. 10, nº 6, 2009, p. 622 a 627.

[110] *Comunicado de la Asociación Española de Bioética y Ética Médica (AEBI) con ocasión de la futura ley de cuidados paliativos*, "Cuadernos de Bioética", nº 74, 2011, p. 120.

ción el tratamiento adecuado a sus intolerables sufrimientos; *2*) una situación clínica de muerte inminente o muy próxima; *3*) que el enfermo haya otorgado su consentimiento libre y bien informado a la sedación en la agonía. La sedación implica la renuncia a experimentar conscientemente la propia muerte; *4*) que el enfermo haya tenido la oportunidad de satisfacer sus necesidades familiares, sociales y espirituales.

La sedación, en sí misma, no es buena ni mala, lo que puede hacerla éticamente aceptable o reprobable es lo que se elija al hacerla –control de un síntoma refractario o acabar con la vida el enfermo–, en el contexto en que ella se aplica. El enfermo adecuadamente sedado no sufre. En contraste con lo que puede suceder a sus familiares o a los cuidadores. El enfermo sedado no tiene prisa alguna para que su vida termine pronto. Es, por ello, necesario evitar, en la intención, en la palabra y en la acción, el más remoto indicio de que la sedación en la agonía se instaura para aliviar la pena de los familiares o la carga laboral de las personas que le atienden. No podrá convertírsela en un recurso que, en vez de servir a los mejores intereses del enfermo, sirva para reducir el esfuerzo del médico o a criterios economicistas".

Se ha sostenido que existen malentendidos acerca del uso de este tipo de medicación para el dolor y otros síntomas, que persisten aún a pesar de numerosos estudios que demuestran que estas drogas son seguras, beneficiosas y, cuando son usadas correctamente, pueden brindar importantes beneficios que superan con creces los probables efectos adversos[111].

Sobre la base de todo lo expresado, no hay duda de que existe una diferencia sustancial entre la sedación continua profunda (p.ej., morir en un sueño profundo) y la práctica más común de la sedación terapéutica (para aliviar la ansiedad o el distrés).

Desde el punto de vista jurídico, el concepto de doble efecto aparece receptado por las causas de exclusión de la culpabi-

[111] Bercovitch - Waller - Adunsky, *High dose morphine use in the hospice setting*, "Cancer", vol. 86, nº 5, 1999, p. 871 a 877; Portenoy *et al.*, *Opioid use and survival at the end of life: a survey of a hospice population*, "Journal of Pain and Symptom Manage", vol. 32, nº 6, 2006, p. 532 a 540; Morita - Tsunoda - Inoue - Chihara, *Effects of high dose opioids and sedatives on survival in terminally ill cancer patients*, "Journal of Pain and Symptom Manage", vol. 21, nº 4, 2001, p. 282 a 289.

lidad, en cuanto estado de necesidad disculpante, donde entre la protección de la vida biológica y el alivio del sufrimiento y angustia refractarios debemos decantarnos por la protección de uno de estos bienes jurídicos a través de la restricción o renuncia ("sacrificio") a la protección del otro, en la medida en que existe una imposibilidad fáctica de proteger ambos bienes jurídicos al mismo tiempo.

f) *La indicación médica en el proceso de toma de decisiones en medicina perinatal.* El avance científico ha contribuido a modificar la expectativa de vida actual: patologías que no hace muchos años atrás eran determinantes de mortalidad, actualmente han derivado –en muchos casos– hacia la cronicidad, permitiendo la sobrevida, pero incorporando nuevos cuestionamientos y dilemas, relacionados particularmente con el proceso de toma de decisiones cuando se trata de consentimiento subrogado, a los principios de calidad de vida y dignidad y al principio de justicia distributiva. Esta es una realidad que se nos presenta, con todo su peso, en ambos extremos de la vida: en medicina perinatal y en la vejez, fundamentalmente con las enfermedades que acarrean un marcado deterioro cognitivo, como es el caso del Alzheimer.

Los cuatro principios bioéticos muchas veces se ven totalmente superados por la complejidad de las opciones que se presentan al equipo de salud y a las familias, y resulta muy difícil establecer el "justo medio" (la virtud aristotélica) que nos permita tomar la mejor decisión para ese paciente en particular, tratando de evitar caer en ambos extremos perniciosos: el abandono del paciente o la obstinación terapéutica.

Por otra parte, y ya en el ámbito de la medicina perinatal, la voluntad, comprensión y libertad de los padres a la hora de brindar el consentimiento informado también resultan jaqueadas por la realidad a la que se enfrentan y la premura de la respuesta: ¿puede considerarse verdaderamente libre el consentimiento de quien sabe que de su respuesta depende la prolongación de la vida de su hijo o la prolongación de su agonía y sufrimiento? ¿Puede existir verdadera voluntad cuando vida y dignidad parecen enfrentarse y excluirse mutuamente? ¿Podemos hablar de verdadera comprensión cuando el dilema que se presenta ante nosotros es –por propia esencia– humanamente incomprensible?

El imperativo tecnológico suele conspirar contra la correcta toma de decisiones, dado que se tiende a identificar lo técnicamente posible con lo éticamente justificado.

Si a ello le sumamos que el proceso de toma de decisiones no es meramente racional, sino que entran a tallar emociones, sentimientos, miedos, ilusiones y frustraciones no solo de los padres, sino de cada integrante del equipo de salud, y que existe un tiempo en la toma de decisiones que no todos experimentan de la misma manera ni al unísono, que la esperanza es un buen instrumento a la hora de acompañar en la decisión, pero no es un tratamiento médico ni puede ser nuestra única estrategia de abordaje, la complejidad del tema surge con toda plenitud, disuadiéndonos de buscar "la verdad" para centrarnos en alcanzar la mejor opción para ese paciente y esa familia en esa particular circunstancia vital.

Muchas de las situaciones que se nos presentan en medicina perinatal suelen plantearnos como contrapuesto aquello que –en principio– resultaba complementario: el interés fetal y el interés materno, sin dejar de destacar una posible colisión con el interés social. Algunas situaciones, como la anencefalia, los embarazos gemelares de siameses isquiópagos o la enfermedad oncológica de la madre, nos llevarán a discutir como opción la indicación médica de aborto, en los términos del art. 86, inc. 1, del Cód. Penal (aborto terapéutico); otras, los riesgos que presenta una patología determinada en el embarazo o el peligro de muerte fetal nos llevarán a analizar la posibilidad de adelantamiento del parto por medio de una cesárea, con las previsibles consecuencias que se derivan de la extrema prematuridad del feto y el límite de viabilidad, y en otras el nacimiento de un bebé portador de cromosopatía o de una grave malformación nos llevará a la discusión de la implementación de técnicas de resucitación y cuidados intensivos o al análisis y evaluación de la calidad de vida con severas discapacidades físicas y madurativas.

A esta cosmología de dilemas bioéticos debemos agregarle los desafíos del diagnóstico prenatal. La incertidumbre pronóstica, el respeto al propio proyecto de vida y los limitados recursos terapéuticos (a pesar del desarrollo tecnológico) conllevan un alto nivel de complejidad que se traslada sin más al proceso de toma de decisiones. Debemos tener presente que el objetivo del diagnóstico prenatal consiste en facilitar a los padres la información suficiente en cuanto a la existencia de una malformación o alteración genética, estableciendo tanto su severidad como su pronóstico futuro en el desarrollo del neonato, permitiendo en consecuencia la autodeterminación informada. Empero, este tipo de información interpela –sin quererlo ni buscarlo– las propias expectativas de los padres puestas en ese niño por nacer; procurar hallar el límite bioéticamente correcto armonizando el respeto a la autonomía de los padres, sus valores y principios, la dignidad del niño y su futura calidad de vida, y el cuidado y racionamiento de los recursos sanitarios resultará –en la mayoría de las circunstancias– una tarea titánica, cuando no utópica. En este sentido, debe destacarse que el diagnóstico prenatal no procura satisfacer la búsqueda del "hijo perfecto", sino brindar toda la información fundamental que permita a los padres tomar una decisión informada, bioéticamente razonable y respetuosa de sus valores y creencias. No hace mucho que en algunos tribunales extranjeros –particularmente de los llamados países desarrollados– se han planteado demandas parentales basadas en el concepto de *wrongful birth*, que están dirigidas a obtener de parte de los padres, médicos o las instituciones de salud el pago de una indemnización por haber permitido el nacimiento de un niño con determinadas malformaciones o marcado retraso madurativo, y estas demandas son iniciadas por el propio niño o por alguno de sus representantes, incluso *ad hoc*.

Frente al panorama descripto, surge uno de los más graves y difíciles interrogantes por contestar: ¿puede ser en el mejor interés de un futuro niño no nacer? En este orden de ideas, el Protocolo Groningen (2002) permite terminar la vida de un niño que presenta un pronóstico sin esperanzas y que experimenta lo que los padres y el equipo médico consideran como un sufrimiento intolerable[112]. Completando este concepto, se ha afirmado que traer este tipo de niños al mundo podría constituir una carga intolerable para la familia y la sociedad, en cuanto a la equitativa distribución de los escasos recursos sanitarios[113].

[112] Verhagen - Sauer, *The Groningen Protocol. Euthanasia in severely ill newborns*, "New England Journal of Medicine", vol. 352, nº 10, 2005, p. 959 a 962.

[113] Giubilini - Minerva, *After-birth abortion: why should the baby live?*, "Journal of Medical Ethics", vol. 39, nº 5, 2013, p. 261 a 263.

A ello debemos sumarle el concepto del así llamado "principio preventivo" elaborado por SINGER. Este gran filósofo y bioeticista afirma que, frente al derecho de tener un hijo, existe una obligación –moral– de no tenerlo cuando sus padres (cualquiera de ellos o ambos) conocen que pueden transmitir una enfermedad genética altamente discapacitante, grave o potencialmente letal. En este sentido, nos refiere una responsabilidad de los padres de evitar producir daño a su futuro hijo, y equipara la decisión contraria con una forma de maltrato o abuso parental[114].

A la hora de la toma de decisiones en estas situaciones, los interrogantes se suceden sin pausa y sin misericordia: el cuidado y tratamiento de cada bebé lleva a realizar preguntas que deben ser respondidas con un conjunto de decisiones específicas: ¿debemos comenzar con los tratamientos?, ¿quién debe decidir?, ¿qué cantidad de información es correcta para estar seguros de que los padres entienden las implicancias de las decisiones que ellos hagan?, ¿cómo actúan, cómo quedan "enmarcadas"?[115].

Respecto de los recién nacidos en particular, el foco de las decisiones individuales cambia su centro moral, más que las preguntas generales sobre el fascinante tema ético, legal o de principios financieros que también las guían de alguna manera. Una cosa es desarrollar una filosofía racional, un marco legal, una pauta práctica o un análisis sofisticado de costo-efectividad y otra es para alguien decidir sobre otro, tratando de decir si un tratamiento en particular es más beneficioso que dañino y tratando de entender lo que significa eso para el bebé y su familia, o para nosotros el observar un recién nacido peleando por respirar sin hacer nada por él[116].

La apreciación hacia las unidades de cuidados intensivos neonatales pendula de "milagro moderno" a "castigo médico". Muchas preguntas morales referidas a la medicina moderna se han formulado para evaluar el desarrollo del cuidado intensivo neonatal: ¿cómo debemos innovar?, ¿cómo debemos regular y evaluar las innovaciones?, ¿qué tipo de información debe ser incorporada a las decisiones?, ¿cuándo sabemos lo suficiente

[114] SINGER, *Desacralizar la vida humana.*

[115] LANTOS - MEADOW, *Bioética neonatal.*

[116] LANTOS - MEADOW, *Bioética neonatal.*

para juzgar que una innovación es estándar y beneficiosa más que experimental?, ¿cómo deben ser distribuidos justamente los beneficios de los nuevos y costosos tratamientos?, ¿quién debe pagar?, ¿quién se beneficia?, ¿quién decide?, ¿cómo encontramos el balance correcto entre los derechos individuales, las obligaciones colectivas y el sentido y el descuido común?[117].

Muchos estudios han abordado los dilemas éticos en medicina perinatal y la aceptabilidad de este tipo de decisiones en el común de la población[118]. Lo cierto es que el interés sobre estos temas aparece, muy a menudo, reflejado en los medios: son frecuentes las noticias que surgen en los medios de comunicación presentando como avances espectaculares e indiscutibles, o lisa y llanamente como "milagros", la recuperación de neonatos, cada vez con menor peso y más escaso tiempo de gestación, sin que se informe al tiempo de la calidad de vida con que se logra que sobrevivan. Estas informaciones pueden generar falsas esperanzas en los padres de niños con prematuridad extrema e inciden en decisiones –tomadas en momentos de enorme vulnerabilidad y emotividad– que afectarán directamente a estos neonatos[119].

En la actualidad, los tratamientos intensivos permiten la supervivencia de neonatos de 22 a 25 semanas de gestación, lo cual provoca serios dilemas éticos, dada la elevada tasa de problemas de salud graves y crónicos que estos niños sufren. Estos daños constituyen un importante infortunio, en primer lugar, para los afectados, pero también suponen un problema grave para sus padres, para su entorno, para los profesionales sanitarios que los atienden y para la sociedad en general[120].

[117] Lantos - Meadow, *Bioética neonatal.*

[118] Teisseyre *et al.*, *The acceptability among french lay persons of ending the lives of damaged newborns*, "Journal of Medical Ethics", vol. 35, nº 11, 2009, p. 701 a 708; Kelley - Rubens, *Global report on preterm birth and stillbirth (6 of 7): ethical considerations*, "BMC Pregnancy and Childbirth", vol. 10, supl. 1, 2010; Victoria - Rubens, *Global report on preterm birth and stillbirth (4 of 7): delivery of interventions*, "BMC Pregnancy and Childbirth", vol. 10, supl. 1, 2010.

[119] Observatori de Bioètica i Dret Parc Científic de Barcelona, *Documento sobre limitación del esfuerzo terapéutico en las unidades de neonatología*, http://www.publicacions.ub.edu/refs/observatoriBioEticaDret/documents/07895.pdf, p. 21.

[120] Marlow- Wolke - Bracewell - Samara, *Neurologic and developmental disability at six years of age after extremely preterm birth*, "New England Journal of Medicine", vol. 352, nº 1, 2005, p. 9 a 19.

El tiempo de gestación y el peso del neonato son dos de los factores más importantes a la hora de determinar el pronóstico de supervivencia y su calidad de vida, y condicionan la decisión de intervenir activamente o de no hacerlo. En todos los casos, estas decisiones se deben centrar en los mejores intereses del recién nacido, y deben ser compartidas entre sus padres y los profesionales sanitarios que lo atiendan[121].

El Nuffield Council on Bioethics nos aporta una importante distinción a la hora de analizar los distintos escenarios posibles en medicina perinatal[122]. Sugiere distinguir tres supuestos: el primero comprende los casos de recién nacidos con enfermedades muy graves o bien con prematuridad extrema, con una edad gestacional por debajo del límite de viabilidad[123], y que previsiblemente morirán en un plazo breve aunque reciban las máximas atenciones médicas.

El segundo se refiere a los recién nacidos que pueden llegar a sobrevivir mediante constantes tratamientos intensivos, pero que tienen un pésimo pronóstico respecto de su calidad de vida, actual y futura.

Finalmente, el tercer grupo abarca a los recién nacidos que pueden sobrevivir sin continuos tratamientos intensivos, pero que sufren de manera grave, sostenida y sin posibilidad de alivio con los conocimientos médicos actuales.

El primer supuesto incluye a los recién nacidos que no tienen ninguna posibilidad de supervivencia más allá de pocos días o semanas y para quienes todos los esfuerzos médicos son inútiles; por lo tanto, en estos casos lo más indicado es no iniciar o bien suprimir cualquier tratamiento con el objeto de no prolongar inútilmente una situación sin salida. Lo contrario

[121] Observatori de Bioètica i Dret Parc Científic de Barcelona, *Documento sobre limitación del esfuerzo terapéutico en las unidades de neonatología*, http://www.publicacions.ub.edu/refs/observatoriBioEticaDret/documents/07895.pdf, p. 22.

[122] Nuffield Council on Bioethics, *Critical care decisions in fetal and neonatal medicine: ethical issues*.

[123] Entendemos el concepto de viabilidad como calidad del que es viable, esto es, dícese del feto o recién nacido llegado a tal grado de desarrollo orgánico que es capaz de vivir fuera del útero (Nico, *Un tema perinatológico: sobre el concepto de viabilidad fetal*, http://hpc.org.ar/wp-content/uploads/107-viabifetal.pdf).

supondría caer en la obstinación terapéutica. Estos recién nacidos, no obstante, deben ser tratados intensivamente el tiempo estrictamente necesario para establecer con la suficiente certeza posible el diagnóstico y el pronóstico, y para que se informe cuidadosamente a sus padres de la situación que presentan. La limitación de actuaciones intensivas en este caso se considera, de manera general, buena práctica médica y ha de ir acompañada de cuantas medidas sean necesarias a fin de evitar el sufrimiento del neonato y proporcionarle el máximo confort.

En los dos últimos supuestos, es especialmente necesario introducir valoraciones relacionadas con la calidad de vida del recién nacido, dado que los adelantos en conocimientos y en tecnología de la medicina contemporánea hacen inevitable la consideración de estos factores. No debe olvidarse que el objetivo de la atención sanitaria no es conseguir la máxima supervivencia por sí misma, por lo que, inevitablemente, tanto los profesionales sanitarios que atienden a un recién nacido como sus padres deben valorar cuidadosamente si iniciar o continuar tratamientos intensivos sirve, efectivamente, a los mejores intereses del neonato cuando sus expectativas vitales son extremadamente pobres.

Aunque determinar en cada caso cuáles sean los mejores intereses para un recién nacido con prematuridad extrema, o bien con enfermedades muy graves, es una cuestión controvertida, el documento en referencia propone que se deben tener en cuenta aspectos esenciales como la dependencia continuada de actuaciones médicas intensivas, la capacidad actual y futura del recién nacido para establecer relaciones con otras personas y para interaccionar con el entorno, la intensidad del dolor y sufrimiento que experimenta o que previsiblemente experimentaría a lo largo de su vida, así como que el balance entre beneficios y riesgos se decante claramente a favor de considerar que prolongar médicamente la vida no es la mejor alternativa. Ante tales circunstancias, una decisión de limitar el esfuerzo terapéutico puede estar justificada éticamente.

Debe destacarse que estos supuestos difieren diametralmente de los casos de personas adultas con enfermedades graves y de mal pronóstico en un punto sustancial: en este último caso se trata de individuos que ya han hecho su recorrido vital y acerca de los cuales cabe considerar que lo peor que les puede esperar es la muerte. En medicina perinatal se trata de personas en el inicio de la vida y que ahora, gracias a los conocimientos y evolución científica, a la tecnología y al mayor nivel de riqueza de nuestra sociedad, tienen una oportunidad de sobrevivir si bien con riesgo de secuelas importantes que, en un número nada despreciable de casos, pueden significar una condena de por vida. Por este motivo, en el caso de recién nacidos con prematuridad extrema hay que ser especialmente cuidadosos en la utilización de tratamientos de poco o nulo beneficio respecto de la calidad de vida del recién nacido. Ello ha de ser especialmente tenido en cuenta si se tratase de procedimientos y técnicas de eficacia no probada que fácilmente podrían crear, en los padres y en los profesionales sanitarios, expectativas y esperanzas poco fundadas.

Capítulo II

LA INTERACCIÓN DERECHO-MEDICINA. LA ACTUACIÓN DEL DERECHO PENAL. LOS APORTES DE LA BIOÉTICA

A) La dignidad como principio rector

§ 7. *La dignidad de la persona humana.* – Los conceptos de persona, individuo y personalidad están estrechamente ligados y, si bien diferenciados, se contienen unos a otros. El ser humano es persona y el ser humano tiene personalidad. Persona es un concepto filosófico que remite al sujeto humano único, irrepetible y que así se siente a lo largo de toda su existencia.

Conforme el *Diccionario de la lengua española*, el concepto de individuo, como sustantivo, presenta distintas acepciones: *a*) cada ser organizado, respecto de la especie a la que pertenece; *b*) persona, con abstracción de las demás, y *c*) persona cuya identidad no se conoce o no se quiere decir.

El sustantivo persona, deriva de *prósōpon*, que luego originó la transposición latina *personare*. En sus orígenes, remitía a la máscara o careta que el actor utilizaba con la finalidad de amplificar el sonido de su voz, pero también refería al carácter o representación por la cual se actuaba. Luego, los textos romanos recogen el término para hacer alusión al hombre y también para fijar la cualidad bajo la cual el hombre expresa distintas manifestaciones o personalidades. Theophilo difundió el término como contrapuesto a siervo. En este sentido, se explica por qué en la Antigüedad la persona no tenía gran valor, dado que solo le venía otorgado por la adscripción del individuo al grupo (*gens*, polis, fratría, *oikos*). Fue recién el estoicismo el que difundió el concepto de persona como un valor en sí, que –con la extensión de la ciudadanía romana a todos los habitantes del Imperio– sería recogido por el cristianismo, concibiendo entonces a la persona como *rationalis naturæ individua substantia*. Posteriormente, entre los germanos y bajo la influencia del cristianismo, el reconocimiento del concepto de persona fue aún más intenso y real que el aceptado por el derecho romano clásico. Este valor que califica al individuo será aceptado y exaltado por la escolástica, manteniéndose nominalmente durante la etapa medieval. Por su parte, el luteranismo, coincidiendo con la realidad política de ese momento, delimitó el concepto de persona para referirlo principalmente en su vinculación con el Estado. La Revolución Industrial, por el impulso de los criterios económicos, originó una nueva crisis del valor de la persona, que pasó a convertirse en el trabajador, en uno de entre otros medios o factores de producción. Contra esta postura arremeterán las modernas corrientes socializantes, reclamando como realidad lo que solo se estaba ofreciendo como ideario. Finalmente, con la aparición del movimiento de protección de derechos humanos, se reivindica el valor de la persona, que pasa a ocupar el centro del accionar público estatal e internacional.

Llegado a este punto, resulta necesario aclarar que la noción de persona es un concepto que el derecho recepta del ámbito social, y en la actualidad se es persona por el solo hecho de ser humano; de allí que la personalidad no es sino la manifestación de la persona. Persona es todo ser con aptitud jurídica, y personalidad, la investidura jurídica que confiere dicha aptitud. Esta concepción de la personalidad, nacida en el derecho romano, se desenvolvió en torno al triple estatus que la persona gozaba en ese entonces: *status libertatis*, *status civitatis* y *status familiæ*. Entre estos, los dos primeros constituían factores esenciales de la aptitud o capacidad jurídica, y el tercero daba lugar a la diferenciación entre los *sui iuris* y los *alieni iuris*. En la actualidad, desaparecida toda huella de sujeción formal y de esclavitud –al menos jurídicamente hablando–, y viviéndose un proceso de identificación de nacionales y extranjeros, al proclamarse la vigencia irrestricta de los derechos humanos se es persona en cuanto se es hombre. En este sentido, se debe admitir que la personalidad es siempre atributo reconocido por el derecho, que no obstante la categorización jurídica, el derecho no atribuye personalidad a cualquier *substratum*, sino solamente a aquellos en que parece se proyecta la realidad racional y social del hombre. Es por ello que en la situación actual el derecho no puede –bajo ningún criterio– desposeer al hombre de su personalidad (dicho esto sin perjuicio de las nuevas corrientes filosóficas y jurídicas que atribuyen "personalidad" a las criaturas vivas no humanas, sobre la base de su capacidad de sentir, sufrir y expresar emociones, y que compartimos plenamente).

En resumen, la personalidad es un conjunto de características o patrones que definen a una persona en cuanto ser humano, es decir, los pensamientos, sentimientos, actitudes y hábitos de conducta de cada individuo, que –de manera muy particular– hacen que cada persona sea diferente a las demás. La manera en que cada ser pensante actúa sobre situaciones diversas nos dice algo sobre la personalidad de cada persona. En otras palabras, es el modo habitual por el cual cada ser piensa, habla, siente y lleva a cabo alguna acción para satisfacer sus necesidades en su medio físico y social.

La personalidad se construye en el devenir del tiempo. Si bien nacemos con ciertas características propias, nuestra personalidad se va estructurando a través de la interacción e influencia de terceros y del medio circundante. No resulta concebible un ser humano –ergo, persona– carente de personalidad, esto es, de aquella característica forjada en la interrelación social.

Uno de los aditamentos de la personalidad más relevantes y primordiales es el de la dignidad.

La dignidad parece ser un valor supremo, irreductible y absoluto, propio de la condición personal; la dignidad se corresponde a lo que se afirma de manera absoluta, es decir, aquello que es principio o punto de partida por surgir de sí mismo, por apoyarse en sí. Es a tal punto concebida de esta manera que una de las definiciones más utilizadas durante el medioevo para caracterizar a la persona era *hypostasis proprietate distincta ad dignitatem pertinente*, es decir, la hipóstasis que se distingue por una propiedad perteneciente a la dignidad[1].

[1] TOMÁS DE AQUINO, *Contra errores græcorum*, I, Cap. 2, 1263.

La dignidad designa un valor máximamente objetivo e intrínseco del ser humano. No consiste en la importancia que posee lo subjetivamente satisfactorio ni tampoco en ser un bien para la persona.

En este punto debemos realizar una aclaración: los deberes, tanto morales como jurídicos, tienen su origen en una misma experiencia de la persona como ser digno. De hecho, la moralidad acontece y –dentro de su dinámica– surge gradualmente la experiencia jurídica propiamente dicha. Lo cierto es que la experiencia jurídica fundamental no es otra que la referida al "deber" que surge al encuentro de la persona. Que este deber pueda orientarse hacia la vida moral –es decir, hacia la dimensión axiológica y perfectista de la acción– o que solo se explore en su dimensión transitiva y pragmática como lo es la correspondiente al derecho nos permite afirmar que, si bien estos dos órdenes se distinguen entre sí, no se encuentran fracturados ni ajenos a cada uno de ellos. En efecto, los deberes éticos –o morales– se transforman en deberes jurídicos cuando su titular puede exigir su cumplimiento o respeto, y su desconocimiento importa la aplicación de una sanción por un tercero ajeno a las partes interrelacionadas (v.gr., el juez).

"El valor de la persona no emerge como accidente propio de la sustancia individual de naturaleza racional, sino que la sustancia individual de naturaleza racional es tal porque ha sido creada primariamente por un motivo que la constituye como un ser valioso en grado eminente [...] La dignidad es un dato intrínsecamente asociado a la condición personal en el que el *primum anthropologicum* y el *primum ethicum et iuridicum, convertuntur* [...] La verdad sobre el ser humano es que es persona, es decir, sujeto concreto que se distingue de todo otro por su eminente dignidad. Esta es la definición de persona que consideramos alcanza de mejor manera el *propium* del *humanum*, lo irreductible del hombre"[2].

La palabra *dignidad* es la traducción latina del griego *axioma*. Los axiomas son las realidades dignas de ser creídas, estimadas o valoradas. De este modo, en su sentido más originario, axioma significa *el principio* que, por su valor en sí, es decir, por ocupar un cierto lugar en un sistema de proposi-

[2] Guerra López, *Afirmar a la persona por sí misma.*

ciones, no puede no ser considerado sino como verdadero. En este mismo sentido, ARISTÓTELES denomina axiomas a los principios evidentes e irreductibles que constituyen el fundamento de toda ciencia. De este modo, toda proposición se apoya en ellos, pero ellos no se apoyan más que en sí mismos. Los axiomas son indemostrables y por ello constituyen el fundamento de toda demostración[3].

"La persona y su valor son los datos más cercanos que tenemos a nosotros mismos. Se dan a nuestra consideración de una manera interior como ningún otro ser se ofrece y de una manera exterior –a través de los 'otros'– que no nos es ajena, sino que colabora a constituir la experiencia de lo humano. En la experiencia descubrimos a la persona como un 'alguien que es', es decir, como un ente *sui generis* que es y actúa de un modo especialísimo: con libertad. Con esto dicho, podemos entender que existe un estrecho vínculo entre dignidad y libertad. La libertad es una dimensión constitutiva y principal de la *claritas* con la que la persona se desvela. La libertad es un índice 'luminoso' de la dignidad, del valor incomparable que posee cada ser humano en concreto"[4].

Gracias a que la persona posee dignidad, existe un llamado inmediato de ella hacia los demás. Llamado a ser reconocida, precisamente, como persona. El hecho de que la persona sea fin en sí misma es aquello que le permite ser libre. Así, se ha afirmado que la relación entre autoteleología de la acción y ser fin en sí mismo es como la que existe entre lo manifestante y lo manifestado, entre el efecto y la causa. Un ente que no posea la condición de ser fin en sí mismo es imposible que pueda desplegar un dinamismo como la libertad. Un ser cuya esencia es "ser medio" solo puede tener una operación heterodeterminada. Por ello, cuando alguien trata a una persona como medio, lastima al otro no solo en su libertad, sino en su misma esencia, en lo que le corresponde a ella primariamente como suyo, en el sentido más íntimo y estricto del término.

Este es el principio elemental sentado por IMMANUEL KANT a fines del siglo XVIII: actúa siempre de tal modo que la otra

[3] ZAGAL ARREGUIN, *La defensa pragmática del principio de no contradicción: comentarios a Metafísica IV*, "Tópicos. Revista de Filosofía", vol. 3, nº 1, 1992, p. 61 y siguientes.

[4] GUERRA LÓPEZ, *Afirmar a la persona por sí misma*.

persona sea el fin y no meramente el instrumento de tu acción, principio que se explicita cuando el mismo KANT enseña que nadie me puede obligar a ser feliz a su modo (o como él imagina el bienestar de los otros), sino que cada cual puede buscar su felicidad personal como mejor le parezca, siempre que al hacerlo no lesione la libertad ajena. Es aquí donde KANT entronca su máxima de que debe obrarse de forma que mi libertad pueda coexistir con la de cualquier otro según una ley universal (la de no herir el derecho de los demás)[5]. El carácter imperativo y categórico de la norma personalista debe ser expresado al momento de formularla para así dejar claro que existe una prescripción positiva y fundante (hay que afirmar a la persona por sí misma) y una prohibición que la complementa (nunca usar a la persona como medio); a ello debe añadirse "lo absoluto", es decir, la *incondicionalidad* de ambas proposiciones.

Sin embargo, aun teniendo en cuenta todo lo expresado, debe realizarse una aclaración fundamental: el vocablo *dignidad* resulta ser polisémico y, a lo largo de la tradición filosófica y teológica occidental, ha sido objeto de múltiples interpretaciones. Un mero y rápido recorrido histórico por el pensamiento occidental, desde sus orígenes griegos hasta la filosofía contemporánea, revela el carácter plural, relativo y hasta equívoco –en algunos casos– que adquiere la expresión *dignidad humana*.

La dignidad y cualidad de digno se refiere al valor inherente del ser humano por el simple hecho de serlo, y en cuanto ser racional dotado de libertad. Conforme esta concepción, se trata de algo que podemos tener o algo que podemos percibir en otro o en uno mismo. Tanto es así que el ser percibido como alguien que recibe consideración menor de la que merece es "sufrir una indignidad". Se percibe que tratarse o tratar a otros con menor respeto que el merecido es comportarse de manera "indigna".

Al seguir en este punto a VERSPIEREN[6], este pensador nos ofrece dos casos concretos y reales que resultan muy ilustrati-

[5] KANT, *Fundamentación de la metafísica de las costumbres*, II, AK IV, 434 y 435.

[6] VERSPIEREN, *La dignidad en los debates políticos y bioéticos*, "Concilium", nº 300, 2003, p. 198.

vos para mostrar esta polisemia a la que nos referimos. Cuenta que, en un determinado local de entretenimientos, se llevaba a cabo una actividad de "ocio" que consistía en lanzar a un enano por los aires, de tal modo que ganaba la competición el que conseguía lanzarlo más lejos. No cabe duda de que, frente a esta actividad supuestamente "entretenida", uno afirmaría –sin hesitar– que este juego es indigno o que, a través de él, se vulnera la dignidad del enano, pues –para decirlo al modo kantiano– se lo trata como un simple instrumento y no como un fin. Se puede sostener firmemente y con razones de peso que tratar a una persona como si fuera una pelota es tratarla indignamente.

Relata VERSPIEREN que, después de algunas denuncias de organizaciones humanitarias, se prohibió el citado espectáculo por indigno y degradante. Como consecuencia de ello, la persona implicada se quedó sin trabajo e interpretó que la prohibición representaba un atentado contra su dignidad como artista. Él no entendía esa tarea profesional como una conculcación a su dignidad, sino todo lo contrario, dado que –gracias a ella– tenía un empleo con el que podía alimentar a su familia y hasta ahorrar para las vacaciones. Consideraba –sin dudar– que lo que era indigno era que le quitaran el empleo sin ofrecerle ninguna alternativa. En definitiva, lo que los denunciantes pretendían alcanzar con su oposición al espectáculo tal como se exhibía resultó ser contraproducente para el artista en cuestión.

Anota VERSPIEREN otro caso de ambigüedad más relacionado con la vida asistencial. Un paciente reclama a su médico que desea morir con dignidad. Desde su punto de vista, morir con dignidad significa determinar autónomamente el momento final de la muerte, es decir, determinarlo en función de sus propios parámetros éticos; mientras que, para el médico que lo atiende, morir dignamente significa morir sin sufrimiento, es decir, tratando de controlar todos los síntomas de dolor que pueda padecer el paciente en la última fase.

En este ejemplo se puede observar que, en la mente del paciente, la idea de "dignidad" se relaciona con la autonomía, autodeterminación o libertad (*lato sensu*), mientras que en la mente del médico la idea de dignidad se relaciona estrechamente con el principio de no maleficencia o con el imperativo de reducir todas las formas de dolor.

Ambas formas de entender la dignidad no son necesariamente excluyentes, pero pueden llevar a consecuencias incompatibles en el terreno de la praxis asistencial. De hecho, puede ocurrir que el temor a padecer sufrimientos insoportables en la fase final de la enfermedad lleve al paciente a decidir querer morir antes de que esta posibilidad sea una realidad. También puede ocurrir que el médico, por un celo terapéutico malentendido o por una excesiva concepción paternalista de su labor, no tenga en cuenta la libertad del paciente, su derecho a la autodeterminación, y lo mantenga en un estado de vida que el paciente jamás hubiera deseado para sí.

A partir de estos ejemplos se puede apreciar que la expresión *dignidad* es profundamente ambigua y utilizada –tanto en contextos clínicos como en la vida cotidiana– de maneras muy distintas. Esta relatividad de la noción de dignidad tiene que ver con la relatividad de la noción de *bien*. Nos preguntamos si resulta posible consensuar un significado unívoco del término *dignidad* o si su verdadera riqueza conceptual reside –justamente– en que su definición solo puede ser precisada en un aquí y ahora circunstanciado y exclusivamente personal.

Conforme Andorno, "aun siendo una noción aparentemente vaga y difícil de definir con precisión, la idea de dignidad constituye uno de los pocos valores comunes de las sociedades pluralistas en que vivimos [...] En efecto, el principio de dignidad es comúnmente aceptado como la base de la democracia y su razonabilidad permanece indiscutida a nivel jurídico y político. La inmensa mayoría de las personas consideran como un dato empírico, que no requiere ser demostrado, que todo individuo es titular de los derechos fundamentales por su sola pertenencia a la humanidad, sin que ningún requisito adicional sea exigible. Esta intuición común constituye lo que un autor denomina la actitud estándar, compartida por personas de las más diversas orientaciones filosóficas, culturales y religiosas"[7].

En contraposición, debe destacarse que en las sabidurías del extremo oriente, por ejemplo en determinadas formas de budismo y de hinduismo, se desconoce el mismo concepto de

[7] Andorno, *La dignidad humana como noción clave en la Declaración Unesco sobre el genoma humano*, "Revista de Derecho y Genoma Humano", nº 14, 2001, p. 41

persona, al menos tal y como ha sido formulado históricamente en la civilización occidental, y no se postula necesariamente como imperativo ético la sublime dignidad de lo humano, sino que se declara digno todo ser de la realidad, indistintamente de su pertenencia a la familia humana[8].

Nuevamente, según sostiene Andorno[9], aunque no exista consenso acerca del fundamento último de la dignidad humana, puede afirmarse que con este concepto nos referimos habitualmente al valor único e incondicional que reconocemos en la existencia de todo individuo, independientemente de cualquier cualidad accesoria que pueda corresponderle. Es su sola pertenencia al género humano lo que genera un deber de respeto hacia su persona. El reconocimiento de este rasgo incondicional y único de todo individuo también es cuestionable desde determinadas éticas. O, mejor dicho, algunos planteos bioéticos ponen en tela de juicio que este algo incondicional y único sea patrimonio exclusivo de la especie humana, como es el caso del prestigioso filósofo Singer[10].

Agrega que la indignidad, esto es, lo opuesto a la dignidad, se identifica con la instrumentalización, la tortura, la privación de libertad, la vulneración de la intimidad, la cosificación, la injusticia, la explotación mecánica de seres humanos, la crueldad, la guerra, el hambre, la humillación o la vejación. Todos estos hechos de la vida son indignos o pueden situarse bajo la expresión de "indignidad". Si los entendemos como intolerables es porque creemos que el ser humano es acreedor de un respeto, es merecedor de una consideración que en estas prácticas se vulnera. Ello nos lleva a justificar el porqué de este respeto, lo que significa que la fundamentación de su valor y de su superioridad axiológica en el orden universal debe desarrollarse de un modo afirmativo e intencional.

Sin embargo, puede haber acuerdo entre los más importantes bioeticistas de nuestro tiempo respecto de lo que es la indignidad, pero es muy improbable que se alcance un consenso en cuanto a lo que es la dignidad. Podríamos decir que

8 Torralba Roselló, "¿Qué es la dignidad humana?", en *Ensayo sobre Peter Singer, Hugo Tristtram Engelhardt y John Harris,* p. 54.

9 Andorno, *Bioética y dignidad de la persona.*

10 Singer, *Animal liberation.*

los grandes teóricos de la bioética estarían conformes en afirmar que estos hechos reseñados son indignos o que no deberían suceder jamás, pero este supuesto acuerdo de mínimos no resuelve problemas de orden práctico de la bioética clínica. Además, algunos bioeticistas considerarían que estos hechos no solo son indignos porque atañen a seres humanos, sino que también lo serían si solo afectaran a animales[11].

Conforme algunos autores muy calificados, como Lenoir y Matthieu[12], la dignidad no es –en sí misma– un derecho, sino que es una noción *prejurídica* o *metajurídica*, aunque sea un concepto muy usado en los textos de naturaleza jurídica. En este sentido, la dignidad es la fuente de todos los derechos; por ello es un concepto *prejurídico*. En efecto, puede considerarse como el fundamento sobre el que se sustentan los derechos del ser humano. Cuando afirmamos que el ser humano debe ser tratado dignamente o que es un ser digno de respeto, estamos afirmando que se deben respetar sus derechos fundamentales.

Por su parte, Bidart Campos, uno de los grandes juristas de todos los tiempos, adhiere a esta postura, con cita de importante doctrina: "'La persona humana se concibe así como un ser de eminente dignidad caracterizado por su razón y por su libertad', comenta Peces-Barba[13]. Y añade: 'Se trata del derecho a ser considerado como ser humano, como persona, es decir, como ser de eminente dignidad'[14], lo que se compadece con la idea de Legaz y Lacambra: 'hay un derecho absolutamente fundamental para el hombre, base y condición de todos los demás: el derecho a ser reconocido siempre como persona humana'[15]. De ahí fluye su dignidad"[16].

De la dignidad humana se desprenden todos los demás derechos, en cuanto son necesarios para que el hombre desarrolle

[11] Torralba Roselló, "¿Qué es la dignidad humana?", en *Ensayo sobre Peter Singer, Hugo Tristtram Engelhardt y John Harris*, p. 54.

[12] Lenoir - Matthieu, *Les normes internationales de la bioéthique*, p. 110.

[13] Peces-Barba, *Derechos fundamentales*, p. 49.

[14] Peces-Barba, *Derechos fundamentales*, p. 91.

[15] Legaz y Lacambra, *La noción jurídica de la persona humana y los derechos del hombre*, "Revista de Estudios Políticos", nº 55, 1951, p. 44.

[16] Bidart Campos, *Teoría general de los derechos humanos*, p. 73.

su personalidad integralmente. El "derecho a ser hombre" (tomamos prestada la expresión de la Unesco[17]) es el derecho que engloba a todos los demás en el derecho a ser reconocido y a vivir en y con la dignidad propia de la persona humana.

Afirma ARDAO que, "en todo momento, cualquiera sea su edad o su normalidad, su grado de dignidad o indignidad moral, el hombre ostenta aquella interior dignidad que le viene no de ser un hombre de dignidad, sino de tener la dignidad de un hombre. Semejante dignidad interior e independiente de la dignidad moral, que ni se conquista ni se pierde, es una dignidad –a diferencia de aquella– ontológica tanto como axiológica. En otros términos: no ya axioética como la dignidad moral, sino originariamente axioontológica. De la dignidad eminente o intrínseca extrae su razón de ser un conjunto de principios cuyo titular no es la humanidad en su abstracción genérica, ni un determinado tipo de hombre, sino cada hombre en su personal concreción: los derechos humanos, la igualdad de derechos y, en definitiva, entre los seres humanos, la igualdad natural"[18].

También BIDART CAMPOS nos enseña: "Tal dignidad se despliega en dos dimensiones interconectadas: negativamente, como resguardo a las ofensas que la denigran o la desconocen, y positivamente, como afirmación positiva del desarrollo integral de la personalidad individual[19]. Dicho enfoque nos vuelve a lo que comentábamos en torno a la dignidad humana en el supuesto de existir un hombre único, en el cual la ausencia de 'los otros' la relegaría a la intimidad de ese único, sin expansiones sociales, políticas y jurídicas. Pues bien, cuando a la inversa pasamos de la ficción del hombre en soledad unitaria a la convivencia –o más bien, al hombre en el mundo, como le gustaría decir a ORTEGA y al existencialismo– la dignidad humana cobra significado interesante por la situación de la persona en relación con los demás [...], porque entonces esa misma dignidad, sin perder su núcleo originario en la esfera ontológica de ser personal, trasciende al orbe intersubjetivo o de la alteridad con los otros hombres, y hasta con los restantes seres mundanales"[20].

[17] HERSCH, *Le droit d'être un homme*.

[18] ARDAO, "El hombre en cuanto objeto axiológico", en GRACIA, *El hombre y su conducta*, p. 73 y 74.

[19] BLOCH, *Derecho natural y dignidad humana*, p. 212.

[20] BIDART CAMPOS, *Teoría general de los derechos humanos*, p. 76 y 77.

El autor cita a otro gran jurista, NINO[21]: "Es fácil insertar en la idea de dignidad humana las de inviolabilidad personal, libertad personal y autonomía (o independencia) personal [...] y de ahí en más trazar un perímetro de resguardo para el hombre como exigencia de su dignidad desglosada en los aspectos señalados. Cuando trasponemos el umbral de lo jurídico, la ética le extenderá –desde aquella dignidad– algunas pautas rectoras. Así: *a*) la dignidad de la persona hará inviolable e ininterferible por terceros la órbita de la intimidad o privacidad; *b*) preservará la moral 'autorreferente' (o sea, la que solo se refiere al 'sí mismo' sin afectar a terceros); *c*) dará curso al desarrollo individual del propio plan de vida (en la medida en que sea también autorreferente y, como tal, no incida en los otros), aunque acaso sea desvaliosamente estimado por otros, o les resulte incómodo, mientras no los afecte; *d*) acuñará el principio de que solamente bienes sociales realmente tales convalidan la injerencia del Estado o de los demás hombres en todos los aspectos anteriormente mencionados (es decir, cuando estén comprometidos los derechos ajenos, el orden, o la moral pública, según fórmula feliz que emplea el art. 19, Constitución argentina)"[22].

Es bueno recordar en este punto que, desde el prisma eminentemente jurídico, del principio de la dignidad humana puede considerarse derivada la teoría de los derechos de la personalidad o derechos personalísimos, que componen un sector dentro del más amplio de los derechos humanos y que se resume como el derecho a la inviolabilidad de la persona en sus diversas manifestaciones[23]. En tal ámbito se sitúan –solo a mero título enunciativo y sin pretender agotar el conjunto– los derechos a la vida, a la salud, a la integridad física y psíquica, al honor, a la privacidad, al nombre, a la propia imagen, al estado civil y el propio derecho a la dignidad personal.

Esta idea de dignidad también se manifiesta en la obra del teólogo protestante MOLTMANN, quien afirma: "La raíz y el lazo común de los diversos derechos humanos es la dignidad humana. Derechos humanos hay en plural, pero dignidad humana solo hay en singular. La dignidad humana es una e indivisible.

[21] NINO, *Ética y derechos humanos*, p. 267 y siguientes.

[22] BIDART CAMPOS, *Teoría general de los derechos humanos*, p. 77.

[23] CASTÁN TOBEÑAS, *Los derechos de la personalidad*, p. 17 y 18.

No se da más o menos, sino solo por completo, o no se da en absoluto. Con ella se designa la cualidad del ser humano, como quiera que las diversas religiones y filosofías conciban su contenido. La dignidad del hombre excluye en todo caso exponer al hombre a tratos que su cualidad de sujeto cuestiona por principio (I. KANT). Puesto que la dignidad del hombre es una e indivisible, también los derechos del hombre son una totalidad y no pueden ser añadidos o sustraídos según convenga"[24].

Frente a esta pluralidad de significados que alberga la palabra "dignidad", uno puede tener distintas reacciones. Por un lado, puede acabar pensando que se trata de una noción puramente retórica; que resulta demasiado abstracta para jugar un rol específico en bioética. El mismo SINGER se lamentó en uno de sus artículos del uso puramente retórico que tiene la palabra dignidad en las discusiones bioéticas: "Los filósofos tienden a refugiarse en la retórica de una pura palabrería. Recurren a frases grandilocuentes como 'la dignidad intrínseca del individuo humano', hablan del 'valor intrínseco de todos los hombres' como si los hombres poseyeran algún valor que los otros seres no tuvieran, o dice que los humanos, y solo los humanos, son 'fines en sí mismos', mientras que 'toda otra cosa que no sea una persona solo puede tener valor para una persona'"[25].

La multiplicación de significados también puede conducirnos a otra conclusión muy distinta: el reconocimiento de la complejidad de la noción que se está intentando aprehender. Se parte de la idea de que no es una palabra vacía, un concepto vacuo al que se puede dar arbitrariamente un sentido u otro, sino que es un vocablo que alberga una pluralidad de significados y esto indica que no puede ser tratado de un modo unidimensional. Como dice SIMON, "la dignidad humana no puede decaer en una fórmula vacía, por la cual se pueda justificar o declarar improcedente cualquier medida. Es decir, su contenido tiene que seguir manteniéndose sensible para poder desempeñar su función como regulador"[26].

[24] MOLTMANN, *Hombre, humanidad, naturaleza*, "Concilium", nº 228, 1990, p. 313.

[25] SINGER, *Desacralizar la vida humana*.

[26] SIMON, *La dignidad del hombre como principio regulador en la bioética*, "Revista de Derecho y Genoma Humano", nº 13, 2000, p. 29.

En este sentido, compartimos la opinión de ELIZARI cuando afirma que, "a pesar de que la dignidad humana no puede utilizarse frecuentemente como un argumento claro y preciso en relación con las normas éticas, esto no la convierte en una categoría puramente decorativa. Es una piedra angular de la ética de occidente. Y no solo de ella. Hoy se acepta que toda persona, por su condición de tal, posee una dignidad inalienable, en la cual todos los seres humanos somos iguales"[27].

Como podrá apreciarse de un simple y breve recorrido por el pensamiento filosófico y jurídico universal, se contemplan distintos fundamentos de la dignidad humana. Algunos se mueven en el orden inmanente, mientras que otros lo hacen en el orden trascendente. También existen propuestas de extender la idea de dignidad intrínseca a los seres no humanos. Pero, en términos generales, se pueden distinguir dos ideas (laicas) fundamentales acerca del concepto de dignidad, que son las que aparecen implícitamente en las discusiones bioéticas: la dignidad ontológica y la dignidad moral[28].

La dignidad ontológica significa, dentro de la variedad y heterogeneidad del ser, la determinada categoría objetiva de un ser que reclama –ante sí y ante los otros– estima, custodia y realización. En último término, se identifica objetivamente con el ser de un ser, entendido este como algo necesariamente dado en su estructura esencial metafísica y, a la vez, como algo que se tiene el encargo de realizar. Se entiende aquí por estructura esencial todo lo que el hombre es y necesariamente tiene que ser, ya se trate –cada aspecto en sí considerado– de la esencia (naturaleza) o bien referido a una estructura fundamental del hombre.

Para ANDORNO, "la dignidad ontológica es una cualidad inseparablemente unida al ser mismo del hombre, siendo por tanto la misma para todos. Esta noción nos remite a la idea de incomunicabilidad, de unicidad, de imposibilidad de reducir a este hombre a un simple número. Es el valor que se descubre en el hombre por el solo hecho de existir. En este sentido,

[27] ELIZARI, *Dignidad en el morir*, "Moralia", vol. XXV, nº 96, 2002, p. 410 y 411.

[28] TORRALBA ROSELLÓ, "¿Qué es la dignidad humana?", en *Ensayo sobre Peter Singer, Hugo Tristtram Engelhardt y John Harris*, p. 54.

todo hombre, aun el peor de los criminales, es un ser digno y, por tanto, no puede ser sometido a tratamientos degradantes, como la tortura u otros"[29].

Lo cierto es que, al mencionar la dignidad ontológica, uno se refiere directamente al ser de la persona, lo cual supone que ese ser, que es considerado como una excelencia, puede ser conocido, o mínimamente aprehendido, a través de la razón, fundándose –en consecuencia– en una filosofía del ser.

Por su parte, la dignidad en sentido ético o moral es el ser individual que se realiza y se expresa a sí mismo en la medida en que entiende, quiere y ama; posee entonces algunas características que lo hacen participar de una comunidad espiritual: conciencia de sí mismo, racionalidad, capacidad de distinguir lo verdadero de lo falso y el bien del mal, capacidad de decidir y de determinarse con motivaciones comprensibles para otros seres racionales, capacidad de entrar en relación de diálogo y de amor oblativo con otros seres personales.

Para ANDORNO, "la dignidad ética hace referencia no al ser de la persona sino a su obrar. En este sentido, el hombre se hace él mismo mayormente digno cuando su conducta está de acuerdo con lo que él es, o mejor, con lo que él debe ser. Esta dignidad es el fruto de una vida conforme al bien, y no es poseída por todos del mismo modo. Se trata de una dignidad dinámica, en el sentido de que es construida por cada uno a través del ejercicio de su libertad"[30].

Desde esta perspectiva, la dignidad ontológica es la condición de posibilidad de la dignidad ética, pero la segunda requiere, además del ser, de un determinado modo de obrar. Cuando uno obra conforme a su conciencia, a sus principios y valores morales, actúa dignamente, es decir, actúa conforme a lo que ya es de por sí un ser digno ontológicamente; pero, en cambio, cuando actúa contra su propia conciencia, contra sus valores e ideales, actúa indignamente, se niega a sí mismo, oculta su dignidad ontológica, su excelencia como ser humano que es.

Según el punto de vista que propiciamos, la dignidad ética se predica del obrar, mientras que la dignidad ontológica se

[29] ANDORNO, *Bioética y dignidad de la persona.*

[30] ANDORNO, *Bioética y dignidad de la persona.*

predica del ser. La primera solo tiene sentido si nos situamos frente a un ser libre que pueda obrar de maneras distintas, que pueda tomar decisiones libres y responsables, pues –de otro modo– no tiene sentido afirmar que ha obrado correctamente, puesto que no podría haberse conducido de otra manera si estaba predeterminado. Esto significa que la dignidad ética se funda, en último término, en un ser que es constitutivamente libre, que puede actuar según su conciencia, pero también contra ella.

Mientras que la dignidad ontológica se define como una dignidad estática porque no cambia a lo largo del tiempo, la dignidad ética se transforma y modifica con el transcurso del período vital de un hombre. Uno puede hacer obras que lo dignifiquen, pero también puede ejercer su libertad y decisión en pos de realizar actos indignos. Esta dignidad –en consecuencia– no es intrínseca, sino que depende del juicio moral de uno mismo y también del de los otros.

De lo hasta aquí dicho puede inferirse que la dignidad ética es relativa y que su atribución depende de un juicio moral, que siempre se desarrolla, explícita o implícitamente, a partir de unos determinados criterios. En cambio, la dignidad ontológica es permanente e inmutable, pues se atribuye al *ser* del ser humano y no se adscribe en función de valoraciones morales subjetivas y relativas. Por ello, se comprende que puedan existir distintas nociones e ideas de dignidad ética, mientras que la dignidad ontológica solo puede ser unívoca, dado que depende del ser.

§ 8. ***Los derechos, deberes e intereses en juego.*** – Establecido que el común denominador sobre el que se asentará nuestro razonamiento es el principio de dignidad ontológica, y a la luz de lo que ya hemos estado señalando en relación con el tipo de decisiones que se asumen al final de la vida, o en situaciones limitantes o amenazantes de la vida, queda claro que en cada una de las situaciones referidas nos enfrentamos a un conglomerado de derechos, deberes e intereses que concuerdan, se enfrentan y colisionan entre sí, originando, sin duda, conflictos en los cuales el derecho es llamado a intervenir (ya veremos en qué condiciones y con cuáles limitaciones). Empero, los conflictos de derechos en la relación asistencial muchas veces son precedidos o se originan en situaciones dilemáticas. El dilema (o trilema, o polilema) es aquella situación en la que nos encontramos con dos o más opciones perfectamente válidas, pero mutuamente excluyentes. El dilema nos posiciona en una situación de constante duda e inconformidad: no importa cuál sea la alternativa por la cual nos decantemos, probablemente no quedemos conformes y siempre nos interrogamos acerca de cuál hubiera sido el resultado si hubiéramos elegido distinto.

La cuestión quizás más ardua en este tema es que en la relación asistencial llega un punto en que debemos tomar una decisión; que esa decisión se basa en opciones que, en el mejor de los casos, oscilan entre buenas y malas, pero que, en la generalidad de los casos, oscilan entre malas y (muy) malas; que la opción es realizada en el marco de la incertidumbre pronóstica (y aun diagnóstica); que una vez elegida una opción muy difícilmente podremos volver atrás si esta no da los resultados esperados, y que nuestra decisión se toma en un momento determinado (es una fotografía) y, en la mayoría de las oportunidades, desconocemos la película completa.

Es por ello que la interacción entre los derechos del paciente (salud, libertad, autonomía) y los derechos y deberes del equipo de salud (ejercicio profesional, objeción de conciencia, deber de asistencia) merecen un análisis *case by case*, donde el derecho funcione como un marco de contención y referencia que permita el juego armónico de los principios y valores bioéticos dentro mismo de la relación asistencial. En otras palabras, el derecho –en estas especialísimas situaciones– debería *acompañar* la toma de decisiones médicas de una manera expectante, comprendiendo que, allí donde no existe consenso científico o se presentan distintas alternativas científicamente válidas pero que pueden originar tanto consecuencias buenas como malas, el derecho debe considerarse prescindente.

Esta función del derecho en torno a la relación asistencial parece ser más fácilmente aplicable en los casos de interrelación con el derecho civil, donde los principios de analogía o la autonomía de la voluntad adquieren una mayor dimensión. Pero ¿podemos afirmar lo mismo con relación al derecho penal? ¿Cómo podemos articular la necesidad de respeto a la dignidad de todos los actores de la relación asistencial, tejer consensos y evitar la intervención judicial cuando entran a tallar conductas (acciones u omisiones) que pueden ser percibidas como ilícitas o, cuando menos, penalmente controvertidas? ¿Basta aplicar el principio *in dubio pro reo*? ¿La doctrina penal podrá darnos una respuesta satisfactoria? Estas serán las cuestiones que trataremos de analizar en el próximo apartado.

B) Función del derecho penal en un Estado de derecho. Principios de "ultima ratio" y mínima intervención. Disponibilidad del bien jurídico

§ 9. ***Dos casos para hacernos pensar.*** – Reflexionaremos sobre ellos.

a) *El "caso M.". El derecho a no ser consciente de la propia muerte.* M. era una joven de 19 años con diagnóstico de neurofibromatosis tipo I y cifoescoliosis severa, que fue diagnosticada a los 3 años, y operada en seis oportunidades. Desde junio de 2008 presentó restricción respiratoria severa y en noviembre de 2009 se le diagnosticó schwanoma maligno, por lo que fue intervenida quirúrgicamente, lográndose exéresis del 85 % del tumor. En ese momento había redactado una directiva médica anticipada por la cual dejaba asentado expresamente que solo toleraría la instauración de respirador artificial mientras estuviera cumpliendo el posoperatorio en terapia intensiva, pero que si esa situación se prolongaba no quería que se la mantuviera conectada al respirador. Tal directiva fue incorporada a la historia clínica de la paciente y respetada completamente. Posteriormente realizó quimioterapia y radioterapia con buena evolución clínica.

Se trataba de una joven que –a pesar de su patología– había desarrollado una vida normal, mostrándose independiente, interaccionando con sus amigas, y realizando diversas actividades que le reportaban mucho placer.

El 19 de enero de 2011 se internó nuevamente para control de síntomas, y fue valorada por la Unidad de Patología Espinal, que consideró que, dado el estado clínico de M., no había tratamiento de la especialidad para ofrecerle. Antes de esta internación redactó un documento donde expresaba su voluntad anticipada, en la cual donaba sus órganos para trasplante y, en caso de no poder ser utilizados con este fin, los donaba para investigación. Se otorgó egreso hospitalario el 21 de enero.

El 28 de enero de 2011 reingresó al hospital manifestando dolor intenso y paraplejía aguda, y, ante la irreversibilidad del cuadro clínico, pidió textualmente "ayúdenme a morir". Este pedido fue ratificado por la madre, y luego por ambos hermanos de M., haciendo hincapié en que lo que se le estaba ofreciendo era "un calvario", que se la estaba "blasfemando". Solicitaba alivio del dolor físico y psíquico, manifestando un gran sufrimiento personal, dado que se sentía sin fuerzas, y dijo: "Me cansé de luchar". El equipo tratante, junto con el de cuidados paliativos, venía trabajando desde hacía meses en el control de síntomas y manejo del dolor, respetando los deseos de M. y sus opiniones con respecto a su tratamiento. Se manejaba la medicación por vía oral, dado que la joven no quería que se le colocara una vía endovenosa.

La madre de M. les dijo a los médicos de la sala "que no la entienden, que lo que pide M. es que la duerman para siempre".

Cuando se le pregunta a M. qué quiere decir exactamente con "dormir para siempre" cuenta que cuando era chica tenía una perrita que había enfermado gravemente por lo que vino el veterinario y "la durmió".

En principio se acordó darle una sedación de respiro, de manera de permitirle descansar, cortar el círculo de angustia y ser mejor asistida con los cuidados de enfermería. Pero constantemente manifestaba su deseo de morir. Ese deseo, sin embargo, aparecía contradictorio con actitudes personales que revelaban un intenso deseo vital, como conocer al bebé recién nacido de su mejor amiga; asegurarse de que la cuenta del celular y de internet estuvieran pagas; entrevistarse con diputados y periodistas para hacer conocer su caso; charlas personales que mantuvo con algunos de los profesionales involucrados en su atención, en las cuales exploraba las emociones y sentimientos de su interlocutor acerca de la vida en una silla de ruedas o qué consideraba digno o mejor calidad de vida, etcétera.

Los dilemas que al equipo de salud se presentaron fueron principalmente los siguientes: *1*) la exposición pública del caso "M." dividió aguas en el equipo tratante, produciendo malestar y disconfort; se pensaba en la necesidad de salir públicamente a clarificar las erróneas informaciones que se manejaban en los medios, ponderándola con la obligación de proteger al paciente, preservando la confidencialidad y su intimidad, aun cuando ello significara el menoscabo de la honra profesional; *2*) M. no tenía ningún soporte vital; comía y se hidrataba cuando y cuanto quería; no recibía antibióticos ni tenía respirador, por lo que no se trataba de una situación de adecuación de tratamiento, ni tampoco era un ensañamiento terapéutico –no se instauraban tratamientos desproporcionados, fútiles ni invasivos–; no se realizaba ningún tipo de procedimiento, técnica o medicación que impidiera o retrasara su muerte; solo se procuraba el alivio del dolor a través de un tratamiento sintomático y de confort, pero sin acelerar intencionalmente el proceso de muerte; *3*) M. había desarrollado una gran resistencia a la medicación de sedación; las dosis que se usaban para la sedación de respiro eran muy altas, y aun así no se conseguía que durmiera; *4*) existían dudas acerca de los verdaderos deseos de M.; resultaba muy dificultoso determinar si se trataba de la expresión de su voluntad autónoma o la forma de complacer a su madre, de modo de dejar de sentirse una carga para su familia; en este punto, frases como "Basta, M., ya comiste el yogur, no puede ser que ahora quieras el flan", dichas por su madre, o las actitudes familiares de nula expresión de emociones o incluso ausencias personales de los hermanos, que parecían dar prioridad a un discurso racionalizado del deseo de morir por sobre las emociones y sentimientos, producían confusión y aprehensión en el equipo tratante, acostumbrado a lidiar con la enfermedad de pacientes pediátricos donde el involucramiento familiar es constante y la desesperación frente a la proximidad de la muerte del niño es fuente de angustia y sufrimiento; a este panorama se sumaba la necesidad de salir de la situación de sufrimiento intenso de la paciente, de modo de garantizar su decisión autónoma; *5*) las expresiones críticas de la madre de M. y de la misma paciente hacia el equipo de salud, a partir del momento en que estos se negaron a cumplir con el deseo de M. de "dormirla para siempre", contrastaban claramente con la actitud de permanecer en el hospital y no exigir una segunda opinión; *6*) el temor del equipo de salud de tomar una decisión que pudiera acelerar el proceso de muerte, en una paciente que –al momento de su último ingreso– se encontraba libre de tumor y, si bien era una paciente muriente, no estaba en estado terminal ni mucho menos en fase agónica; *7*) la frustración del equipo de salud por sentir que no se estaba respondiendo a las expectativas de la paciente; *8*) la confrontación al interior del equipo de salud –médicos enfrentados con las enfermeras, quienes se sentían más proclives a aceptar la petición de la paciente y su familia y consideraban que los médicos "prolongaban su sufrimiento innecesariamente"–, y *9*) la sedación que la paciente exigía suponía contrariar otros deseos expresados por ella en su directiva médica –posible ingreso a terapia intensiva, nutrición y alimentación artificial, etcétera–.

b) *El "caso W.". El derecho a no seguir viviendo y a morir acompañado.* La señora W., de 26 años, que sufría de depresión por no poder quedar embarazada, bebió veneno en su domicilio y llamó a una ambulancia. Estaba consciente y entregó a los médicos una carta afirmando que deseaba que el equipo de salud solamente la mantuviera confortable y no tratara de salvarle la vida. Los médicos relataron que sus deseos fueron remarcados claramente por la paciente y aun cuando pudiera resultar un hecho horripilante no existía otra alternativa que dejarla morir. Los médicos temían ser acusados de agresión si la trataban, porque consideraron que la paciente entendía perfectamente su decisión y era mentalmente capaz de rechazar el tratamiento. La familia de la paciente criticó a los médicos afirmando que debieron intervenir para salvar su vida.

El caso reavivó en Gran Bretaña el debate sobre el "derecho a morir", sobre todo porque días después se emitió una guía acerca del suicidio asistido, en la cual se estipulaba que aquellos que ayudaran a un paciente gravemente enfermo y terminal a morir no sufrirían persecución legal a menos que hubieran estado motivados por obtener una ganancia financiera. El Consejo General Médico advirtió a los profesionales que no respetar un testamento vital o directiva anticipada podía hacerlos pasible de responsabilidad profesional. Muchos profesionales afirmaron que la historia de enfermedad mental de esta paciente podría haber producido serias dudas acerca de su capacidad para rechazar tratamientos. Algunos arguyeron que no resultaba infrecuente que las personas que tentaban un suicidio rechazaran tratamientos para inmediatamente aceptarlos después. Hay quienes consideran que los testamentos vitales no han sido diseñados para los pacientes que quieren suicidarse y cuestionan seriamente la capacidad de las personas que reiteradamente han intentado suicidarse para rechazar un tratamiento. La historia clínica de la paciente mostraba que había bebido veneno hasta nueve veces durante el año anterior a su muerte y en cada una de esas oportunidades los médicos habían limpiado de toxinas su cuerpo.

La señora W. redactó su directiva el 15 de septiembre de 2007, sosteniendo en ese documento que ella estaba "100 % al tanto de las consecuencias" de sus acciones y que no deseaba ser sometida a ningún tratamiento que le salvara la vida. Tres días después, llamó a una ambulancia luego de haber bebido el veneno en su departamento de Norwich. Fue llevada a la guardia del hospital, donde entregó su carta y expresó sus deseos claramente, en forma verbal, en el sentido de no ser sometida a ningún tratamiento. La carta que entregó afirmaba que si llamaba a una ambulancia no era para solicitar tratamiento, sino porque no quería morir sola y con dolor. Después de ello, entró en coma y murió al día siguiente. El médico forense sostuvo que ningún profesional del hospital debía ser culpado por su muerte. En este sentido, afirmó que "la paciente era capaz para brindar su consentimiento para la aceptación o rechazo de tratamiento que podría salvarle la vida. Ella rechazó tal tratamiento en pleno conocimiento de las consecuencias y murió como resultado de ello".

§ 10. ***Las dos caras de Jano: derecho a la vida-derecho a morir.*** – Ambos casos relatados en el parágrafo anterior nos enfrentan, principalmente, al drama humano expuesto de la manera más descarnada y desnuda: podrán las religiones hablarnos de "santidad de la vida" o las legislaciones acentuar el valor primordial de la vida como derecho fundante y basal de todo el ordenamiento jurídico, pero existen personas que no quieren seguir viviendo, que no solo se niegan a vivir, sino que exigen ayuda para lograr su objetivo; personas cuya conducta se rebela contra el "instinto" que indica que uno valora la vida aun en las peores situaciones, porque sin "vida" todos los otros derechos carecen de sentido y operatividad. Para estas personas, la dignidad, su dignidad, pasa a ser el derecho fundamental que reivindican como último acto humano autónomo: decidir cómo morir; decidir cuándo morir[31].

El caso de M. ciertamente planteaba un gran desafío: estaba reclamando su derecho a no ver lo que le estaba pasando, a no asistir a su propia muerte. Algo que interpelaba la propia esencia del morir: se muere porque uno está vivo; la muerte es una experiencia vital y los cuidados paliativos nos han enseñado que –además– es una etapa trascendental en el enfermo, que debe ser transitada de su mano, para permitirle dotarla de un verdadero significado personal y espiritual (que no necesariamente religioso). Pero M. no veía, o no se permitía ver, ninguna dignidad en su proceso de muerte. Consideraba que los médicos se ensañaban con ella, aun cuando el único tratamiento que se estaba implementando era sintomático, de control de síntomas y de confort.

Incluso llamaba la atención a todo el equipo tratante la baja resistencia al dolor, a pesar de la medicación analgésica que se le estaba suministrando. En una apreciación personal de la situación vital de M., se entendió que aquello que no tenía paliación alguna, aquello que no podía controlarse ni disimularse ni minimizarse en su gravedad era su sufrimiento existencial, el saber que su vida se estaba terminando, el reconocer su propia finitud. En la actualidad no existe medicación alguna para tratarlo.

Ahora bien, este "ser inconsciente frente a la propia finitud" podía constituir un derecho, que necesariamente –y por propia definición– acarreaba un deber jurídico al equipo de salud no solo de respetarlo, sino –fundamentalmente– de garantizar su ejercicio y concreción. ¿O se trataba –solo– de la expresión de un deseo? Es verdad que los intereses son siempre intereses de alguna persona. Empero, GARZÓN VALDÉS nos ilustra que existe una diferencia entre "cumplimiento de un deseo" y "satisfacción de un deseo": uno puede cumplir un deseo sin quedar por ello satisfecho y uno puede estar satisfecho sin que el deseo se haya cumplido[32].

En este contexto doctrinal debemos analizar si la petición de M. podía tener algún viso de razonabilidad y podía justifi-

[31] CROSS, "La agonía de Marcelo D.", en AA.VV., *Permiso para morir.*

[32] GARZÓN VALDÉS, *Algunas consideraciones éticas sobre el trasplante de órganos*, "Perspectivas Bioéticas", año 9, nº 17, 2004.

carse en algún principio bioético. Si admitimos que la autonomía supone la facultad de autodeterminación del paciente, de manera de ser él mismo el árbitro de la toma de decisiones que conciernen a su salud, necesariamente debemos concluir que el propio paciente puede renunciar, por sí mismo, a toda o parte de esa autonomía. Si el sufrimiento intenso en etapa no agónica justifica *–per se–* la sedación continua profunda permitiendo que la muerte acontezca en un total estado de inconciencia, aun cuando ella no resulte del todo próxima como evento esperable, ¿podemos afirmar que existe un "derecho a dimitir a la vida"?[33].

Estas situaciones nos enfrentan con el dilema de decidir cuál es el criterio más justo para legitimar el derecho a la eutanasia o al suicidio asistido. ¿Es solo el sufrimiento asociado a enfermedades terminales o incurables, o se incluirá también el sufrimiento intratable en sí mismo (físico, psíquico o existencial), independientemente de la patología en la cual se presente? ¿Cómo articular los principios bioéticos en las cuestiones al final de la vida frente a conductas que el mismo derecho penal sanciona como ilícitas? No debe olvidarse que la eutanasia es el homicidio piadoso consentido, esto es, el procurar la muerte del paciente, a su propia requisitoria y con su consentimiento, con la finalidad de evitarle un sufrimiento intolerable. Tipifica para nosotros un homicidio simple, previsto por el art. 79 del Cód. Penal. El suicidio médicamente asistido refiere al acto intencional de ayudar a un paciente a poder producir su propia muerte, a su pedido; conducta prevista por el art. 83. Sin perjuicio de la posibilidad de evaluar la existencia de una causa de exclusión de la culpabilidad en estos casos particulares, en cuanto inexigibilidad de otra conducta (frente a la renuncia voluntaria del paciente a su derecho a la vida, la obligación del médico de garantizar el bien jurídico cesaría, siéndole inexigible obrar en contrario, desconociendo la decisión autónoma, libre y voluntaria del paciente), lo cierto es que la amenaza penal aparece en el horizonte médico como disruptiva; paraliza e inhibe la toma de decisiones por el temor legal a las repercusiones jurídicas de su conducta.

[33] PÁNIKER, "Prólogo", en THÉVOZ - JACCARD, *Manifiesto para una muerte digna*.

"El 'despenador'[34] es un mito muy antiguo, extendido en casi todo el territorio peruano y, en cierta medida, considerado como una práctica ya desaparecida en el ande, con respecto a la práctica de la eutanasia. El término 'despenador' era utilizado para referirse a un oscuro y terrorífico personaje que tenía como misión acabar con los sufrimientos de los moribundos: es decir, 'quitar las penas'.

La tradición cuenta que, antiguamente, al enfermar alguien en las aldeas andinas, toda la comunidad buscaba su curación: primero por medio del médico o curandero local; si ellos no lo lograban, recurrían a misas y si no lograban la curación del enfermo, recurrían a realizar una bulliciosa fiesta, tratando de 'animar' al enfermo, para que continúe vivo. Dichas celebraciones podían a veces durar varios días [...] pero si todo esto resultaba infructuoso, entonces se recurría al 'despenador'.

Este ser de pesadilla era un ser siniestro que vivía en una cueva o en los cerros cercanos al pueblo (se dice que había uno por cada comarca); no tenía contacto con nadie, salvo con el curandero o brujo local (al cual asistía en toda clase de ritos oscuros). Su horrible apariencia y el hecho de simbolizar a la muerte, hacía que fuese temido por todos. Tras recibir el pago por su labor (de acuerdo con las posibilidades de la familia del desahuciado), ingresaba al pueblo.

Una vez junto a la cama del moribundo, le hacía la pregunta de rigor: '¿es cierto hermanito que sufres mucho en este mundo y que ya deseas descansar?'. Tras recibir respuesta, comenzaba a cantar un triste canto en quechua. Una vez concluido, se sentaba sobre el pecho de su víctima y le introducía una uña (la cual tenía bastante crecida), por la nuca, atravesándole el cerebelo, acabando así definitivamente con los sufrimientos del enfermo"[35].

Hay evidencia de la presencia de esta figura en el noroeste argentino: "Bruja famosa, era una mujer como de 50 años, ética, de tez broncínea, que usaba siempre vestido y manta negra,

[34] Agradecemos a Ramiro López Cabrera, amigable colombiano que asistió a nuestro curso de Bioética y Derecho Penal, en la Facultad de Derecho de la Universidad Nacional de Buenos Aires, el año 2012, quien facilitó la bibliografía y documentación acerca de la figura de "el despenador".

[35] Palma, *Tradiciones peruanas*, t. II.

por entre cuyos pliegues asomaba su zimba trenzada. Esta particular señora era recibida y cumplimentada ceremoniosamente porque se tenía la certeza de que su misión era noble y humanitaria. Recién en la segunda visita, Ña Micaila recibía la trágica orden, musitada al oído para que no interiorizaran los chicos y eludir la acción policial. El método para despenar una persona, consistía en un procedimiento sencillo y rápido, requiriendo únicamente en el operador, mano firme y corazón sereno.

Ña Micaila llegaba al lecho del moribundo y después de apoyar la rodilla sobre el esternón, le pasaba suavemente los brazos por el cuello. Al sentirse atraído tan dulcemente, aquel cuitado pensaba en la caricia postrera y generosa de la hermana, esposa o madre.

Ña Micaila aprovechaba ese instante psicológico para romperle el esternón con un movimiento artístico.

La escena duraba pocos segundos y finalizaba con el ruido de huesos rotos.

En el apresuramiento de la muerte, el alma de aquel infeliz posiblemente iba al cielo"[36].

Podemos observar que esta figura del "despenador" exhibe de manera magistral el problema ético y legal de la muerte consentida con fines pietísticos, dotándolo de un carácter de derecho y deber social: "Despenar es un deber de buen amigo y negarse a ello se consideraba como un acto deshonroso, mezcla de impiedad y cobardía"[37].

La tarea del despenador concreta un delicado balance de los derechos en juego, dado que contaba con el consentimiento del enfermo y sus familiares, quienes exponían no solo el dolor, sino los quebrantos económicos y funcionales que la enfermedad provocaba. Si bien dura en su evaluación, calibraba la balanza con racionalidad y respeto.

De esta forma, el folklore y mitos originados en el saber de una cultura popular y ancestral reconocían la existencia de un derecho a morir con dignidad, que requería de la interven-

[36] Cano, *Del tiempo de ñaupa*.

[37] Ver Reverte Coma, *Las fronteras de la medicina*, con cita de José Ingenieros.

ción de un tercero para su ejecución, respetando el deseo de morir expresado por el propio penado (quien sufre de penas) y teniendo en cuenta el sufrimiento y desgaste que experimentaba la familia al final de la vida. En una palabra, el despenador ayudaba al buen morir.

"Importante resulta destacar que esta ancestral figura, estaba vacunada contra la eutanasia social, no actuaba con cálculos, su trabajo no estaba mediado por la racionalidad económica, no tenía la capacidad para evaluar si una persona era o no un peso para la sociedad, sus valores se ubicaban en la dignidad del enfermo, y en la libertad del mismo al momento de decidir. En igual forma no practicaba la higiene racial, estaba lejos de la eutanasia eugenésica, por ser parte de la comunidad, de su sociedad, solo atendía al criterio de la buena muerte. Nadie podría tachar al despenador de un genocida o de un homicida [...] su acción siempre fue activa, actuó con el consentimiento del paciente o penado y llegó a él por petición de los familiares, previo agotamiento de todos los medios posibles para la recuperación de la salud, con el móvil de sacar al enfermo de su pena y dignificar su muerte"[38].

En reflexión sobre esto cabe preguntarse cuál es el papel de la ley en una sociedad: la ley es creada por el hombre para su beneficio, para lograr una convivencia armónica en sociedad, protegiendo a los individuos ya sea colectiva o individualmente, garantizando un sustrato mínimo que proteja la convivencia social. Por lo tanto, parecería ilógico sostener que la misma ley puede ir en contra de la voluntad de un individuo, quien en determinadas circunstancias quiere poner fin a su propia vida, ya sea por mano propia o permitiendo a otro que lo mate o ayude a concretar la muerte, o quien simplemente no quiere ser actor consciente de su propia muerte.

En la Argentina la discusión sobre las prácticas relacionadas con el fin de la vida de pacientes terminales es muy limitada. Sin embargo, existe cierta evidencia que muestra que ellas se encontrarían difundidas por más que no exista marco jurídico que las avale. Esto implica que, por ejemplo, ante una so-

[38] López Cabrera, "El despenador, síntesis de la eutanasia como derecho fundamental (eutanasia activa voluntaria como derecho fundamental. Caso colombiano", presentado en la materia Bioética y Derecho Penal, Cursos intensivos, Doctorado, Facultad de Derecho, Universidad de Buenos Aires, jun. 2012.

licitud de eutanasia la respuesta podría ser diferente según la escala de valores y propia convicción del médico que la reciba.

En el caso "Carter", la señora Taylor, en su declaración testimonial, afirmó: "Sé que estoy muriendo, pero estoy muy lejos de estar deprimida por ello. Tengo mis momentos, que son parte de la experiencia de saber que uno es un paciente terminal. Pero todavía tengo mucho de bueno en mi vida, están estos momentos especiales con mi nieta y mi familia, que me brindan mucha alegría. No pienso desperdiciar ninguno de estos momentos por estar deprimida. Pretendo disfrutar cada pequeñita porción de felicidad que pueda arrancarle a la vida, mientras pueda disfrutar de una buena calidad; pero no quiero vivir una vida sin calidad. Llegará un punto en el que sabré que ya es suficiente. No puedo predecir con precisión cuándo será ese momento. No existe un momento así predeterminado. Simplemente lo sabré, en general llegará un punto en el cual podré afirmar 'listo, ya está, la vida ya no vale la pena'. Cuando ese momento llegue, quiero tener la posibilidad de llamar a mi familia, comunicarles mi decisión, despedirme dignamente y obtener un cierre a mi vida, para mí y para ellos [...] mi calidad de vida presente está afectada por el hecho de que no puedo afirmar con certeza de que tendré el derecho de solicitar una muerte asistida cuando yo sienta que 'ya es suficiente'. Vivo con temor a que mi muerte sea lenta, difícil, incómoda, dolorosa, indigna e inconsistente con los valores y principios con los que he tratado de vivir [...] Temo que sea una muerte que niegue, en vez de concluir mi vida. No quiero morir lentamente, parte por parte. No quiero apagarme inconscientemente en una cama de hospital. No quiero morir atrapada por el dolor"[39].

En el mismo caso, otro de los actores expresó: "Iba a volarme la cabeza. Tengo un arma y seriamente consideré esa posibilidad. Decidí que no podía hacerle eso a mi familia. Sería horrible hacerlos pasar por ello [...] quiero una mejor opción que esa".

Por su parte, en otro caso, el actor afirmó: "Procuro acabar con mi vida de manera digna, rodeado por mis afectos, capaz de respirar por mí mismo, hablar con mis seres queridos,

[39] Supreme Court of Canada, 25/6/2015, 35591.

mirarlos, escucharlos, sentirlos y ser capaz de darme cuenta de su presencia y en circunstancias en que sé que acabaré con mi vida con absoluto autogobierno a través de la eutanasia voluntaria o del suicidio médicamente asistido por un profesional que estará presente conmigo para asegurarme de proveer y asistirme con la administración adecuada de la medicación y en la dosis necesaria para garantizarme un final digno"[40].

Al observarse al paciente cerca de la muerte, se puede ver su dignidad desde distintos puntos de vista: *a*) el derecho a morir es más una exigencia ética más que un derecho en toda la extensión de la palabra, y no se refiere al morir en sí, sino a la forma y razones de y para morir, y *b*) los derechos del paciente son reconocidos por la ley y se pueden tomar como criterio moral de la ética del morir.

El contenido que tiene esta resolución supone una serie de exigencias que han de ser realizadas por parte de la sociedad: atención al moribundo para aliviar el dolor y prolongar una buena calidad de vida; estar verídicamente informado sobre su enfermedad; conocer y recibir explicaciones sobre costos de su tratamiento; derecho a que su voluntad personal sea respetada, todo por medio de un comité de ética hospitalario. En este marco, el morir dignamente sería entonces el morir libre de dolor, con los analgésicos y tranquilizantes necesarios para el desasosiego y con el suministro de medicamentos que se requieran contra las incomodidades que se puedan presentar, eliminando en lo posible el sufrimiento de toda índole, siendo respetado y tratado como ser humano, cumpliendo con las condiciones mencionadas. Aunque no solamente reduciendo el dolor, lo que vale es una vida con cierta autonomía y libertad.

El morir dignamente es que se respete la dignidad del moribundo, dado que existen procesos de fallecimiento en que las medidas de obstinación médica entran en conflicto con la dignidad de la persona; no se debe, entonces, anteponer el tratamiento médico a la dignidad del enfermo; hay casos en que el paciente anhela de alguna manera la muerte, pero por causa de la intromisión médica, escudada en un deber moral, el paciente debe soportar una degradación tan grande que no la iguala lo terrible que podría ser el camino hacia la muerte, destruyéndose

[40] High Court of South Africa, North Gauteng High Court, caso 27h01/15.

su dignidad, por lo cual estas medidas ya no conservan un ser humano, sino lo que consideramos más apropiado referir como "el cuerpo de lo que alguna vez fue un ser humano". Lo que debe preservar el médico es al ser humano integral y no solamente una mera existencia física sin ninguna importancia ni valor para el propio sujeto. Esto sucede no solamente cuando se verifica una enfermedad grave e incurable, sino también en aquellos casos en los cuales la decisión es adoptada frente a la disponibilidad del sujeto para seleccionar varios proyectos alternativos de vida, para lo cual el Estado debe prever la disposición de esos "proyectos alternativos" cuando el individuo carece de los medios para hacerlo. Esto quiere decir que, frente a quien pese a tener todas las posibilidades a su alcance considera que su vida sigue careciendo de sentido, el derecho no puede ir más allá de su decisión individual y hasta ese punto no llega la protección penal de la vida. Para decirlo más claramente a través de un ejemplo, el Estado tiene el deber de auxiliar al suicida, pero no puede prohibirle el suicidio.

Detengámonos un momento en los posibles enfoques que podríamos darles a os casos planteados en el § 9, a y b.

En el caso de W., ya sea que el forense se haya enfocado sobre la negativa al tratamiento, la directiva anticipada o la consistencia entre ambas opciones, se presenta una línea divisoria desafiante. ¿Debería considerarse inválida la decisión de W. porque formaría parte del acto de tentativa de suicidio? ¿O debe ser considerada como una legítima negativa a recibir tratamiento, que debe ser apropiadamente respetada por el equipo médico?

No es este el ámbito para analizar la etiología, naturaleza y comprensión del acto suicida. Basta decir que existen distintas corrientes doctrinales que han discutido (y siguen debatiendo) si el suicidio es un problema, una enfermedad, una solución o una expresión de la autonomía del sujeto; si el comportamiento suicida es una conducta anormal, normal, anómica o desviada.

Para responder a los interrogantes planteados, y a falta de antecedentes en nuestro país, tomaremos en cuenta los abordajes dados en el sistema anglosajón, complementado con los principios bioéticos en juego (autonomía, beneficencia, no maleficencia y justicia). Tanto la jurisprudencia estadounidense como su legislación han distinguido la negativa al tratamiento médico del suicidio empleando los conceptos de "causación" e "intención". La Corte Suprema estadounidense, en el caso "Vacco v. Quill", estableció que los pacientes tienen un derecho constitucional a rechazar un tratamiento que prolongue la vida, pero no un derecho al suicidio médicamente asistido. Así, se sostuvo que, "cuando un paciente rechaza un tratamiento, fallece por la condición fatal de la enfermedad subyacente; pero si un paciente ingiere una medicina letal prescripta por el médico, fallece por esa medicación"[41].

En consecuencia, en el suicidio hay una causa independiente de muerte, pero en el retiro o abstención del tratamiento el paciente muere por su condición patológica. En ese mismo precedente se hizo hincapié en el estado mental del paciente. Al respecto, el tribunal afirmó que la gente que comete suicidio actúa con el objetivo fundamental de terminar con sus vidas. Por el contrario, aquellos que rechazan un tratamiento pretenden la protección de la integridad o de su dignidad. También se señaló la diferencia en el estado mental del médico: el profesional que suspende el tratamiento, u honra la negativa del paciente, solo pretende respetar los deseos de su paciente y cesar de emplear tratamientos fútiles, inútiles o degradantes cuando el paciente ya no se beneficiará de ellos. Por el contrario, cuando el galeno asiste en el suicidio, su intención primordial es hacer que el paciente muera. En otras palabras, los pacientes que rechazan los tratamientos médicos no han escogido encontrarse en esa precaria situación, mientras que los individuos que intentan el suicidio han tomado la decisión de poner voluntariamente en riesgo sus vidas.

Si tales principios se hubieran aplicado al caso de W., la solución hubiera variado radicalmente. La necesidad de un tratamiento para salvar su vida fue creada voluntariamente por W. a través de la ingesta de veneno, más que por una condición patológica subyacente. El veneno fue la causa de su muerte, y el análisis comúnmente causal de este habría determinado que su muerte se produjo por ingesta de veneno. A través de este incidente, W. ha actuado con la intención de terminar con su vida. Al haber bebido el veneno y negarse a

[41] US 793 (1997), "Vacco v. Quill", 521.

recibir el tratamiento, ha procurado su muerte más que cualquier otro objetivo, como la preservación de su integridad o dignidad. Por el contrario, la decisión médica de no intervenir fue determinada por el objetivo de respetar los deseos de la paciente más que de ayudarla a acabar con su vida. Desde este punto de vista, el caso de W. ha sido un caso de suicidio, pero no de suicidio asistido, ni mucho menos de abandono de persona. Sin embargo, y siguiendo la jurisprudencia estadounidense, como la necesidad de tratamiento fue originada en su propia conducta suicida, algún tribunal podría haber ordenado la realización de un tratamiento compulsivo, dado que habría podido clasificar su negativa como integrante de su conducta suicida y haber permitido el sometimiento a un tratamiento para salvar su vida aun contra su propia voluntad.

Sin embargo, en el caso "Thor v. Supreme Court"[42], un prisionero se negó a comer y a permitir una intervención quirúrgica para implantar un tubo de alimentación para nutrirlo. El prisionero se había vuelto cuadripléjico luego de haber saltado desde una pared mientras se encontraba en prisión. Unos cuatro meses después comenzó a negarse a alimentarse y unas semanas después se negó a ser sometido a cirugía. Empero, la Corte de California trató este caso como una situación de negativa al tratamiento. El tribunal omitió considerar que la condición médica subyacente del prisionero había sido provocada por una tentativa de suicidio, por lo que también evitó ponderar que la negativa a aceptar un tubo de alimentación era una continuidad del acto suicida. Aparentemente, el tribunal tuvo en consideración el tiempo transcurrido entre uno y otro hecho para deslindar ambos y evaluarlos de diferente manera.

Ambos precedentes jurisprudenciales referidos presentan graves dificultades si se intenta mantener una línea divisoria demasiado estricta entre las negativas permisibles y la conducta suicida que podría justificar la implementación de tratamientos obligatorios. Resulta relativamente sencillo clasificar como suicidio los casos en los cuales una persona físicamente sana con problemas psiquiátricos se involucra en actos autodestructivos, como ingerir veneno y luego, inmediatamente, rechazar un tratamiento que podría salvarle la vida. Pero no resulta

[42] 21 Cal.Rptr.2d 357 (Cal. 1993).

tan sencillo clasificar los casos en los que una persona en un pobre estado físico de salud se involucra en conductas suicidas y luego rechaza un tratamiento que permitiría contrarrestar los efectos letales de tal acto. Una decisión judicial que prohibiera a los médicos intervenir en tales casos implicaría reconocer el derecho del paciente a ser dejado a solas cuando comete suicidio. Pero una decisión de permitir la instauración de tratamientos compulsivos también presentaría problemas, particularmente si la tentativa de suicidio ha provocado una creciente necesidad de suministrar tratamientos intervencionistas. ¿En cuál punto el tratamiento compulsivo comenzará a violar el derecho del paciente a negarse? Por otro lado, tanto el principio de autonomía como los principios de beneficencia y no maleficencia y el de justicia acuden a dar una "vuelta de tuerca" al dilema así planteado. Como ya hemos afirmado, el paciente es quien mejor se encuentra en situación de valorar su propia vida y de actuar en consecuencia, y es por ello que el derecho a la vida no puede transformarse en una obligación de vivir cuando la conducta autorreferente no afecta derechos de terceros (y no nos referimos aquí a las relaciones afectivas o emocionales que se tejen, y a las que ciertamente la conducta suicida afecta). "Vivir" para esa persona puede ser una carga, ya no un derecho, y esto provocarle disconfort, angustia y ansiedad. El médico no estaría ocasionando un daño al paciente cuando acepta su voluntad de no recibir tratamiento, aun cuando tal negativa tenga por objeto concretar un suicidio, porque no se puede exigir al médico que garantice el bien jurídico contra la voluntad expresa y manifiesta de su titular. Por otro lado, la equitativa asignación de recursos sanitarios (que, por propia esencia, son escasos) podría verse seriamente cuestionada si se destinaran medios tecnológicos para asistir a un paciente que no desea vivir. Es claro que en el caso en cuestión la paciente deseaba su muerte, pero también deseaba no sufrir mientras esta acontecía y no morir en soledad, por ello llamó a la emergencia, y no porque su conducta fuera contradictoria ni expresara sus ansias de vivir.

Por cierto, no escapa a este análisis el claro cuestionamiento que KANT realizaba a las conductas suicidas como violatorias de la dignidad de la persona, en cuanto el suicida se consideraba a sí mismo un instrumento y no un fin. Frente a este panorama, resulta necesario destacar una visión desde la ética del cuidado, entendida como aquella que toma en cuenta al individuo en toda su real complejidad, fundamentalmente en lo que hace a sus emociones, necesidades y sentimientos. ¿Podría justificarse un "dejar morir" al suicida, omitir intervenir para evitar el desenlace, sobre la base del respeto de las emociones y sentimientos del sujeto? Morir ¿es en su propio beneficio? Ponerse en el lugar del otro significa entender su propio dolor; darle dimensión desde su exclusiva visión, aceptándola. El rechazo al tratamiento de W. no fue un acto impensado, impulsivo, reactivo. Fue una decisión analizada y evaluada. No es este el lugar donde indagar acerca de las diferencias entre capacidad jurídica y competencia bioética, ni ponderar si una persona con problemas de salud mental es o no competente, o si la depresión es una entidad suficiente para quitar la competencia a un sujeto. Tampoco podemos evaluar si los motivos de W. eran importantes o no; si su dolor y depresión por no haber podido quedar embarazada fueron adecuadamente tratados y si se le presentaron otras alternativas. Lo desconocemos. Pero el dato con el que contamos nos habla de una mujer que quería morir –cualquiera haya sido el motivo, trascendente o banal– y que lo único que deseaba claramente era que ese último acto de autodisposición no fuera en soledad y con sufrimiento.

Esta misma situación se daba en el caso de M. Ella no quería ser consciente de su propio final; reclamaba un imposible: sustraerse a su propio rol principal, de persona muriente. Desde la aplicación estricta de nuestro ordenamiento jurídico, si los médicos hubieran satisfecho ese reclamo, su conducta hubiera sido aprehendida por el art. 79 del Cód. Penal. Empero, el grupo de enfermeras que la atendían sentían como totalmente injusta la negativa de los médicos en este sentido, un verdadero encarnizamiento terapéutico que solo prolongaba la agonía y sufrimiento de M. sin ninguna chance de curar o –al menos– brindar una leve mejoría.

Sin embargo, existe –desde el marco jurídico argentino– un serio impedimento legal para aceptar la solución que propiciamos: la ley 17.132 de ejercicio de la medicina, cuando en su art. 19 regula la negativa al tratamiento, expresamente dispone que ella no podrá ser tenida en cuenta en aquellos casos de "inconsciencia, alienación mental, lesionados graves por causa de accidentes, tentativas de suicidio o de delitos"; mientras que la ley 26.529 de derechos del paciente, en su art. 11 –al regular las directivas médicas anticipadas–, dispone: "Las directivas deberán ser aceptadas por el médico a cargo, salvo las que impliquen desarrollar *prácticas eutanásicas*, las que se tendrán como inexistentes" (el resaltado nos pertenece). Por esta razón, en nuestro ordenamiento jurídico los casos planteados tienen necesariamente otra solución: en el caso de M. no pudo accederse a su pedido porque este suponía suministrar una sedación continua profunda cuando la paciente aún no se hallaba en faz agónica, lo que implicaba una forma lenta de eutanasia; en el caso de W., o bien los médicos rechazaban la directiva médica anticipada o –si la aceptaban– hubieran sido pasibles de responsabilidad legal.

La intervención del derecho penal en estas cuestiones asistenciales nos interroga acerca del bien jurídico protegido. Si lo que se procura es proteger el derecho a la vida, entonces surge un cuestionamiento fundamental: ¿podemos proteger el bien jurídico contra la voluntad de su propio titular cuando, por su propia esencia, el derecho es disponible? Frente al deseo expreso y concreto del paciente de morir: ¿el médico está obligado a garantizar el bien jurídico aun ante la opinión contraria de su propio titular? Frente a estos interrogantes se han levantado voces que han afirmado que el bien jurídico protegido es la seguridad de las personas vulnerables de manera de evitar que se vean coaccionadas a quitarse la vida. Si esto fuera así, se podría responder que existen otros medios más idóneos para evitar la temible pendiente resbaladiza cuando estamos frente a pacientes discapacitados o muy ancianos, distintos al derecho penal: los Países Bajos, Bélgica y Oregón han establecido determinadas salvaguardas mediante un protocolo que regla un procedimiento médico y administrativo, que sirven para apuntalar los derechos de los más vulnerables, evitando la coacción sobre la toma de decisiones personalísimas.

El punto que se nos presenta ha recibido acalorados debates, con posiciones totalmente contrapuestas e irreconciliables. Para algunos, la prohibición de disponer de la vida propia es un argumento moral y absoluto. Acabar deliberadamente con la vida humana está mal, porque la vida es "sagrada" y la prolongación del sufrimiento le confiere su propia dignidad. Para otros, la legalización de la asistencia en el morir sería el primer paso en la pendiente resbaladiza, donde los vulnerables se verían amenazados y donde la muerte prematura parecería erigirse en una alternativa barata a los cuidados paliativos.

Estas miradas merecen ser tomadas en cuenta seriamente. Pero ello no constituye obstáculo para destacar que la libertad y la autonomía son fuentes donde abreva la dignidad también. Sin embargo, en una sociedad secular resulta sumamente controvertido sujetar las vidas individuales a un dolor, miseria y sufrimiento intolerables en nombre de la santidad de la vida. La evidencia actual en los países que han reconocido alguna forma de ayuda médica en el morir sugiere que no existe una pendiente resbaladiza hacia la generalización indiscriminada de la eutanasia. De hecho, en estos países y Estados se han fortalecido los servicios de cuidados paliativos.

Pero también existe evidencia de que muchos médicos ayudan a sus pacientes a morir aun cuando legalmente esté prohibido. Usualmente, esta es una decisión compartida entre el médico, el paciente y su familia; aunque no siempre. En muy pocas ocasiones, el médico es sujeto a investigación penal, aunque muy raramente sancionado. Pero esta actuación es antiética e impracticable. Es antiética porque la decisión debería pertenecer al paciente y no al médico. Es hipócrita porque la sociedad pretende no autorizar la ayuda médica en el morir mientras tácitamente la permite sin ningún tipo de salvaguardas ni controles.

En 1516, MORO describió un mundo diferente y concibió la práctica de la eutanasia activa[43]. No fue el único filósofo en estudiar la práctica de la eutanasia. En 1620, BACON acuñó el actual concepto de eutanasia[44].

Por su parte, HUME ha defendido la libre disposición de la propia vida, sosteniendo que los seres humanos tienen derecho a acabar con su vida cuando consideran, desde un punto de vista racional, que dicha vida no les proporcionará más que sufrimiento: "Un hombre que se retira de la vida no hace daño alguno a la sociedad; lo único que hace es dejar de producirle bien [...] Aun suponiendo que nuestro deber de hacer bien fuese un deber perpetuo, tiene que haber por fuerza algún límite. No estoy obligado a hacer un pequeño bien a la sociedad, si ello supone un gran mal para mí. ¿Por qué debo, pues, pro-

[43] MORO, *Utopía*.

[44] BACON, *Novum organum*.

longar una existencia miserable solo porque el público podría recibir de mí alguna minúscula ventaja?"[45].

Más adelante, expone una defensa del derecho individual a la "autodestrucción", en el que además insta a que se considere el suicidio como un modelo de comportamiento social: "Que el suicidio puede ser a menudo consistente con nuestro interés y el deber para con nosotros mismos, es algo que nadie puede cuestionar, una vez que se admite que la edad, la enfermedad o la desgracia pueden convertir la vida en una carga, y hacer de ella algo peor que la aniquilación. Creo que ningún hombre ha renunciado a la vida si esta merecía conservarse [...] Si se admite que el suicidio es un crimen, solo la cobardía puede empujarnos a cometerlo. Pero si no es un crimen, solo la prudencia y el valor podrían llevarnos a deshacernos de la existencia, cuando esta ha llegado a ser una carga. Este es el único modo en que podemos ser útiles a la sociedad, sentando un ejemplo que, de ser imitado, preservaría para cada uno su oportunidad de ser feliz en la vida, y lo libraría eficazmente de todo peligro o miseria".

En esta misma línea de pensamiento, MILL expresa que "el único fin por el cual es justificable que la humanidad, individual o colectivamente, se entrometa en la libertad de acción de uno cualquiera de sus miembros, es la propia protección [...] su propio bien, físico o moral, no es justificación suficiente [...] La única parte de la conducta de cada uno por la que él es responsable ante la sociedad es la que se refiere a los demás. En la parte que le concierne meramente a él, su independencia es, de derecho, absoluta. Sobre sí mismo, sobre su propio cuerpo, sobre su espíritu, el individuo es soberano". Agrega: "Cada uno es el guardián natural de su propia salud, sea física, mental o espiritual. La humanidad sale más gananciosa consintiendo a cada cual vivir a su manera que obligándole a vivir a la manera de los demás"[46].

En este marco filosófico-jurídico, el primer punto que debemos estudiar es qué entendemos por vida.

Al respecto, dice SGRECCIA: "Si vida significa solo el metabolismo y procesos vitales, entonces ¿cuál es el sentido que puede tener al decir que es un bien en sí misma? Si con esto

[45] HUME, *Sobre el suicidio y otros ensayos.*

[46] MILL, *Sobre la libertad. El utilitarismo.*

se quiere representar un bien que debe ser protegido independientemente de cualquier capacidad para la experiencia consciente, creo con sinceridad, que está defendiendo una pura y simple forma de vitalismo, una mentalidad que defiende la vida (entendida como simples procesos vitales), abstrayendo de las reales condiciones del paciente. Se puede y se debe decir, en mi opinión, que la persona tiene un valor incalculable, sin embargo, en ciertas circunstancias, el prolongamiento de la vida puede fácilmente llegar a ser un asalto en la dignidad de la persona"[47].

Asimismo, en palabras de DA SILVA: "Vida, en el texto constitucional no será considerada apenas en el sentido biológico de incesante autoactividad funcional, peculiar a la materia orgánica, sino en su acepción biográfica más comprensiva"[48].

A su vez, la jurisprudencia ha señalado: "El derecho a la vida debe referirse a una vida que merezca la pena vivirse: el derecho a la vida resulta, en un sentido, antecedente de todos los demás derechos de la Constitución. Sin la vida en el sentido de existencia, no sería posible ejercer el resto de los derechos. Pero el derecho a la vida no fue incluido en la Constitución con la sola finalidad de proteger el derecho a la existencia. No se refiere a la vida como simple materia orgánica, sino como el derecho a compartir la experiencia de humanidad. Este concepto de la vida humana se encuentra en el centro de nuestros valores constitucionales. La Constitución procura establecer una sociedad donde el valor individual de cada miembro de la comunidad sea reconocido y apreciado. El derecho a la vida es central para tal sociedad. El derecho a la vida, así entendido, incorpora el derecho a la dignidad, de manera que los derechos a la vida y a la dignidad están interconectados. El derecho a la vida es más que la existencia, es el derecho a ser tratado como un ser humano con dignidad: sin dignidad, la vida humana estaría sustancialmente menoscabada"[49].

En este sentido, la bioética nos enseña que la vida, en su expresión meramente biológica no es un bien ontológicamen-

[47] SGRECCIA, *Manual de bioética*.

[48] DA SILVA, *Curso de direito constitucional positivo*, p. 196.

[49] High Court of South Africa, North Gauteng High Court, "Robert James Stransham-Ford", caso 27h01/15.

te absoluto; que la vida biológica se adjetiva, se individualiza y se pondera comparativamente con otros derechos, valores y principios de similar jerarquía e importancia. De esta manera, nos estamos refiriendo a algo más que a una vida biológica de un ente que el derecho considera ser humano. Estamos pensando en el individuo en cuanto perceptible al ojo desnudo y que tiene su historia de vida incontrovertiblemente interactiva, múltiple e incesantemente relacional; el sujeto que no precisa más que de su propia facticidad como nacido para instantáneamente tornarse un centro de imputación jurídica. En consecuencia, sujeto capaz de adquirir derechos en su propio nombre, más allá de ciertas condiciones de tiempo y de sanidad mental; también en nombre propio contraer voluntariamente obligaciones, sujeto en cuanto centro de imputación de normas que significan imposición de deberes, lo cual solo puede suceder a partir del nacimiento con vida; individuo-persona que se dotará de toda una gradual formación moral y espiritual. Todo esto nos permite arrimar una definición provisoria desde la óptica jurídica: vida humana ya revestida del atributo de la personalidad civil es el fenómeno que transcurre entre el nacimiento con vida y la muerte[50].

En apoyo a esta tesis acuden las palabras de DWORKIN: "Creemos que una vida humana exitosa sigue un cierto curso natural. Comienza con un simple desarrollo biológico -la concepción o desarrollo del feto y de la primera infancia-, y después prosigue con la educación y las elecciones sociales e individuales, culminando en la capacidad de establecer relaciones y alcanzar los más variados objetivos. Después de un período de vida normal, termina con la muerte natural. El desperdicio de las inversiones creativas naturales y humanas que constituyen la historia de una vida normal, ocurre cuando esa progresión normal se ve frustrada por la muerte, prematura o no. Cuán lamentable ello sea -el tamaño de la frustración- depende de la fase de la vida en que ocurre, pues la frustración es mayor si la muerte sucede después de que la persona ha realizado una inversión personal significativa en su propia vida, y menor si ocurre después de que alguna inversión ha sido sus-

[50] CIRUZZI, *La selección embrionaria: cuando la justicia prohíbe aquello legalmente permitido*, *Microjuris*, MJ-DOC-5654-AR | MJD5654.

tancialmente concretizada o tan sustancialmente concretizada como pudiera ser”[51].

Por esta razón, lo mejor es enfrentar los distintos argumentos. Uno de los mayores temores en la legalización de la ayuda en el morir es que esta se volcará sobre pacientes vulnerables, coaccionados por médicos inescrupulosos y parientes codiciosos. Pero la experiencia en Oregon, donde está legalizada desde 1997, demuestra lo contrario. Aquellos que eligen el suicidio asistido son personas bien educadas, con seguro de salud y que reciben cuidados paliativos. Están motivados por el dolor, así como por el deseo de preservar su propia dignidad, autonomía y calidad de vida. Asimismo, los Países Bajos tienen uno de los mejores sistemas de cuidados paliativos en el mundo, y a la vez contemplan la legalidad de la eutanasia, aun en menores de edad.

Ahora bien, afirmar que existe un derecho a morir supone interrogarnos acerca del rol del Estado: ¿estaremos frente a una mera obligación de abstención, donde el Estado se declara prescindente y permite que cada uno de nosotros escoja la forma de muerte que mejor le siente? ¿O estaremos frente a una obligación positiva, donde el Estado no solo reconoce mi derecho a morir, no solo me garantiza la posibilidad de su ejercicio, sino que además me dota de los medios a través de los cuales puedo hacerlo efectivo?

El fundamento constitucional, filosófico y legal del derecho a morir ha recibido expreso reconocimiento en diversas sentencias del derecho comparado, que, por su importancia y representatividad cultural, iremos citando textualmente.

La primera de ellas es el caso “Carter v. Canada (Attorney General)”[52]. La sentencia de primera instancia, que ya había realizado importantísimas consideraciones jurídicas y bioéticas, data del 2012. Los actores (Lee Carter, Hollis Johnson, William Schiochet y Gloria Taylor) cuestionaron la constitucionalidad de la ley de suicidio asistido, por discriminatoria, dado que, como pacientes que sufrían de esclerosis lateral amiotrófica, consideraban que dicha normativa los excluía arbitrariamente de la posibilidad de acceder a ejercer su derecho a un

[51] Dworkin, *Life's dominion*.

[52] SC Canadá, 2015, “Carter v. Canada (attorney general)”, 35591.

buen morir, en la medida en que solo se reconocía la alternativa de solicitar una prescripción médica para suicidarse, pero debiendo ser el mismo paciente quien tomara la medicación así indicada. Ello llevaba a la paradoja de que estos pacientes se vieran obligados a acabar con su vida, antes de considerar que ella carecía de toda buena calidad, de manera de estar en condiciones de poder tomar la medicación por sí mismos, o permanecer vivos aun en contra de sus deseos, con una pésima calidad de vida, porque al llegar a ese punto la propia evolución de su enfermedad no les permitiría suicidarse y deberían acudir a un tercero que les suministrara la medicación, cosa que estaba prohibida, al tipificar un caso de eutanasia (ilegal en esos momentos en Canadá).

La Corte canadiense afirmó: "El derecho a la vida está involucrado en aquellas situaciones en las que la ley o la acción estatal impone la muerte o aumenta el riesgo de muerte en una persona, sea directa o indirectamente. En el caso en estudio, la prohibición establecida en el Código Penal priva a algunos individuos de su derecho a la vida debido a que acarrea como consecuencia que ellos mismos deban quitarse su propia vida de manera prematura, por el solo temor de que no podrán hacerlo cuando alcancen el punto exacto donde el sufrimiento resulte intolerable. Los derechos a la libertad y a la integridad personal, relacionados con principios como la dignidad y la calidad de vida, también han sido vulnerados. La respuesta individual a una condición médica irreversible y grave, es una cuestión crítica a su autonomía y dignidad. La prohibición niega a las personas en esta situación el derecho a tomar decisiones en orden a su integridad corporal y al cuidado médico, por lo que conculca la libertad. Y al prolongar un sufrimiento intolerable, ataca su integridad.

La prohibición establecida en el Código Penal impone una carga desproporcionada sobre aquellas personas que presentan discapacidades físicas, ya que solo les permite provocarse la muerte por deshidratación y hambre [...] vulnerando su derecho a recibir un igual trato [...] la prohibición sobre el suicidio médicamente asistido conlleva el efecto de forzar a algunos individuos a acabar con sus vidas prematuramente, por el temor de que serán incapaces de hacerlo cuando lleguen al momento en que el sufrimiento se vuelva intolerable [...]

Muchos especialistas que han depuesto ante este tribunal han señalado la necesidad de adoptar un enfoque mucho más amplio y cualitativo acerca del derecho a la vida. Han destacado que el derecho a la vida no se limita a preservar la vida, sino que además protege la calidad de esa vida y en consecuencia el derecho a morir con dignidad. Otros, remarcan que el derecho a la vida protege la autonomía personal y las nociones fundamentales de autodeterminación y dignidad, lo cual incluye el derecho a determinar si acabar o no con la propia vida. En su disidencia ante el Tribunal de Apelaciones, Finch C. J. B. C. aceptó el argumento que afirma que el derecho a la vida protege algo más que la mera existencia física [...] conforme este punto de vista, el interés por la vida está 'íntimamente conectado con la forma en que cada persona valora su experiencia vital. El punto en el cual se pierde el significado de la vida, cuando los atributos positivos de la vida están tan disminuidos que desvalorizan la vida [...] es una decisión intensamente personal que cada uno tiene el derecho de realizar para sí mismo'. De la misma forma, en su disidencia en *Rodríguez*, Cory J. aceptó que el derecho a la vida incluye el derecho a una muerte con dignidad, con fundamento en que 'morir es una parte integral de la vida'.

No acordamos con la afirmación de que el derecho a la vida *demanda* una absoluta prohibición de la ayuda a morir, o que las personas no pueden 'disponer' de su derecho a la vida. Si así fuera, esto crearía una 'obligación de vivir', más que un 'derecho a vivir' y llevaría a cuestionar la legalidad de cualquier consentimiento a la suspensión o negativa a un tratamiento de sostén vital. La santidad de la vida es uno de los valores sociales fundamentales, y la Sección 7 hunde sus raíces en un profundo respeto al valor de la vida humana. Pero también reafirma la vida, la libertad y la seguridad de la persona durante su transcurrir a la muerte. Es por esta razón que la santidad de la vida 'no exige que toda vida humana sea preservada a cualquier costo', tal como fue decidido en *Rodríguez*. Y es por esta razón que el derecho ha venido a reconocer que, en ciertas circunstancias, la decisión individual acerca del final de la vida debe ser respetada (los destacados son del original).

Bajo los derechos a la libertad y a la integridad personal encontramos la preocupación por la protección de la autonomía y dignidad personal. La libertad protege 'el derecho fundamental de realizar las elecciones personales sin interferencia del Estado' [...] El derecho a la integridad personal importa 'la noción de la autonomía personal que supone el control sobre la integridad corporal sin interferencia del Estado', lo cual importa proteger la integridad física y psicológica de un individuo de la interferencia estatal cuya acción pueda causar un grave sufrimiento físico o psicológico.

El *a quo* consideró que la prohibición en la asistencia en la muerte limitó el derecho a la libertad e integridad personal de la señora Taylor, al interferir con 'el proceso fundamentalmente importante de toma de decisiones médicas personales' provocándole dolor y estrés psicológico y privándola de ejercer control sobre su propia integridad corporal [...] destacando que las personas grave e irremediablemente enfermas como la actora 'veían negada la oportunidad de tomar decisiones que son tal vez muy importantes para su sentido de dignidad e integridad personal y resultan consistentes con sus valores vitales y reflejan su propia experiencia de vida'.

La respuesta individual a una condición médica grave e irreversible es una cuestión crítica a la dignidad y autonomía. El ordenamiento jurídico permite que las personas en este tipo de situación puedan solicitar sedación paliativa, rechazar hidratación y nutrición artificial o requerir la suspensión de todo soporte vital, pero les niega el derecho a solicitar asistencia médica en el morir. Esta medida interfiere con su capacidad para tomar decisiones relacionadas con su integridad corporal y su cuidado médico, lo cual violenta su libertad. A su vez, permitiendo que pacientes como la señora Taylor continúen padeciendo un sufrimiento intolerable, conculca su integridad personal [...] este derecho a 'decidir el propio destino' autoriza a los adultos a dirigir el curso de su propio cuidado médico [...]

El derecho a la autodeterminación médica no se encuentra viciado por el simple hecho de que su ejercicio pueda acarrear graves riesgos o consecuencias, incluyendo la muerte. Es el mismo principio que subyace en aquellos casos referidos al derecho a negarse a aceptar tratamientos médicos o a demandar la suspensión o abstención de todo soporte vital.

En *Blencoe*, la mayoría de esta Corte decidió que la libertad se encuentra involucrada en 'aquellas situaciones en que la coacción estatal o las prohibiciones afectan las opciones vitales de manera importante y fundamental' [...] resulta claro que aquel que solicita suicidio médicamente asistido lo hace porque sufre de manera intolerable como resultado de una tremenda e irremediable condición médica y solicita tal medida 'basado en una profunda y personal creencia acerca de su deseo de vivir y de cómo morir' [...] en esa oportunidad, los jueces describieron este tipo de decisiones como aquellas que para determinadas personas resultan 'muy importantes a su sentido de dignidad e integridad personal, consistentes con sus valores personales y que reflejan su experiencia vital' [...] Esta decisión se enraíza en su deseo de control sobre su integridad corporal, representa su profunda respuesta personal al dolor grave y al sufrimiento. Al denegarles la oportunidad de realizar tal opción, esta prohibición vulnera su libertad e integridad. Como ya fue dicho, esta interpretación no solo reconoce el valor de la vida, sino que además honra el rol que la autonomía y la dignidad desempeñan al final de la vida".

Por su parte, la sentencia T-970/14 de la Sala Novena de la Corte Constitucional colombiana se pronunció sobre el derecho a morir con dignidad en un caso de una paciente con cáncer de colon con múltiples metástasis y franco e irreversible deterioro, quien solicitó que se le aplicara "el procedimiento de eutanasia", solicitud que fue rechazada por el equipo tratante.

Afirma que "la sentencia C-239 de 1997 sentó las bases para el reconocimiento de la eutanasia. La Corte estableció la constitucionalidad de la despenalización del homicidio por piedad en aquellos casos en los que el profesional de la salud lo realice, siempre que se cuente con consentimiento del paciente y se trate de una enfermedad terminal. En segundo lugar, señaló que la muerte digna es un concepto que admite diferentes consideraciones. En todo caso, cuando un paciente que padece una enfermedad sin ninguna posibilidad de recuperación, el médico tratante debe seguir ciertos pasos a fin de o bien disminuir su dolor, en última instancia, realizar la eutanasia. Así, *i*) debe asegurarse que el paciente o quien lo represente esté completamente informado para tomar decisiones. Igualmente, *ii*) deben tomar todas las medidas necesarias para aliviar el dolor físico y mental. Adicionalmente, *iii*) tendrán que adoptarse las medidas terapéuticas conforme a las condiciones del paciente. En algunos casos, no prolongar innecesariamente la vida o muerte si no existen posibilidades razonables de recuperación. Finalmente, *iv)* como última medida y en un porcentaje menor de casos, debe sugerir, previa confirmación del diagnóstico e información detallada al paciente, practicar la eutanasia [...] algunas veces es una decisión difícil para un médico, por lo cual puede conformarse un comité de ética médica".

Asimismo, advirtió que la eutanasia "es tan solo un procedimiento para proteger el derecho a morir dignamente".

Y continuó diciendo: "La Corte sostuvo que el homicidio por piedad es la acción de quien actúa motivado únicamente por poner fin al intenso sufrimiento de otra persona. Así, indicó que la doctrina ha dicho que ese tipo de actos se denominan homicidios pietísticos o eutanásicos. En consecuencia, quien prive de su vida a alguien por motivos diferentes a poner fin al sufrimiento, 'como el económico, no puede ser sancionado conforme a este tipo'. Así, este delito contiene un tipo penal que 'precisa de unas condiciones objetivas en el sujeto pasivo, consistentes en que se encuentre padeciendo intensos sufrimientos, provenientes de lesión corporal o de enfermedad grave o incurable, es decir, no se trata de eliminar a los improductivos, sino de hacer que cese el dolor del que padece sin ninguna esperanza que termine su sufrimiento'[53]. En todo caso, puntualizó, 'el comportamiento no es el mismo cuando el sujeto pasivo [...] se opone a la materialización del hecho porque, a pesar de las condiciones físicas en las que se encuentra, desea seguir viviendo hasta el final, al de aquel que realiza la conducta cuando la persona consiente el hecho y solicita que le ayuden a morir'[54]. Como se señaló, el consentimiento sería el concepto determinante para permitir, o mejor, para despenalizar la eutanasia.

Pues bien, la piedad es un estado afectivo que incide en la imputación de un delito, como en casos del estado de ira e intenso dolor consagrado en la legislación penal. En ese último evento, la ira e intenso dolor funge como una causal de atenuación punitiva. La diferencia con el homicidio por piedad consiste en que el móvil de la piedad no radica en actuar en

[53] CConst Colombia, sentencia C-239 de 1997.

[54] CConst Colombia, sentencia C-239 de 1997.

favor de sí mismo, sino de otro. En consecuencia, quien mata a otro para evitar que siga padeciendo de intensos sufrimientos persigue, en principio, un fin altruista que ha llevado al legislador a establecer un tipo penal independiente del delito de homicidio simple o agravado. Para el legislador no es lo mismo alguien que provoque la muerte de una persona persiguiendo fines pietísticos, que propósitos egoístas.

Sin embargo, por la complejidad del asunto y evitando malas prácticas, el mismo legislador previó elementos objetivos del tipo penal sin los cuales no puede hablarse de fines altruistas en la conducta del actor. Así, 'no basta el actuar conforme a un sentimiento de piedad, ya que es necesario [...] que el sujeto pasivo tenga intensos sufrimientos derivados de lesión corporal o enfermedad grave o incurable'. Así, no existe homicidio eutanásico cuando quiera que un individuo mata a otro 'que no padece esos sufrimientos, aun cuando invoque razones de piedad. En este caso, que constituye un homicidio simple, o incluso agravado, la muerte es el producto del sentimiento egoísta del victimario, que anula una existencia, porque a su juicio no tiene ningún valor'. En el mismo sentido, en el homicidio por piedad 'el sujeto activo considera a la víctima como una persona con igual dignidad y derecho, pero que se encuentra en una situación tal de sufrimiento, que la muerte puede ser vista como un acto de compasión y misericordia'.

Ahora bien, cuando en el caso del homicidio piadoso media el consentimiento del sujeto pasivo, la situación varía radicalmente. En aquella oportunidad la Corte admitió que en algunos escenarios la aquiescencia en una conducta presuntamente delictiva, no solo puede ser causal de antijuridicidad (como el caso del hurto, daño en bien ajeno, secuestro, extorsión), sino también en otros escenarios puede una circunstancia que atenúa la pena e incluso el consentimiento del sujeto pasivo es considerado como una exclusión total de responsabilidad penal.

La Corte sostuvo que el consentimiento en la legislación penal tiene incidencia y que puede llegar a reconfigurar el tipo penal que se pretende aplicar. Para llegar a esa conclusión, se preguntó cuál es el valor normativo y moral del derecho a la vida y la autonomía personal, a la luz de la Constitución de 1991. En ese orden, indicó que si bien existe consenso en que la vida es el presupuesto indispensable para disfrutar otros derechos, el punto sobre el cual recaía la discusión sería en torno al deber de vivir cuando una persona sufre una enfermedad incurable. Así, existen al menos dos posiciones: '*1*) La que asume la vida como algo sagrado, y *2*) aquella que estima que es un bien valioso pero no sagrado, pues las creencias religiosas o las convicciones metafísicas que fundamentan la sacralización son apenas una entre diversas opciones'[55].

De la misma manera que estaría mal obligar a un médico cuyas concepciones religiosas le impedirían realizar un determinado procedimiento, también sería constitucionalmente inadmisible obligar a una persona a vivir cuando no lo quiere [...] Se admite que, en circunstancias extremas, el individuo pueda decidir si continúa o no viviendo, cuando las circunstancias que rodean su vida no la hacen deseable ni digna de ser vivida, v. gr., cuando los intensos sufrimientos físicos que la persona padece no tienen posibilidades reales de alivio, y sus condiciones de existencia son tan precarias, que lo pueden llevar a ver en la muerte una opción preferible a la sobrevivencia. En Colombia, a la luz de la Constitución de 1991, es preciso resolver esta cuestión desde una perspectiva secular y pluralista, que respete la autonomía moral del individuo y las libertades y derechos que inspiran nuestro ordenamiento superior.

En consecuencia, la discusión sobre el deber de vivir y el derecho a morir dignamente no puede darse al margen de los postulados constitucionales que rigen las relaciones sociales. A pesar de que la doctrina moral, ética, religiosa, política, entre otras, nutran las posiciones sobre determinados asuntos, la Constitución de 1991 como norma superior es el parámetro de interpretación jurídica que tienen los agentes normativos a la hora de solucionar asuntos como el que actualmente ocupa a esta Sala, y que estudió la Corte en el año 97. De allí que la dignidad humana como principio y valor constitucional haya sido el fundamento para despenalizar el homicidio por piedad cuando se cumplan determinadas condiciones y reconocer el derecho a morir dignamente. Así lo dijo la Corte cuando sostuvo que a pesar de que la vida es necesaria para el goce de otros derechos, lo mismo sucede con la dignidad humana. Sin ella, difícilmente se garantiza la vida pues 'no puede reducirse a la

[55] CConst Colombia, sentencia C-239 de 1997.

mera subsistencia, sino que implica el vivir adecuadamente en condiciones de dignidad'[56].

Por eso ningún derecho es absoluto [...] En el caso de la vida, por ejemplo, la Corte desde sus inicios consideró que es posible limitarla para salvaguardar otros derechos, especialmente, el libre desarrollo de la personalidad y la autonomía personal. En sus consideraciones puntualizó que no era posible obligar a una persona a recibir un tratamiento médico cuando su decisión es descontinuarlo, a pesar de las implicaciones que ello tiene. Eso llevó a la Corte a sostener que 'los derechos fundamentales, no obstante su consagración constitucional y su importancia, no son absolutos y, por tanto, necesariamente deben armonizarse entre sí con los demás bienes y valores protegidos por la carta, pues, de lo contrario, ausente esa indispensable relativización, la convivencia social y la vida institucional no serían posibles'[57].

El deber constitucional del Estado de protección de la vida debe ser compatible con otros derechos como la dignidad y la autonomía [...] Si no fuera así, la vida se convertiría en un deber y por tanto su ejercicio dejaría de ser una garantía constitucionalmente legítima. Incluso, si los derechos se convierten en obligaciones, la idea misma de Estado social y democrático de derecho carecería de contenido. Por tanto, 'el Estado no puede oponerse a la decisión del individuo que no desea seguir viviendo y que solicita le ayuden a morir, cuando sufre una enfermedad terminal que le produce dolores insoportables, incompatibles con su dignidad'[58]. Es más, tampoco puede el Estado castigar a quien pone fin a la vida de un enfermo terminal cuando medie su consentimiento. Una lectura literal del artículo llevaría a la Corte a sostener que esa sería una causal de exclusión de la antijuridicidad.

En efecto, el deber de no matar encuentra excepciones en la legislación a través de figuras como la legítima defensa o el

[56] CConst Colombia, sentencia C-239 de 1997.

[57] CConst Colombia, sentencia C-578 de 1995, magistrado ponente Cifuentes Muñoz. Sobre el carácter no absoluto de los derechos fundamentales, ver también, entre otras, C-405 de 1993; C-454 de 1993; C-189 de 1994; C-355 de 1994; C-296 de 1995; C-522 de 1995; C-045 de 1996 y C-093 de 1995 (CConst Colombia, sentencia C-239 de 1997).

[58] CConst Colombia, sentencia C-239 de 1997.

estado de necesidad. En virtud de esas disposiciones, el daño no sería antijurídico. En el homicidio por piedad, cuando medie el consentimiento del sujeto pasivo, 'el carácter relativo de esta prohibición jurídica se traduce en el respeto a la voluntad del sujeto que sufre una enfermedad terminal que le produce grandes padecimientos, y que no desea alargar su vida dolorosa. La actuación del sujeto activo carece de antijuridicidad, porque se trata de un acto solidario que no se realiza por la decisión personal de suprimir una vida, sino por la solicitud de aquel que por sus intensos sufrimientos, producto de una enfermedad terminal, pide le ayuden a morir'.

Para excluir el carácter delictivo de la conducta, en primer lugar, como ya se dijo, *i*) debe mediar el consentimiento del sujeto pasivo. Pero ese consentimiento debe ser libre e informado, lo cual significa que debe ser manifestado por una persona 'con capacidad de comprender la situación en que se encuentra'. Es decir, el consentimiento implica que el paciente posee información seria, fiable y precisa, pero además cuenta con capacidad intelectual suficiente para tomar la decisión. Para garantizar ese consentimiento, *ii*) el sujeto activo debe ser un médico pues es él el único capaz de brindarle la información precisa al paciente, pero además las condiciones para morir dignamente. En caso de que no sea un médico, el consentimiento estará viciado y por tanto, habrá delito. En tercer lugar, *iii*) el paciente debe padecer una enfermedad terminal que le cause sufrimiento, pues sin ello el elemento subjetivo de la piedad desaparecería.

Lo importante de la sentencia C-239 de 1997 es que, por un lado, permitió la práctica de la eutanasia y otros procedimientos tendientes a garantizar la dignidad del paciente, y segundo, elevó a la categoría de fundamental el derecho a morir dignamente.

'El derecho a morir dignamente, es un derecho fundamental'[59]. Así lo dijo la Corte en la sentencia C-239 de 1997 cuando indicó que 'el derecho fundamental a vivir en forma digna implica entonces el derecho a morir dignamente, pues condenar a una persona a prolongar por un tiempo escaso su

[59] Sobre el concepto de derecho fundamental, ver CConst Colombia sentencias T-491 de 1992; T-532 de 1992; T-571 de 1992; T-135 de 1994; T-703 de 1996; T-801 de 1998, entre otras.

existencia, cuando no lo desea y padece profundas aflicciones, equivale no solo a un trato cruel e inhumano, prohibido por la carta (CP, art. 12), sino a una anulación de su dignidad y de autonomía como sujeto moral'. Esta garantía se compone de dos aspectos básicos: por un lado, la dignidad humana y por otro, la autonomía individual. En efecto, la dignidad humana es presupuesto esencial del ser humano que le permite razonar sobre lo que es correcto o no, pero también es indispensable para el goce del derecho a la vida [...] este tribunal ha indicado que un derecho adquiere la categoría de fundamental cuando quiera que el derecho encuentre su fundamento en la dignidad humana.

En la sentencia T-881 de 2002 la Corte sostuvo 'que la comprensión de la dignidad humana ha partido de tesis naturalistas o esencialistas (dignidad humana hace referencia a condiciones intrínsecas de la persona humana) y se ha movido hacia posturas normativas y funcionales (dignidad humana guarda relación con la libertad de elección de un plan de vida concreto en el marco de las condiciones sociales en las que el individuo se desarrolle y con la posibilidad real y efectiva de gozar de ciertos bienes y de ciertos servicios que le permiten a todo ser humano funcionar en la sociedad según sus especiales condiciones y calidades, bajo la lógica de la inclusión y de la posibilidad de desarrollar un papel activo en la sociedad'[60].

A partir de lo expuesto, para esta Corte no cabe duda que el derecho a morir dignamente tiene la categoría de fundamental. Y ello es así por varias razones. Siguiendo sus razonamientos, esta corporación ha señalado que un derecho fundamental busca garantizar la dignidad del ser humano. Es decir, para que una garantía pueda ser considerada como fundamental, debe tener una estrecha relación con la dignidad como valor, principio y derecho de nuestro ordenamiento constitucional. En el caso de la muerte digna, la Sala de Revisión, al igual que la Sala Plena en la sentencia C-239 de 1997, considera que su principal propósito es permitir que la vida no consista en la subsistencia vital de una persona sino que vaya mucho más allá. Esos aspectos adicionales son propios de un sujeto dotado de dignidad que como agente moral, puede llevar

[60] CConst Colombia, sentencia T-881 de 2002.

a cabo su proyecto de vida. Cuando ello no sucede, las personas no viven con dignidad. Mucho más si padece de una enfermedad que le provoca intenso sufrimiento al paciente. En estos casos, ¿quién si no es la propia persona la que debe decidir cuál debería ser el futuro de su vida? ¿Por qué obligar a alguien a vivir, en contra de su voluntad, si las personas como sujetos de derecho pueden disponer ellos mismos de su propia vida? [...] Lejos de ser preguntas abiertas, los interrogantes planteados muestran la estrecha relación que tiene el derecho a la muerte digna con la dignidad humana. En criterio de esta Sala, morir dignamente involucra aspectos que garantizan que luego de un ejercicio sensato e informado de toma de decisiones, la persona pueda optar por dejar de vivir una vida con sufrimientos y dolores intensos. Le permite alejarse de tratamientos tortuosos que en vez de causar mejoras en su salud, lo único que hacen es atentar contra la dignidad de los pacientes. Cada persona sabe qué es lo mejor para cada uno y el Estado no debe adoptar posiciones paternalistas que interfieran desproporcionadamente en lo que cada cual considera indigno. Recuérdese la sentencia C-239 de 1997 cuando dijo que 'el Estado no puede oponerse a la decisión del individuo que no desea seguir viviendo y que solicita le ayuden a morir, cuando sufre una enfermedad que le produce dolores insoportables, incompatibles con su idea de dignidad'. Algunas enfermedades son devastadoras, al punto de producir estados de indignidad que solo pueden ser sanadas con la muerte. El fin del derecho a morir dignamente, entonces, es impedir que la persona padezca una vida dolorosa, incompatible con su dignidad. Eso se da cuando los tratamientos médicos realizados no funcionan o sencillamente cuando el paciente, voluntariamente, decide no someterse más a esos procedimientos pues considera, según su propia expectativa, que es indigno la manera como está viviendo.

Así las cosas, el derecho a morir dignamente es un derecho autónomo, independiente pero relacionado con la vida y otros derechos. No es posible considerar la muerte digna como un componente del derecho a la autonomía, así como tampoco es dable entenderlo como una parte del derecho a la vida. Sencillamente, se trata de un derecho fundamental complejo y autónomo que goza de todas las características y atributos de las demás garantías constitucionales de esa categoría. Es un derecho complejo, pues depende de circunstancias muy particulares para constatarlo, y autónomo, dado que su vulneración no es una medida de otros derechos. En todo caso, es claro que existe una relación estrecha con la dignidad, la autonomía y la vida, entre otros.

La Corte Constitucional mediante la ya tan mencionada sentencia C-239 de 1997 declaró que el derecho a morir dignamente es un derecho fundamental. La discusión parece estar zanjada pues este tribunal, luego de un ejercicio argumentativo e interpretativo de la Constitución, reconoció que el derecho a morir dignamente es un derecho fundamental. En efecto, sostuvo que 'el deber del Estado de proteger la vida debe ser entonces compatible con el de la dignidad humana y al libre desarrollo de la personalidad [...] el derecho a vivir en forma digna implica entonces el derecho a morir dignamente.

Dotar de mayor seguridad jurídica y precisión técnica algunos conceptos y blindar legislativamente la voluntad del paciente. Lo que se buscó fue que los médicos supieran con certeza cuándo estaban cometiendo un delito, de manera que no solo se vieran beneficiados ellos sino también los enfermos.

Advierte la Corte que en casos como el examinado, la ausencia de una regulación del derecho a morir dignamente se convierte en una barrera para su materialización. Por ese motivo, considera la Sala que, en aras de garantizar el goce efectivo del derecho fundamental analizado en esta providencia, se darán algunas pautas normativas para facilitar su ejercicio, sin perjuicio de que el Congreso de la República en desarrollo de la cláusula general de competencia en materia legislativa que le adscribe la Constitución, y tomando en cuenta las directrices trazadas en esta decisión, proceda a su regulación.

La violación del derecho de la accionante a decidir cómo y cuándo morir se concretó en su imposibilidad de finiquitar el dolor que experimentaba por medio del procedimiento que consideraba más adecuado para el efecto.

Los procedimientos para la garantía del derecho fundamental a morir dignamente deberán atender a los siguientes criterios:

a) Prevalencia de la autonomía del paciente: los sujetos obligados deberán analizar los casos atendiendo siempre a la voluntad del paciente. Solo bajo situaciones objetivas e imparciales, se podrá controvertir esa manifestación de la voluntad.

b) Celeridad: el derecho a morir dignamente no puede suspenderse en el tiempo, pues ello implicaría imponer una carga excesiva al enfermo. Debe ser ágil, rápido y sin ritualismos excesivos que alejen al paciente del goce efectivo del derecho.

c) Oportunidad: se encuentra en conexión con el anterior criterio e implica que la voluntad del sujeto pasivo sea cumplida a tiempo, sin que se prolongue excesivamente su sufrimiento al punto de causar su muerte en condiciones de dolor que, precisamente, quiso evitarse.

d) Imparcialidad: los profesionales de la salud deberán ser neutrales en la aplicación de los procedimientos orientados a hacer efectivo el derecho a morir dignamente. No pueden sobreponer sus posiciones personales sean ellas de contenido ético, moral o religioso que conduzcan a negar el derecho. En caso que el médico alegue dichas convicciones, no podrá ser obligado a realizar el procedimiento, pero tendrá que reasignarse otro profesional.

En todo caso, esta providencia deberá ser interpretada con base en los criterios adicionales previstos en la sentencia C-239 de 1997".

En "Baxter v. Montana", la Corte Suprema de Montana sostuvo que los médicos que proveen asistencia en la muerte a los enfermos terminales, pacientes adultos competentes, están protegidos de responsabilidad criminal por el consentimiento del paciente[61]. El tribunal no entró a analizar los argumentos sobre los derechos constitucionales involucrados en el caso, sino que decidió conforme la legislación criminal estatal. Esta contempla que el consentimiento para la realización de un acto típico justifica la acción a menos que sea contra el orden público. La Corte afirmó que la autonomía del paciente al final de la vida, así como el deber médico de respetar los deseos del paciente, se encuentran reconocidos por la legislación estatal y en consecuencia no contrarían el orden público. Como resultado de ello, el consentimiento del paciente para la prescripción de drogas letales es una causa de justificación para el crimen de homicidio en aquellas situaciones en que un paciente competente, enfermo terminal, toma la decisión de tomar o no la medicación indicada.

[61] WL 5155363, 2009, "Baxter v. Montana".

En "Morris v Brandenberg", el Tribunal del Segundo Distrito Judicial de Nuevo México afirmó que "el interés en la libertad, seguridad y felicidad de un paciente competente, enfermo terminal, para elegir 'ayuda en la muerte' constituye un derecho fundamental bajo la Constitución del Estado de New Mexico. Al decidir que la cláusula del debido proceso de la Constitución de New Mexico contiene el derecho a elegir la asistencia en la muerte, el tribunal reconoció que la Corte Suprema estadounidense negó la existencia de tal derecho bajo la Constitución federal, pero sostuvo que la Constitución de New Mexico reconoce mayores derechos que la Constitución federal"[62].

La última sentencia a la que queremos hacer referencia por su importancia en el reconocimiento y definición de un derecho a morir es el caso "Robert James Stransham-Ford", donde un paciente que padecía cáncer terminal en estadio 1+ solicitó se reconociera su derecho a requerir la asistencia médica al suicidio o la eutanasia[63].

En ella se afirma: "La ironía consiste en que desde nuestra infancia nos instan a asumir responsabilidad por nuestras vidas, pero cuando nos enfrentamos a la muerte, se nos dice que tal vez no podamos ser responsables de nuestra propia muerte. Y existen muchas otras consideraciones irónicas en este contexto. Podemos elegir nuestra educación, nuestra profesión, podemos decidir casarnos, vivir de acuerdo con nuestras propias preferencias, podemos consentir o rechazar un tratamiento médico, podemos decidir tener hijos o no, inclusive abortarlos en determinadas circunstancias, podemos practicar control de la natalidad, podemos morir en el campo de la batalla por nuestra patria [...] pero no podemos decidir cómo morir [...] la elección de un paciente como en el presente caso, resulta consistente con una sociedad democrática y abierta, y los valores y normas expresados en su Declaración de Derechos. Obviamente, no existe ninguna obligación de renunciar al derecho a la vida [...] la nueva ironía es que el propio Estado sanciona la muerte cuando resulta mala para la persona, pero la niega cuando la muerte es buena [...]

[62] D-202-CV 2012-02909 (NM 2d Jud Dist Jan 13, 2014) "Morris v. Brandenberg".

[63] High Court of South Africa, North Gauteng High Court, "Robert James Stransham-Ford", nº 27h01/15.

Con fundamento en las cuestiones traídas a estudio, concuerdo en que no existe ninguna dignidad en *1.* tener grave dolor en todo el cuerpo; *2.* estar atontado por la medicación opioide; *3.* no ser consciente de mi contexto y de mis afectos; *4.* estar confundido y sin capacidad de comprensión; *5.* ser incapaz de cuidar de la propia higiene; *6.* morir en un hospital u hospicio alejado del hogar; *7.* morir, en cualquier momento, sin ser capaz de interaccionar con el mundo circundante y los seres queridos, sin poder despedirse de ellos".

Por su parte, DWORKIN remarca: "No tendré los próximos 50 años de la manera en que planeo, pero por lo menos puedo controlar mi muerte"[64], y asegura que los dos grandes interrogantes al final de la vida son: establecer cuál es la decisión correcta, independientemente de quien la tome, y cómo deberíamos pensar el cuándo y el cómo morir. Se centra en una paradoja que ha sido reiteradamente sostenida por los defensores de la constitucionalidad del "derecho a morir": "La prohibición legal produce el resultado aparentemente irracional que la gente puede elegir morir dolorosas muertes negándose a comer, o rechazando tratamientos que pueden mantenerlos vivos, o siendo desconectados de respiradores y sofocándose, pero no pueden elegir una rápida, indolora muerte que sus médicos podrían proveerles fácilmente".

Debe además reconocerse que la discusión contemporánea en este tema se centra en el papel del médico como responsable potencial de administrar eutanasia o aconsejar o ayudar en el suicidio asistido. Este hecho podría desviar la atención de otros dos puntos centrales. El primero es si tiene un enfermo terminal derecho a decidir sobre su propia muerte; el segundo si puede un Estado administrar la muerte en esos casos. Sin embargo, el médico se enfrenta con un gran compromiso moral. Nadie duda de que la vida humana es un bien único y constituye la célula fundamental de la sociedad. Desde lo más antiguo de la profesión, el deber de todo galeno ha sido el de no hacer daño (*primum non nocere*); tempranamente, desde la ceremonia de graduación, los médicos juran respetar dos principios básicos, el de beneficencia y el de no maleficencia. La legalización de las prácticas relacionadas al fin de la vida de pacientes termi-

[64] DWORKIN, *Life's dominion.*

nales, desde un punto de vista ético, implicaría un cambio de fondo en la concepción del deber profesional del médico.

Este dilema ha sido muy bien expuesto por Tony Yang y Farr Curlin, quienes destacan que, "si la profesión médica acepta el suicidio médicamente asistido, estaría reconociendo decisivamente que los médicos son meros proveedores de servicios, a ser guiados solo por los deseos del paciente individual, la voluntad del Estado o por terceras partes, y por aquello que la ley permite. La idea de la medicina como profesión, la cual involucra un compromiso compartido de cuidar a las personas que están enfermas y debilitadas de manera de restaurar su salud, rápidamente se desvanecería en la memoria. Aquellos convertidos en vulnerables por la enfermedad y la debilidad, a quienes los propios médicos deben su solidaridad como médicos, tendrán muchas menos razones para confiarse al cuidado médico [...] Inclusive, la razón por la que los médicos disfrutan de una confianza social, es porque desde Hipócrates, los médicos han mantenido la solidaridad con aquellos enfermos y discapacitados, procurando solo curar y negándose a emplear sus habilidades y poderes para dañar. Esa es la razón por la que 'Médicos sin Fronteras' atienden a los soldados talibanes heridos. Es la razón por la que los médicos se han negado a participar en la ejecución de la pena de muerte, o a convertirse en combatientes, o a cooperar en la tortura. Es la razón por la que los médicos se han negado a ayudar a los pacientes a suicidarse. Muchos pacientes que padecen enfermedades terminales temen sufrir dolor intolerable u otros síntomas de disconfort. El papel de los médicos es cuidar de ellos en su enfermedad de manera de aliviar el sufrimiento. Muchos pacientes temen a la sola idea de la discapacidad y debilidad. El papel de los médicos es mantener la solidaridad con aquellos que tienen su salud debilitada, no considerar que la debilidad convierte a la vida de un paciente en inútil y sin importancia"[65].

La relación médico-paciente se sustenta en valores éticos y morales caros a nuestra tradición humanista y personalista. Se construye en el día a día, con avances y retrocesos, con dudas, temores, sinsabores, alegrías y muy pocas certezas. A ello debe sumarse que el equilibrio entre los intereses, derechos y obliga-

[65] Gostin - Roberts, *Physician assisted in dying: a turning point?*, "JAMA", vol. 315, nº 3, 2016, p. 249 y 250.

ciones en juego usualmente es precario e inestable, tanto es así que cualquier intervención ajena en esa relación puede desencadenar una reacción que finalmente pulverice ese delicado equilibrio.

Es por ello que entendemos que los derechos en juego requieren de todos nosotros, como sociedad y desde el ámbito propio de participación, una actitud responsable y comprometida, un esfuerzo adicional que tienda a la realización armónica de todos los intereses presentes de cada uno de los sujetos involucrados en la relación asistencial, tanto directa como indirectamente.

La objeción más relevante a la participación médica en estas situaciones descansa en su inconsistencia con los objetivos moralmente legítimos de la medicina; en especial, la obligación del médico de ayudar y no dañar al paciente. El argumento es que los médicos nunca deben intencional y directamente privar de la vida humana o asistir a alguien en ese cometido. De cualquier forma, la validez de este argumento ha sido seriamente cuestionada por importante literatura bioética que defiende a los médicos que, bajo ciertas circunstancias, asisten en el suicido de una persona o ejecutan eutanasia voluntaria. Otros autores afirman que el punto de vista convencional en la ética médica que prohíbe a los médicos intencionalmente causar la muerte o acortar la vida descansa sobre una ficción moral insostenible.

La base ética para la aceptación de la participación del médico en el suicidio asistido o en la eutanasia voluntaria se encuentra en el principio de que los médicos deben intervenir en las vidas de las personas solo si cuentan con su consentimiento y en el hecho de que la persona involucrada ha aceptado voluntariamente que el médico participe en la finalización de su vida.

Una crítica fundamental se centra en que, si los médicos son vistos como facilitadores de la muerte, los pacientes podrían creer que sus médicos no siempre actúan en su mejor interés.

Los ciudadanos de Oregon y Washington que votaron para legalizar el suicidio asistido aparentemente no estuvieron preocupados por la pérdida de confianza en sus médicos. No existe evidencia empírica que demuestre que la gente en cada uno de esos Estados perdió confianza en los médicos que han indicado medicación letal o en la profesión en general. Más aún, no existe evidencia de que la gente haya perdido confianza en los veterinarios para el cuidado de sus mascotas, aun cuando rutinariamente practican la eutanasia.

Finalmente, otros oponentes han considerado que la participación médica es moralmente objetable porque llevaría a la participación de los médicos en otro tipo de muertes incorrectas. No existe evidencia que una a médicos que han participado en asistencia al suicidio o eutanasia con otro tipo de prácticas ilícitas.

El interés público (en la autonomía, la libertad, la privacidad, la ausencia del sufrimiento y la pérdida de una vida significativa) en la participación de los médicos en el suicidio asistido y en la eutanasia requiere que estos profesionales sean protegidos de cualquier reclamo judicial que pueda originarse en este tipo de actos.

Es cierto que reconocer derechos vinculados a la decisión de la propia muerte supone revisar las concepciones hegemónicas acerca del sentido de la muerte en la condición humana y examinar el alcance de las libertades individuales. Ello debería conducir a reformar e instituir nuevos órdenes legales que reflejen, entre otras cosas, el grado de legitimidad, de aceptación social, que pueden tener ciertas conductas controvertidas y optativas.

El mayor obstáculo está dado por la misma experiencia histórica: el nacionalsocialismo aplicó un sistema selectivo de eliminación de aquellos sujetos que –por diversas razones– no encajaban en su concepción de "raza superior" y que constituían para la sociedad ya una carga, ya una molestia. Pero, a nuestro entender, esto no tiene que ver con la eutanasia y el concepto que hemos propuesto. Eutanasia como "buena muerte", conforme su etimología griega, implica la participación voluntaria del propio sujeto solicitante de su muerte y la actuación de un tercero que la facilite motivado por la intención de acabar con los sufrimientos intolerables de esa persona. Nada había de voluntario en las ejecuciones nazis; nada había de piadoso en su motivación.

Los aportes de la bioética han modificado radicalmente el panorama y dominio de las legislaciones nacionales, introduciendo una visión que interpela crudamente a la ley, como expresión general, perenne y universal. La particularidad de los principios bioéticos y la singularidad de su análisis imponen un cambio de prisma en las conductas individuales referidas al cuidado de la salud y la vida. La voluntad del paciente debe considerarse soberana en cuanto a su libre determinación de someterse o no a determinado acto médico. El paciente es el árbitro único e irreemplazable de la situación, aun cuando medie amenaza de vida, en función de su derecho personalísimo a disponer sobre su propio cuerpo, que debe ser respetado. En razón de ello, nos hemos interrogado profundamente acerca de si es correcto, ética, moral y profesionalmente, imponer obligatoriamente a una persona un determinado tratamiento, invadiendo sus aspectos más íntimos y personalísimos ligados a su intimidad, sus deseos, sus proyectos de vida, su forma de pensar en sí misma y en los otros. Frente a ello, pareciera que la única salida médica es mantener la vida a cualquier costo, sin tener presente cuál es la verdadera dimensión de la vida, y aun en contra de la propia voluntad del sujeto titular de esa vida. Entendemos primordial y fundante garantizar el respeto por el ser humano, de su dignidad y también creemos que cada vida resulta valiosa *per se*. Pero ello no significa que podamos imponer la obligación de conservar la vida aun contra la propia decisión del paciente. La opción no es "muera sin tratamiento médico" por haber rechazado una terapéutica determinada, sino elegir humanizar la historia de cada persona, en su calidad de ser único e irrepetible, y ello involucra necesariamente su final. El dilema no consiste en permitir o no el suicidio, sino en garantizarle al sujeto que, conforme su propia experiencia vital, sus propios valores y creencias, considera que su vida carece de todo sentido y se ha vuelto una carga para él mismo más que un derecho pueda tener un fin digno, sin mayor dolor, sin aislamiento, sin soledad.

Consideramos que la vida es un derecho, no una obligación. La vida, como tal, presenta un significado esencial solo para su titular, quien lo dota de contenido y valor. Tal significado resulta intransferible y la experiencia vital solo puede ser referida al propio sujeto. Aquello que resulta tolerable o no, aquello que constituye un valor, solo puede ser aprehendido en toda su dimensión por el propio individuo. Entendemos que el Estado no puede imponer la vida, no puede exigir a la persona que "viva a pesar de ella", ni mucho menos exigirle que tolere aquello que le resulta intolerable. Tal ha sido el concepto que nuestro sistema jurídico ha receptado: el suicidio no es un delito, la autolesión tampoco, porque se entiende que –más allá de la reprochabilidad religiosa o personal que tales conductas pueden originar– jurídicamente el Estado debe garantizar las decisiones personales que no afecten derechos de terceros, aun cuando ellas puedan resultar desvaliosas, incomprensibles o francamente "irracionales". El art. 19 de nuestra Const. nacional es claro al respecto, garantizando el principio de autonomía jurídica –mucho más amplio, incluso, que el principio bioético de autonomía y temporalmente anterior–, que supone respetar "el derecho a ser dejado a solas" (*the right to be let alone*, del derecho anglosajón) en la elección y ejecución de ese proyecto de vida único y personal. Es indiscutible que toda decisión personal repercute en terceros: nuestros afectos, la misma sociedad, se ven conmocionados frente a la opción de uno de sus integrantes que decide no seguir viviendo, que reivindica la muerte como último acto de libertad y dignidad. Pero nuestra norma constitucional no limita nuestras conductas autorreferentes sobre la base de sus repercusiones, sino solo cuando conculcan derechos de terceros o interfieren arbitrariamente con el proyecto de vida ajeno.

La bioética adjetiva el bien jurídico vida: la relevancia de la protección está dada por la dignidad de esa vida, no por su expresión meramente biológica. La dignidad es un concepto que, si bien polisémico, refiere al respeto y consideración del otro en cuanto y por el solo hecho de ser persona; derecho cuyo contenido será dado, principalmente, por el propio hombre en su singularidad.

Debemos interrogarnos acerca de cuáles son los límites de la protección jurídica del bien vida y cuál será la intensidad de esa protección. Debemos analizar si existe para el médico un deber jurídico de garantizar el bien vida más allá de la propia voluntad y libre decisión de su titular.

En este sentido, las directivas médicas anticipadas no intentan imponer decisiones, pero sí procuran otorgar un marco legal y ético adecuado para que aquellas personas, seres únicos, dueñas de sus vidas y sus muertes, que pretendan finalizar un proceso terminal doloroso, degradante e indigno puedan hacerlo de conformidad con sus propios valores. Para ello debemos comenzar, como sociedad, a entender que la muerte es parte del proceso de la vida, y que el valor vida es personalísimo e intransferible, aun cuando la misma sociedad esté interesada en cada uno de sus integrantes y en la conservación y protección de la vida de cada uno de ellos, dado que esto no puede lograrse por medio de una imposición ni de una obligación.

La autodeterminación y libertad individual de la persona solo deben retroceder en tanto y en cuanto se pueda ver vulnerada la dignidad humana con la renuncia al bien jurídico efectuada; por lo tanto, corresponde al Estado ser el guardián último de aquella, siempre debiendo respetar el principio de intervención mínima del derecho. El derecho en ningún caso debe actuar de forma puramente paternalista en orden a la protección de bienes jurídicos, sino que ha de flexibilizar el marco de los objetos de tutela en tal forma que, mediante su consentimiento, el individuo pueda plenamente disponer sobre sus bienes jurídicos individuales, en aras de configurar la libertad y la dignidad humana en el núcleo básico e irreductible para la existencia de una sociedad adecuada a los principios constitucionales propios de un Estado de derecho.

Desde nuestra visión, se trata de dotar de una cuota de sensatez y racionalidad a las decisiones que sobre la vida del otro en su etapa final los médicos a veces se ven impuestos de asumir, en muchas oportunidades sin ninguna otra referencia que no sea su propia moralidad, y que en el caso concreto pasan por alejarse de todo vitalismo obsesivo, a partir de la propia definición que el paciente en su más absoluta lucidez ha madurado, ponderado y así decidido.

Bien se ha escrito que atender a las voluntades anticipadas "significa una aceptación serena de las limitaciones del organismo, de la ciencia y de la técnica, en contra de actitudes prometeicas y fáusticas o de un respeto sacral a la vida no razonable"[66].

El deseo del paciente en cuanto a valorar su propia vida y hasta cuándo y cómo continuar viviendo es una expresión clara e indubitable del principio de autonomía. Debe recordarse que la vida es un derecho, no una obligación, y que un elemento esencial de ella es la posibilidad de disponibilidad respecto del bien jurídico. No existe un deber jurídico ni ético de vivir aun a pesar de nuestro propio deseo. La vida, si bien es uno de los derechos fundamentales, no es un derecho absoluto, al punto tal que el suicidio no está penado y el mismo Código Penal

[66] ELIZARI BASTERRA, *Bioética*, p. 191.

valora de muy distinta manera el bien jurídico vida conforme las condiciones que rodean al acto (v.gr., homicidio simple, aborto, homicidio justificado, homicidio en emoción violenta). Si la vida fuera un bien absoluto, todas las conductas (acciones y omisiones) que atacasen dicho bien jurídico deberían recibir la misma pena. Sin embargo, nuestro legislador ha decidido proteger con distinta intensidad ese mismo bien jurídico, dependiendo de los sujetos, del modo comisivo, de la motivación.

La opción no parece estar entre la muerte y muchos años de vida, sino entre morir en condiciones que la propia persona escoge o morir poco tiempo después en circunstancias dolorosas e indignas para ella.

Desde la óptica que proponemos, la vida –en su expresión meramente biológica– no es un bien ontológicamente absoluto. Frente a la cantidad de vida, el propio sujeto podrá ponderar otros derechos e intereses para él mucho más relevantes y merecedores de protección, como pueden ser la calidad de vida, su libertad y dignidad.

El verdadero dilema, al decir de Camus en *El mito de Sísifo*, no es cuándo comienza o termina la vida, o si existe un derecho a morir, sino si "la vida vale la pena ser vivida". Este es un interrogante que solo puede ser respondido en un aquí y ahora circunstanciado propio e intransferible de cada sujeto. La experiencia vital supone no solo el vivir (cómo, cuándo, cuánto), sino también el empoderarse de la propia muerte y reivindicarla como personal. Cuánto de carga intolerable, cuánto de infructuoso es ese "vivir", es una cuestión que solo puede ser evaluada en toda su magnífica complejidad por el propio sujeto.

También es cierto que abrir el juego a este derecho personalísimo implica rediscutir el rol del médico, no ya como "sanador" o como "dador de vida", sino como "garante y proveedor de la muerte".

En este orden de ideas debemos preguntarnos si el derecho penal puede inmiscuirse en la esfera de libertad de una persona de manera de tipificar como ilícito aquello que el propio sujeto entiende como su mejor (o única) opción.

La bioética interpela al derecho en general y al derecho penal en particular, cuestionando su propia función como regulador de las conductas humanas y su idoneidad para la resolución de los conflictos de derechos que surgen, por un lado, en la interrelación médico-paciente y, por otro, en las relaciones personales amparadas –específicamente– por el derecho a la intimidad. Por ello, se entiende la bioética como superadora del derecho penal, modificando su enfoque y sustrayendo de su dominio aquellas conductas que comprenden un ámbito de libre autodeterminación, de privacidad (en el sentido constitucional del término), pero que confrontan –mas no conculcan– derechos de terceros, para dotarlas de un marco más respetuoso de los derechos e intereses en juego, intentando conciliar aquello que –en principio– se presenta como contrapuesto y adverso. De ello resulta la obligación de redimensionar el rol del derecho penal en cuanto regulador de las conductas personales que implican la propia autolimitación de derechos y que –necesariamente– requieren la participación coadyuvante de terceros para poder garantizar la disponibilidad del bien jurídico. Entendemos que, desde este punto de vista que propiciamos, la función del derecho penal debería limitarse a impedir la violación del bien jurídico en aquellos casos en los que, arbitrariamente, un tercero intente suprimir la vida del titular contra su expresa voluntad. En las situaciones de libre decisión del titular del bien jurídico, el derecho penal debería ceder su lugar –fundamentalmente– a la bioética para que, en su caso a través mismo de la participación de un comité de ética y dentro del marco asistencial, se acompañe al médico y al paciente en el proceso de toma de decisiones que mejor respete la dignidad de la persona, lo cual implica –por propia definición– aquello que el mismo paciente considera que responde a su mejor interés.

Frente a ello, surge la necesidad de considerar las cuestiones al final de la vida como competencia propia del campo de la salud pública, el cual debe ser regulado primordialmente por normas científicas que faciliten el proceso de toma de decisiones en un marco de intimidad y respeto de los derechos de todos los involucrados, y con el Estado ejerciendo su rol de garantizador y contralor para fortalecer al individuo en el ejercicio de sus derechos individuales y evitar los abusos e irregularidades en el proceso de toma de decisiones.

Mientras nuestra sociedad se interpela y discute estas cuestiones, casos como el de M. no pueden tener una solución distinta a esperar que llegue la etapa agónica de la enfermedad y, entonces sí, el sufrimiento existencial podrá ser calmado a través de la sedación continua profunda. El paciente dejará de ser persona (en cuanto conciencia y autoconciencia, interacción con el medio circundante) para ceder paso a la muerte, que lentamente se apropiará de su cuerpo y su conciencia inertes; mientras que W. verá su propio cuerpo sometido a un tratamiento que ella no desea, pretendiendo salvar aquella vida a la que ella misma ha renunciado voluntariamente.

> "El derecho a elegir eliminar el dolor y el sufrimiento, y a morir con dignidad en el momento y lugar de nuestra elección, cuando estamos padeciendo una enfermedad terminal, es una parte integral de nuestro derecho a controlar nuestro propio destino" (California Statute, 1992).

La dignidad de la muerte parece estar en el acto de reivindicación de esa muerte como propia, en el empoderamiento que el sujeto realiza de su propia muerte. Rilke afirmaba: "Yo quiero morir de mi propia muerte, no de la muerte de los médicos"[67]. La dificultad de definir esta expresión es que hay tantos conceptos de "muerte digna" como personas hay en la tierra. El verdadero desafío es aceptar que el otro, tal vez no nosotros, puede no querer seguir viviendo, puede querer ignorar el proceso de deterioro y muerte, de manera de no ser consciente de su realidad, y que quizá los médicos deberán ajustar su rol a esta nueva exigencia: el paciente que no solo no quiere morir solo, no solo no quiere ver su final, sino que requiere que le garanticen su derecho a morir sin sufrimiento, aun cuando ello implique que su vida biológica se verá acortada.

Para el derecho penal significa, ni más ni menos, no solo redefinir su función en un Estado de derecho, personalista y humanista, donde imperan los principios de dignidad, *pro homine* y *pro libertate*, sino –fundamentalmente– reconocer sus propios límites[68].

[67] Ver Bègue, *Una mirada antropológica: Francisco Maglio*, "Criterio", nº 2215, 1998, con cita de Rilke.

[68] Respecto del valor de los interdisciplinario, expresa Zaffaroni: "Cuando en su construcción interdisciplinaria el horizonte o universo del saber penal se roza con otros, es correcto referirse a saberes tangentes, y cuando se superpone con otros, a saberes secantes. Estos tocamientos y superposiciones con otros saberes no son meros pedidos de auxilio a otras disciplinas sino verdaderas hipótesis de trabajo interdisciplinarias de las que ningún saber puede prescindir, so pena de caer en autismo o en prejuicio. Eso obedece a

En este sentido, si bien la teoría del delito nos permite que las decisiones al final de la vida puedan quedar abarcadas –en cada caso concreto– principalmente por una causa de exclusión de la culpabilidad (inexigibilidad de otra conducta frente al paciente muriente, en que ya no puede no solo curarse, sino ni siquiera paliarse el dolor si no es con la puesta en riesgo de uno de los bienes jurídicos en juego: vida, integridad y dignidad) o tal vez una causa de atipicidad (sea por renuncia del propio titular al bien jurídico, cesando el deber de garante del médico, o en los casos de adecuación del esfuerzo terapéutico, en cuanto ausencia de dolo o culpa, dado que la conducta no causa la muerte, sino que meramente permite que la muerte acontezca[69]), o una causa de atipicidad conglobante en los casos de sedación paliativa[70], dado que en ella el médico se mantiene en el rol de curar cuando es posible, aliviar a menudo, consolar siempre, según la clásica síntesis del médico francés ADOLPHE GUBLER, manteniendo hasta el final de la existencia de su paciente las proporciones entre calidad y cantidad de vida, al neutralizar el dolor y demás síntomas indeseables de un estado terminal, aunque tal paliación pueda redundar, indirecta o eventualmente, en un debilitamiento general del cuadro de aquel a quien asiste, y siempre pensando en que los actores intervinientes son paciente y médico, en cuanto sujeto pasivo y sujeto activo.

Si bien aplicable en otro contexto (la autopuesta en peligro de la víctima en actividades de riesgo), creemos que los fundamentos del principio penal de imputación a la víctima son

---

que el cultor de cualquier saber se maneja en la vida cotidiana con los conocimientos del lego respecto de otros ámbitos de la realidad ajenos a su saber y, por tanto, en cuanto a ellos es tan vulnerable al prejuicio como cualquiera de los demás humanos que participan de la sociedad y de su cultura. Si el conocimiento técnico respecto de esos ámbitos choca con los prejuicios, sufre los mismos problemas de redefinición del común de las personas, que le determinan los mismos mecanismos de defensa o de reclausura. Solo puede evitar el autismo y el prejuicio acudiendo a las hipótesis de trabajo interdisciplinario, lo que no implica que su saber pierda su horizonte ni su función, sino que la construcción de su sistema de comprensión se vuelve interdisciplinaria: no es interdisciplinario el saber particular, sino la obra del científico" (EUGENIO R. ZAFFARONI).

[69] MCGEE, *Acting to let someone die*, "Bioethics", vol. 29 nº 2, 2015, p. 74 a 81.

[70] NIÑO, *Eutanasia, muerte asistida y retiro de soporte vital*, "Derecho Penal", año I, nº 2, sep. 2012, p. 156.

enteramente aplicables al tema en estudio, puesto que el reconocimiento de la libertad como autodeterminación personal se proyecta también en el aspecto de la responsabilidad. Este principio, conocido también como actuación en riesgo propio, "se fundamenta en dos principios jurídicos básicos y correlativos: por un lado, en la libertad de la persona y, por el otro, en el principio de autorresponsabilidad"[71].

Lo cierto es que, analizadas las distintas alternativas terapéuticas al final de la vida, aquello que impacta al profesional de la salud es que, si bien los casos planteados en la jurisprudencia nacional han sido para reconocer el derecho del paciente al rechazo y limitación del tratamiento y aún no se ha presentado un cuestionamiento judicial a la conducta médica de adecuación de tratamiento ni se han registrado denuncias penales por eutanasia o suicidio asistido, esta realidad se da de bruces con la percepción subjetiva del equipo médico, que siente que su conducta podría ser reprochada jurídicamente o, al menos, puesta en entredicho. En este sentido, es verdaderamente ilógico para el equipo de salud que terceros ajenos a la relación asistencial puedan percibir su conducta siquiera como ilícita. Esta intolerancia y molestia no cede aun cuando –en el análisis de la estructura del delito– la mayoría de los funcionarios judiciales afirme la posible existencia de un tipo atenuado, de causas de justificación o de causas de exclusión de la culpabilidad, porque lo incoherente y absurdo –desde la perspectiva médica– es que una misma conducta pueda considerarse bioética y médicamente adecuada, y, a su vez, jurídicamente ilícita[72].

En efecto, más allá de las conductas de eutanasia y de suicidio médicamente asistido que son en la actualidad consideradas ilícitas en la mayoría de los ordenamientos jurídicos y para las cuales hemos propuesto la existencia de un derecho a morir con dignidad, que –de ser aceptado– convertiría esas conductas en alternativas terapéuticas totalmente válidas y procedentes

[71] Polaino Navarrete - Polaino Orts, "Autodeterminación personal y libertad. Implicaciones jurídico-penales", en AA.VV., *Legitimación del derecho penal.*

[72] Ciruzzi - Selandari, *Estudio descriptivo de la opinión de miembros de la justicia nacional en lo penal y civil (familia), en situaciones de limitación de soporte vital en pediatría*, "Revista de Derecho Penal y Procesal Penal", nº 9, sep. 2013.

al final de la vida, existen otras decisiones médicas que –como hemos podido apreciar– resultan no solo legítimas técnicamente, sino jurídicamente lícitas. Es el caso de la adecuación del esfuerzo terapéutico, los cuidados paliativos y la sedación al final de la vida. Es en esas particulares situaciones donde la *lex artis* y la praxis médica acompañada por el conocimiento científico dotan de fundamento legal a las decisiones médicas.

Como bien lo destaca Grosso García: "La problemática que se viene examinando tiene su génesis en la confusión de ámbitos dentro de los cuales operan tradicionalmente las perspectivas del derecho penal en relación con la manera como se delimita el ámbito de lo permitido y lo prohibido en el derecho penal. Por ello conviene dejar claro desde un principio que si bien es cierto, una cosa es la autorregulación de la conducta de los profesionales de la salud por parte de las instancias que se encargan de regular y controlar la actividad médica en sí misma, y otra cosa es la responsabilidad penal que de dicha actividad se derive, lo cierto es que nunca una actividad médica acorde a los presupuestos de su autorregulación puede ser penalmente relevante. Empero, desde la perspectiva que aquí se defiende, no resulta posible que una conducta pueda ser penalmente relevante sin ser contraria a las normas de la *lex artis* y de la ética médica. O, lo que es lo mismo, el desconocimiento de las normas que autorregulan la actividad médica es un presupuesto necesario pero no suficiente de la responsabilidad penal por dicha conducta"[73].

"Y no puede ser de otra manera, por cuanto, de lo contrario, se desvirtuarían los fundamentos del derecho penal como sistema de control de segundo nivel o control externo del sistema que se han venido perfilando aquí a partir de las concepciones valorativas. En efecto, si se asume que existe en las sociedades democráticas un amplio margen de configuración normativa de la sociedad dentro de los marcos de la autodeterminación de los distintos sistemas de comunicación, las normas que regulan la actividad médica deben ser un límite infranqueable de la conducta penalmente relevante, es decir que

[73] Grosso García, "La bioética como criterio delimitador de responsabilidad penal en la actividad médica", presentado en la materia Bioética y Derecho Penal, Doctorado, Cursos intensivos, Facultad de Derecho, Universidad de Buenos Aires, 2014.

lo que la propia actividad médica considera adecuado y lícito desde el punto de vista de sus criterios de autorregulación, no podría ser ilícito desde el punto de vista del derecho penal, porque esto implicaría una violación del principio de unidad del orden jurídico en virtud del cual una misma conducta no puede estar a la vez permitida y prohibida por un mismo ordenamiento jurídico por cuanto ello implicaría un desquiciamiento de la norma como directiva orientadora de la conducta social del ciudadano"[74].

"El hecho de que el derecho penal exija como condición mínima para la relevancia penal de un comportamiento, que de ese hecho se derive la efectiva afectación de un bien jurídicamente tutelado por el derecho penal, al menos en un grado de peligro efectivo, no significa que toda conducta que comporta esta afectación deba necesariamente ser penalmente relevante o que esa lesividad por sí solo fundamente la intervención penal. Además de ello, se requiere que ese comportamiento lesivo sea contrario a derecho, es decir que ataque el orden jurídicamente establecido, de manera tal que no solo contraría de manera formal una norma, sino que comporte en un sentido material una antinormatividad. Dicha antinormatividad no puede ser *per se* definida por el derecho penal, sino que, como ya se ha venido señalando, depende de un contexto jurídico completo, es decir, que depende de cómo el comportamiento lesivo es regulado por el ordenamiento jurídico entendido como un todo, dentro del contexto material en el cual el hecho se produce"[75].

Finalmente, Grosso García destaca: "Así las cosas, la conducta de un profesional de la salud que resulte lesiva de un bien jurídicamente tutelado por el derecho penal, para que se pueda considerar antijurídica y en consecuencia, penalmente relevante, debe ser primeramente contraria a las normas que regulan dicha actividad, que según lo expuesto hasta ahora, serían las normas de la *lex artis*, abarcando en ellas tanto las normas de la técnica médica como las normas éticas que regulan dicha conducta. La cuestión residiría en determinar cuál es el papel que se le asigna a uno y otro grupo de normas en la

[74] Cossio, *La teoría egológica del derecho.*

[75] Nino, *Los límites de la responsabilidad penal*

determinación de la relevancia penal de la conducta, pero partiendo de la base que, tanto las normas técnicas del ejercicio de la actividad médica, como las normas éticas de dicha actividad están llamadas a jugar un papel delimitador de la relevancia penal de la conducta del profesional de la salud"[76].

Resulta claramente así, más aún si tomamos en cuenta lo afirmado por la Pan American Health Organization (PAHO), que declaró: "No todas las acciones dirigidas a mejorar la salud son éticamente aceptables. Más aún, la práctica de la salud pública no resulta éticamente neutral; más bien implica juicios de valor acerca de aquello que es correcto o equitativo. A los fines de integrar la ética en la salud, resulta necesario identificar y analizar el criterio y los principios éticos que se encuentran en juego; pueden ser muchos y hasta inclusive contradictorios. No puede asumirse simplemente que las actividades y políticas destinadas a mejorar la salud sean éticamente aceptables sin haberlas primero analizado desde el punto de vista bioético. Igualmente, no puede simplemente asumirse que las leyes se sancionan para clarificar o resolver todos los conflictos éticos. El derecho juega un rol crucial al establecer los estándares mínimos que deberían ser respetados. De todos modos, los parámetros legales son solo un aspecto de la conducta ética: la ética suele imponer frecuentemente acciones que van más allá de las exigencias de la ley. De hecho, no resulta posible y tampoco sería deseable que la ley pudiera cubrir el espectro completo de la vida moral de los individuos o las sociedades.

Aún más, la historia ha demostrado que la ley puede requerir acciones que no son éticas y ciertas acciones éticas pueden no ser legales. Aun cuando este no suele ser el caso, nos interpela a recordar que por más que la ley exija realizar algo no necesariamente resulta ético. La ética, como una disciplina, permite el análisis y reflexión continua sobre la ley y sobre aquello que puede ser exigido por la ley. Aún más, la ética debe informar al derecho.

[76] GROSSO GARCÍA, "La bioética como criterio delimitador de responsabilidad penal en la actividad médica", presentado en la materia Bioética y Derecho Penal, Doctorado, Cursos intensivos, Facultad de Derecho, Universidad de Buenos Aires, 2014.

Los derechos humanos han sido establecidos en instrumentos legalmente vinculantes que protegen a los individuos y grupos de las acciones que interfieren con sus libertades fundamentales y su dignidad humana. Estos instrumentos, como los tratados y las convenciones, resultan en consecuencia relevantes para la salud y han sido incorporados exitosamente al trabajo de PAHO. Resultan adecuados para trabajar con casos en los cuales los gobiernos han fallado en cumplir con sus obligaciones específicas bajo la ley. Claramente, los derechos humanos están éticamente justificados y codifican ciertos valores bioéticos básicos, como el respeto por las personas y la justicia. En consecuencia, estos instrumentos de derechos humanos proveen de un marco legal para el trabajo en bioética. El hecho de que este marco existe, de todos modos, no inhibe la necesidad de la deliberación y análisis ético constante en aquellas situaciones complejas en las cuales se encuentra involucrada la salud"[77].

La realidad es que estamos en un campo, el de la salud pública, que comienza a desdibujar los límites del derecho penal, en tanto a todas luces la evidencia demuestra sus propias falencias como regulador de la conducta incriminada: la libertad y la dignidad del paciente, muy especialmente al final de la vida, determinan que el interés social se vuelque a conformar el interés individual en cuanto respeto al propio proyecto de vida, que incluye ya no solo cómo vivir, sino, claramente, cómo y cuándo morir.

[77] Pan American Health Organization - World Health Organization, 28th Pan American Sanitary Conference, 64th Session of the Regional Committee, "Bioethics: towards the integration of ethics in health", Washington, 17 a 21 sep. 2012.

Capítulo III

EL PROCESO DE TOMA DE DECISIONES AL FINAL DE LA VIDA

§ 11. *Introducción.* – Tomar decisiones nunca es sencillo. Múltiples factores intervienen complicando la situación: las decisiones siempre son particulares y circunstanciadas, nunca generales y las distintas variables en juego suelen tener un alto componente subjetivo. Nuestras decisiones nunca son exclusivamente fundadas y guiadas por la razón: preferencias, valores, sentimientos, emociones, aprehensiones y temores son ingredientes permanentes. La concurrencia de distintos actores en una misma decisión tampoco permite que la cuestión se simplifique. Cada uno de nosotros tiene una idea preconcebida de aquello que probablemente decidiría en una situación dada. La famosa frase "yo en tu lugar" no nos ayuda en nada porque, si estuviéramos en su lugar –concretamente en el lugar del paciente al final de la vida–, no necesitaríamos palabras y nos veríamos obligados –lisa y llanamente– a tomar una decisión, y "tomar una decisión" es posicionarse frente a los desafíos que "el vivir" nos plantea. Entre ellos, nuestra propia finitud, nuestra propia mortalidad[1].

Por otra parte, existe una cuestión previa, que ha recibido un abordaje especial en bioética y que merece mencionarse: ¿los pacientes desean ser autónomos?

Los paradigmas legales y bioéticos actuales sugieren que no solo desean ser autónomos, sino que deben serlo. Como bien

[1] Ciruzzi, *El sufrimiento y la incurabilidad en pediatría. A propósito del caso "Valentina Maureira", Microjuris,* MJ-MJN-85867-AR.

afirma LANTOS, resulta muy difícil determinar si la autonomía es percibida como un derecho o como un deber[2]. Incluso los pacientes mismos suelen brindar una respuesta más desconcertante acerca de sus propias preferencias. En un trabajo de STRULL, LO y CHARLES, conforme al cual "se entrevistaron 50 clínicos y 210 pacientes para determinar si los pacientes deseaban participar en las decisiones acerca de su propio tratamiento. 80 % de los pacientes prefirieron que sus médicos tomaran las decisiones terapéuticas, 19 % preferían una decisión compartida y solamente 1 % querían tomar su propia decisión"[3]. En otro estudio se demostró que solo un 44 % de los pacientes con un diagnóstico de cáncer colorrectal querían conocer su pronóstico[4]. Por su parte, ROBINSON y THOMSON destacaron que las preferencias del paciente acerca de su involucramiento en el proceso de toma de decisiones varía con la edad, el estatus socioeconómico, la experiencia en la enfermedad y la gravedad de la decisión[5].

Muchos bioeticistas están preocupados acerca de la actitud de los médicos en el proceso de toma de decisiones: temen que la influencia de la opinión del médico sea determinante sobre el paciente, limitando su campo de acción o –incluso– que la información no sea brindada de una manera comprensiva para el paciente, lo que le impediría la posibilidad de autodeterminarse.

Empero, LANTOS –en su obra ya citada– remarca que estas preocupaciones se centran más en pensar que la confianza (o falta de) del paciente en sus médicos es determinada por la forma en que los médicos brindan la información. Por el contrario, numerosos estudios sobre las preferencias de los pacientes

[2] LANTOS, *Do patients want to participate in decisions about their own medical care?*, "The American Journal of Bioethics", vol. 15, nº 10, 2015, p. 1 y 2.

[3] STRULL. - LO - CHARLES, *Do patients want to participate in medical decision making?*, "JAMA", vol. 252, nº 21, 1984, p. 2990 a 2994.

[4] ELKIN *et al.*, *Desire for information and involvement in treatment decisions: elderly cancer patients' preferences and their physicians' perceptions*, "Journal of Clinical Oncology", vol. 25, nº 33, 2007, p. 5277.

[5] ROBINSON - THOMSON, *Variability in patient preferences for participating in medical decision making: implications for the use of decision support tools*, "Quality in Health Care", vol. 10, supl, 1, 2001, p. i34 a i38.

evidencian que estos enfocan la confianza en un aspecto diferente de la relación asistencial. Los enfermos quisieran confiar en la competencia de sus médicos para tomar decisiones más que en una actitud no paternalista.

El modelo de la autonomía descansa en la creencia de que no existe razón válida alguna para asumir que los pacientes y los médicos comparten los mismos objetivos, valores, preferencias o comprensión de la medicina y la salud. La comunicación sobre la salud y la enfermedad constituyen dos paralelas igualmente importantes de indagación. En la primera, el paciente y el médico tratan de entender el diagnóstico del paciente. En la segunda, tratan de interpretar las creencias y valores del paciente.

El paciente está enfermo o sufre, mientras el médico tiene el conocimiento y la experticia para identificar la causa de su enfermedad, y a su vez el paciente quiere que el médico diagnostique su dolencia y prescriba un tratamiento adecuado. La mayoría de los pacientes, al ser preguntados, expresan que desean verse involucrados en la toma de decisiones solamente en la medida en que ello ayude a sus médicos a diagnosticar y tratar sus enfermedades. En este sentido, parecería que gran parte de los pacientes preferirían una especie de modelo paternalístico y rechazarían un modelo que colocara la carga de la toma de decisiones sobre ellos. Como bien lo expresan WEEKS *et al.*, "los médicos tal vez podrán mejorar el entendimiento de sus pacientes, pero ello será a expensas de la satisfacción de esos mismos pacientes"[6].

Existe consenso en que, cuando el paciente es un adulto, su decisión es soberana y no existe posibilidad alguna de cuestionarla legítimamente, salvo incapacidad para la autodeterminación por estado de inconsciencia o perturbación mental. Empero, cuando estamos frente a un niño o adolescente, su autonomía muchas veces se ve al menos limitada, cuando no francamente desconocida, y su voluntad suele ser reemplazada por el criterio que los adultos (padres, representantes legales, médicos o juez) consideran que es el correcto.

En el ámbito pediátrico proponer incorporar a los pacientes en el proceso de toma de decisiones al final de la vida ha sido

[6] WEEKS *et al.*, *Patients expectations about effects of chemotherapy for advanced cancer,* "New England Journal of Medicine", vol. 367, nº 17, 2012, p. 1616.

seriamente resistido. Muchos médicos carecen del entrenamiento adecuado para conversar estas cuestiones con los adolescentes o niños. Hasta no hace mucho tiempo atrás, la mayoría de los profesionales de la salud creían que los adolescentes no entenderían las implicancias de acordar un plan de final de la vida y que hablar al respecto podría dañarlos psicológicamente.

Por ello, en este capítulo, nos centraremos fundamentalmente en el proceso de toma de decisiones al final de la vida en pediatría, dado que los desafíos que plantea son múltiples y las respuestas dadas oscilan desde la prohibición absoluta de participación del menor hasta aquellas más permeables a su involucramiento.

§ 12. *Concepto de autonomía. El paciente pediátrico.* – La decisión médica en la atención pediátrica es un proceso multilateral, compartido, discutido, dinámico, en el cual participan tres actores fundamentales: el equipo de salud, el paciente pediátrico y sus padres (o representante legal o adulto de confianza a su cuidado).

Vista de esta manera, la toma de decisiones médicas produce una tensión permanente entre el paternalismo médico –más acentuado aún en este caso por tratarse de pacientes pediátricos, que, casi naturalmente, predisponen a los adultos a conducirse en pos de su "protección" y "cuidado", y aun con prescindencia de las opiniones del niño–, la autonomía del paciente pediátrico –situación que, en la mayoría de los casos, presenta serias resistencias a su aceptación– y el ejercicio de la responsabilidad parental, que supone el conjunto de derechos y deberes tendientes a la protección, atención y desarrollo de sus hijos, lo que implica *per se* adoptar decisiones –de diversa índole– en su nombre.

El principio bioético de autonomía se concretiza particularmente al momento de la manifestación del consentimiento informado. El derecho al rechazo de un tratamiento médico es la contrapartida y a su vez la consecuencia natural de este. En efecto, toda vez que se reconozca a las personas un derecho a ser informadas de los aspectos relevantes que hacen a la terapéutica médica que se les propone y a consentir su aplicación, deberá reconocérseles la facultad de rechazar tal tratamiento[7].

Resulta una verdad de Perogrullo que la doctrina del consentimiento informado lleva ínsita una polémica de carácter ético. La autonomía de la voluntad del paciente para tomar decisiones se ve contrastada con el deber médico de usar su mejor juicio y habilidad para maximizar la salud de aquel, y el tema llega a su culminación cuando, en situaciones extremas, debe asumirse una posición en cuanto a quién tiene derecho a tomar la decisión final: el médico o el paciente.

Todo este entramado hace que el conflicto se encuentre latente en todo momento: por un lado, cómo articular la autonomía del paciente frente al paternalismo médico, entendido como aquella situación en la cual el profesional –por el saber que le es propio– se encuentra en mejor posición de evaluar cuál es el tratamiento más adecuado para ese paciente en particular; por el otro, la dicotomía que se presenta en cuanto al paciente menor de edad, ¿se trata de alguien que se encuentra inhibido de tomar sus propias decisiones o, por el contrario, es un sujeto con plena competencia bioética cuyas opiniones deben prevalecer aun frente al equipo de salud y a sus padres o representantes?, y finalmente, el rol que asumen los padres en la relación médico-paciente y las facultades que pueden ejercer en representación de sus hijos.

§ 13. ***La competencia bioética del niño.*** – Debe destacarse que el referente normativo está constituido por la confluencia de distintos ordenamientos jurídicos que se complementan: el ámbito constitucional, que establece el derecho a la autonomía de las personas, y el ámbito legislativo nacional y local, que regula los distintos derechos que asisten a los pacientes, en general, y a los menores de edad, en particular, en la práctica médica. A ello debe sumarse el ordenamiento jurídico internacional, tanto las distintas normas que regulan la materia como los pronunciamientos de tribunales o entidades dedicadas a la bioética, que resultan de aplicación directa a los casos puntuales como guías de actuación.

[7] Highton - Wierzba, "Consentimiento informado", en Garay (coord.), *Responsabilidad profesional de los médicos*, p. 191 a 206.

Las normas que enmarcan la situación del paciente pediátrico y que deben tenerse en cuenta en toda actuación médica que involucra la atención de un menor de edad son: *a*) el art. 19 de la Const. nacional; *b*) los arts. 1° y 12 de la Convención sobre los Derechos del Niño; *c*) los arts. 26, 60, 638 a 640, 644 y 645 del Cód. Civil y Comercial; *d*) el art. 19, inc. 3, de la ley 17.132 de ejercicio de la medicina; *e*) el art. 24 de la ley 26.061 de protección integral de los derechos de las niñas, niños y adolescentes; *f*) el art. 2°, incs. *b, c, e* y *f*, de la ley 26.529 de derechos del paciente; *g*) el art. 39 de la Const. de la Ciudad Autónoma de Buenos Aires (CABA); *h*) el art. 17 de la ley 114 de CABA de protección integral de los derechos de niños, niñas y adolescentes; *i*) el art. 4°, inc. *h*, puntos 3 y 5, de la ley 153 de CABA, básica de salud, y su decr. regl. 2316/2003; *j*) los arts. 1° y 3° a 7° de la res. 1252/2005 de la Secretaría de Salud del Gobierno de CABA, y *k*) el art. 1° de la res. 1342/2005 de la Secretaría de Salud del Gobierno de CABA.

Conforme nuestro ordenamiento jurídico, el menor de edad es considerado un sujeto de derecho, esto es, una persona que no solo es titular de derechos, sino que también puede ejercerlos, abandonando de esta manera la vieja postura que consideraba al menor de edad como aquel ser necesitado de absoluto cuidado y protección (incluso a pesar o contra sí mismo), que solo podía ejercer determinados derechos por medio de sus representantes legales, y cuyas opiniones no eran tenidas en cuenta, dado que los mayores eran los únicos que se encontraban capacitados para decidir qué era lo mejor para el niño.

Como ya hemos señalado, la norma constitucional de referencia fundamental en el tema es el art. 19, que consagra el llamado "principio de reserva" y protege la esfera de privacidad de la persona, su autodeterminación en las acciones que BIDART CAMPOS denomina "autorreferentes", en la medida en que no afecten la moral pública ni los derechos legítimos de terceros.

Como reacción frente a la medicalización de la vida, término que describe cómo el saber y la técnica médica invaden hasta los actos más personales e íntimos del hombre contemporáneo, se ha recurrido a la regla de la autodeterminación como límite, de la que deriva actualmente la doctrina del consentimiento informado.

Se ha entendido así que la falta de información –aun sin que exista mala praxis en sentido estricto– constituye fuente de responsabilidad jurídica, dado que ha impedido al paciente poder efectuar una libre elección en cuanto a tratarse o rehusar un tratamiento, o entre distintas alternativas terapéuticas. De esta manera, la "revelación de la información, la evaluación y comprensión de esa información" (con referencia a la experiencia vital del paciente y su sistema de valores) constituyen el núcleo central de la doctrina del consentimiento informado, a la que se agrega la libertad del sujeto que decide y la competencia para consentir.

En este punto debe trazarse una diferencia fundamental: la capacidad civil constituye un concepto distinto al de competencia bioética. La capacidad civil supone la habilidad para celebrar actos jurídicos; ello implica la posibilidad de ser titular de derechos (capacidad de derecho) y la facultad de poder ejercer esos derechos (capacidad de ejercicio). Todos los sujetos somos titulares de derechos, pero algunos son considerados incapaces o con capacidad limitada para ejercer todos o algunos de ellos (v.gr., dementes declarados tales en juicio, menores de edad).

La competencia bioética es un concepto que pertenece al área del ejercicio de los derechos personalísimos y supone tener la capacidad necesaria para hacer efectivo el derecho personalísimo a la salud y a la vida. La competencia bioética no se alcanza en un momento determinado, sino que se va formando, va evolucionando con el paso del tiempo y la adquisición paulatina de la madurez. Bajo esta expresión se analiza si el sujeto puede o no entender acabadamente aquello que se le dice, cuáles son los alcances de su comprensión, si puede comunicarse y razonar sobre las alternativas que se le presentan, si tiene valores para poder emitir un juicio.

La ley presume que todo mayor de edad es plenamente capaz, desde el punto de vista civil, y plenamente competente, desde el punto de vista bioético. Por debajo de la mayoría de edad, estas presunciones se invierten. Sin embargo, debe tenerse en cuenta, por un lado, que justamente se trata solo de presunciones: ellas pueden verse desvirtuadas por la realidad que se presenta al tratar al paciente en cuestión; por otro lado, la evaluación que debe realizarse para determinar la competencia desde el punto de vista bioético no resulta tan estricta como aquella que debe emplearse para determinar la capacidad civil.

El acto médico queda amparado por el art. 19 de la Const. nacional, en cuanto conforma una de las tantas expresiones del derecho a la intimidad del sujeto en lo que representa de "proyecto de vida" elegido por él mismo. La obligación del Estado consiste en garantizar a sus ciudadanos la posibilidad de desarrollar su propio "proyecto de vida" con independencia de las consideraciones personales, morales, éticas y filosóficas que puede ofrecer y con el único límite de que ese proyecto propio no interfiera arbitrariamente ni violente derechos de terceros.

Existe consenso general acerca de que el concepto jurídico de capacidad no coincide necesariamente con el concepto bioético de competencia cuando se trata de la toma de decisiones referidas al propio cuerpo y a la salud. Así, por ejemplo, una persona con incapacidad jurídica absoluta (un demente declarado tal en juicio) puede tener la competencia suficiente para participar en la toma de decisiones atinentes a su salud. Por su parte, un menor de edad puede ser competente en mayor o menor medida, atendiendo a su desarrollo psíquico y emocional; en otras palabras, de acuerdo con su grado de madurez en la situación concreta. No debe olvidarse que tanto la edad como la discapacidad mental son cuestiones de grado: una persona puede tener aptitud para decidir sobre ciertas cuestiones y no sobre otras, dado que no siempre es necesario el mismo grado de comprensión y argumentación.

En lo que se refiere a las preferencias del paciente pediátrico, cuando mencionamos el marco legal, hemos detallado las normas que se aplican al caso en estudio y, fundamentalmente, remarcado que el estatus de sujeto de derecho del menor de edad impone la obligación de escuchar al niño y tener en cuenta sus opiniones.

Como punto de partida, desde los trece años, el menor puede consentir relaciones sexuales con alguien de su propia edad. Por otro lado, y aun por debajo de esa edad, los menores realizan unos cuantos actos de la vida cotidiana que supone reconocerles cierta autonomía: viajar en transporte público o privado, comprar (golosinas, revistas), locar (videojuegos, películas).

Nuestro derecho positivo, paulatinamente, ha ido incorporando estos principios en normativas específicas (art. 39, Const. CABA; art. 24, ley 26.061 de protección integral de los derechos de las niñas, niños y adolescentes; ley 25.673, Programa

Nacional de Salud Sexual y Procreación Responsable; arts. 5° y 11, ley 26.743 de identidad de género; pauta 4, Guía técnica para la atención integral de los abortos no punibles del Ministerio de Salud de la Nación; art. 2°, ley 26.529 de derechos de los pacientes, entre otras).

El Código Civil y Comercial ha decidido brindar definitivamente estatus jurídico a la doctrina del menor maduro o de la autonomía progresiva en su art. 26, manteniendo la mayoría de edad a los 18 años, e introduciendo la categoría de adolescente entre los 13 y los 18 años, utilizando como parámetro el concepto de edad y madurez suficiente, y estableciendo la capacidad médica plena a los 16 años. Entre los 13 y los 16 años diferencia dos situaciones: tratamientos no invasivos o que no comprometan su estado de salud o no importen riesgo grave en su vida o integridad (el consentimiento puede ser prestado por el propio adolescente) y tratamientos invasivos o que comprometan su estado de salud o con riesgo grave en su vida o integridad (el consentimiento será prestado por el adolescente con asistencia de sus progenitores).

Tres son las cuestiones fundamentales que queremos destacar en el marco de esta propuesta que –en general– celebramos. La primera de ellas es remarcar que aún sigue en pie la excepcionalidad de la capacidad del niño, dado que continúa vigente el paradigma por el cual el menor –por principio– ejerce sus derechos a través de sus representantes legales. Teniendo en cuenta que el Código Civil y Comercial establece que la capacidad es la regla, y la incapacidad, la excepción, tal vez debería haberse reconocido tal principio también en el caso de los niños. La segunda cuestión está relacionada con el establecimiento de categorías etarias. Si bien esta es una de las posibilidades de regular la autonomía progresiva, consideramos que hubiera sido más apropiado hablar de presunciones, de márgenes de edad flexibles, a la hora de reconocer autonomía a los niños. La enfermedad –en particular, las dolencias crónicas o limitantes de la vida– hacen madurar mucho más rápidamente al niño. Es cierto que el establecer categorías etarias dota de mayor seguridad al profesional de la salud a la hora de evaluar la competencia en un niño. Pero también es verdad que –conforme nuestra experiencia en el ámbito asistencial con pacientes pediátricos– la rigidez en los parámetros etarios complica y desdibuja el proceso de toma de decisiones. Muchas veces deviene en una aplicación automática y acrítica de la ley, sin tener en cuenta las especificidades del caso individual ni la valoración particularizada que impone la bioética. Finalmente, la tercera observación se centra en los conceptos de tratamientos (no) invasivos, proponiendo en su lugar la expresión gravedad de la decisión, conforme la evaluación del balance riesgo-beneficio y el principio de ponderación, como la más adecuada, precisa y real en el ámbito asistencial. Esto quiere decir que cuanto más grave sea la decisión, en otras palabras, cuanto más repercusión y afectación tenga la decisión en el propio proyecto personal de vida del paciente y en el ejercicio pleno de sus derechos, mayor será el nivel de competencia que deberá exigirse a la persona que la toma. A tal fin, debemos analizar las cargas y beneficios de la indicación médica en relación con el objetivo terapéutico propuesto (curar, paliar, acompañar o brindar confort). La categoría de tratamientos (no) invasivos puede resultar equívoca al momento de su aplicación: una endoscopía es un tratamiento invasivo, pero que no entraña riesgos graves o desproporcionados, mientras una quimioterapia a través de medicación oral es un tratamiento no invasivo, pero cuyas repercusiones o consecuencias pueden ser muy graves en la salud e integridad del paciente. La amputación de un miembro es tanto un tratamiento invasivo como una decisión sumamente grave en sus repercusiones en el ejercicio de los derechos individuales del niño y en su afectación al propio proyecto de vida elegido.

Cabe destacar que la res. 65/2015 del Ministerio de Salud de la Nación estableció las siguientes pautas hermenéuticas a los efectos del reconocimiento de la autonomía progresiva en un niño:

a) Toda interpretación relacionada con el alcance de la autonomía progresiva en un niño debe realizarse en consonancia con el principio *pro homine*, es decir, se deberá dar preeminencia a aquella interpretación que más derechos reconozca al niño.

b) El concepto de progenitores abarca no solamente a los padres del niño, sino a todo aquel adulto que ejerza el cuidado del niño, aunque sea de forma circunstancial y temporaria.

c) El concepto de invasividad de los tratamientos médicos se asienta sobre la valoración de la gravedad de la decisión en relación con la evidencia científica de riesgo para la salud, vida o integridad del niño.

d) A los 16 años se adquiere la mayoría de edad para todas las prácticas relacionadas con el cuidado de la salud.

Es relevante la forma en que la nueva normativa presenta la decisión del niño o adolescente invirtiendo el paradigma que hemos criticado al comienzo: la voluntad del niño-adolescente se expresa por el consentimiento informado, mientras que sus padres brindan su asistencia al niño, de manera de garantizarle un marco adecuado de referencia a la hora de conformar la decisión asumida por su hijo. Este cambio no es menor, dado que significa reconocer la plena autonomía del niño-adolescente, admitiendo que es él quien toma la decisión luego de recibir una información clara y precisa, sopesando las distintas alternativas terapéuticas, y sus padres están presentes brindándole apoyo y contención en su decisión.

A tal fin, debemos tomar en cuenta que el principio rector de todo aquello que involucra a un niño es su "mejor interés". Si bien la ley no define puntualmente qué debe entenderse por tal, se considera que ese interés primordial consiste en "salvaguardar la dignidad del menor en tanto persona"[8]. Asimismo, existen determinadas pautas que nos permiten circunscribir este concepto. En primer lugar, no debe perderse de vista que siempre nos estamos refiriendo a una situación puntual: es ese niño, en esas particulares circunstancias, con esa determinada experiencia de vida. Su mejor interés refiere a un momento y situación en especial, que no solo puede modificarse con el transcurso del tiempo en ese mismo niño, sino que no resulta automáticamente aplicable a otros casos similares. Deberán, además, ponderarse los siguientes parámetros: grado de desarrollo, madurez y comprensión; naturaleza de la enfermedad diagnosticada y su gravedad; características del tratamiento médico o de la intervención médica aconsejada (si se trata de métodos invasivos o fútiles, de terapias corrientes o experimentales); en el caso en particular, sopesar riesgos posibles y beneficios esperados; la posible evolución favorable o no del paciente; opciones al tratamiento propuesto.

[8] Prieur, *La disposition par l'individu de son corps*, nº 444.

Por interés superior del niño se entiende la realización efectiva y concreta de los derechos expresa o implícitamente reconocidos a los niños[9].

Se considera, así, que el interés superior del niño es la plena satisfacción de sus derechos, reafirmación que no es para nada superflua, sino que es permanentemente necesaria debido a la tendencia generalizada a desconocer los derechos del niño como un límite y una orientación a las actuaciones de las autoridades y los adultos en general[10].

El carácter de principio jurídico que ostenta el interés superior del niño impone que su idea, definición y desarrollo conceptual consideren las diversas funciones normativas que por la doctrina se le reconocen; por ejemplo, generación de normas legales o reglamentarias, solución de conflictos de derechos, orientación de las políticas públicas y de la actuación familiar o privada. Para realizar ese desarrollo conceptual nada mejor que recurrir a los cuerpos normativos internacionales, que, al propio tiempo que consagran un extenso catálogo de derechos, reconocen los "intereses de los niños" como el principio "superior" del cual se derivan y al que se someten, en orden a su interpretación y conciliación, entre sí y con otros derechos individuales[11].

> "El principio es de contenido indeterminado sujeto a la comprensión y extensión propios de cada sociedad y momento histórico, de modo tal que lo que hoy se estima beneficia al niño o joven, mañana se puede pensar que lo perjudica. Constituye un instrumento técnico que otorga poderes a los jueces, quienes deben apreciar tal interés en concreto, de acuerdo con las circunstancias del caso"[12].

Lo cierto es que el interés superior del niño es el interés en primer lugar por los derechos de un niño aquí y ahora, no se

[9] Lora, "Discurso jurídico sobre el interés superior del niño", en AA.VV., *Avances de investigación en derecho y ciencias sociales. X Jornadas de Investigadores y Becarios,* p. 479 a 488.

[10] Diez Ojeda, *El interés superior del niño. Necesidad de su regulación legal, LL,* 1999-C-238.

[11] Lora, "Discurso jurídico sobre el interés superior del niño", en AA. VV., *Avances de investigación en derecho y ciencias sociales. X Jornadas de Investigadores y Becarios,* p. 479 a 488.

[12] Grossman, *Significado de la Convención sobre los Derechos del Niño en las relaciones de familia, LL,* 1993-B-1094.

trata ni de la protección física, ni económica, ni material, es en primer lugar la protección de la mayor cantidad de derechos posibles en una circunstancia temporal determinada para un niño en particular. El interés superior del niño está vinculado con necesidades psicológicas, educativas, sociales, jurídicas, medio ambientales y de recursos del niño y para el niño. Estas necesidades son derechos incorporados en los instrumentos internacionales de derechos humanos y en la Constitución nacional (que los recepta), y además en las legislaciones nacionales[13].

Nuestro máximo tribunal ha sostenido: "En el expediente S.1801.XXXVIII "S. C. s/adopción" [...] (*Fallos*, 328:2870), fallado el 2 de agosto de 2005, voto de los jueces FAYT, ZAFFARONI y ARGIBAY, se consideró que la regla del art. 3.1 de la CDN que ordena sobreponer el interés del niño a cualesquiera otras consideraciones, tiene –al menos en el plano de la función judicial donde se dirimen controversias–, el efecto de separar conceptualmente aquel interés del niño como sujeto de derecho de los intereses de otros sujetos individuales o colectivos, incluso, llegado el caso, el de los padres. Por lo tanto, la coincidencia entre uno y otro interés ya no será algo lógicamente necesario, sino una situación normal y regular pero contingente que, ante el conflicto, exigirá justificación puntual en cada caso concreto"[14].

Tal postura fue reafirmada cuando la Corte destacó: "La atención principal al interés superior del niño apunta a dos finalidades básicas, cuales son la de constituirse en pauta de decisión ante un conflicto de intereses, y la de ser un criterio para la intervención institucional destinada a proteger al menor. El principio, pues, proporciona un parámetro objetivo que permite resolver los problemas de los niños en el sentido de que la decisión se define por lo que resulta de mayor beneficio para ellos. De esta manera, frente a un presunto interés del adulto, se prioriza el del niño"[15].

El maestro BIDART CAMPOS lo clarificó maravillosamente: "Felizmente, tres magistrados de un tribunal colegiado de

[13] LORA, "Discurso jurídico sobre el interés superior del niño", en AA. VV., *Avances de investigación en derecho y ciencias sociales. X Jornadas de Investigadores y Becarios*, p. 479 a 488.

[14] CSJN, 29/4/2008, "M. D. H. c/M. B. M. F.", M. 2311 L. XLII, voto del doctor ZAFFARONI.

[15] CSJN, 2/8/2005, "S., C. s/adopción", S. 1801. XXXVIII.

familia de instancia única se dieron cuenta de que el interés superior del niño y la protección integral de la familia son principios constitucionales, con fuerte anclaje –además– en el derecho internacional de los derechos humanos, que deben prevalecer sobre la ley cuando, en un caso concreto, sus circunstancias conducirían a una solución 'legal' intrínsecamente injusta. Y, por supuesto, a una solución que por su injusticia sería inconstitucional. ¡Nada más y nada menos!"[16].

Tal es el criterio aconsejado, dado que no debemos perder de vista que nos estamos refiriendo a decisiones personalísimas del individuo, referidas a derechos inalienables, por lo que, en principio, nadie mejor que la misma persona afectada para tomar la decisión más conveniente, fundamentada en una información clara, detallada, precisa y sencilla brindada por el profesional actuante.

En otras palabras, que los padres tengan en principio la autoridad legal de tomar decisiones por sus hijos no significa ni debería significar que los padres y los médicos simplemente excluyan al niño de las discusiones y decisiones acerca de su cuidado. No proveer al paciente de información al respecto y privarlo de la oportunidad de exponer sus temores, preocupaciones y preferencias pueden aislarlo y agregar un mayor grado de ansiedad y distrés[17]. Esto quiere decir que resulta un principio protegido constitucionalmente que deben atenderse las opiniones del menor en todo aquello que pueda afectarlo, lo que –obviamente– incluye su salud y el consentimiento para someterse a tratamiento o prácticas médicas, respetando sus valores y principios culturales, sociales y familiares.

El paciente pediátrico tiene una competencia bioética restringida: el límite está dado por el mejor interés del niño y, en cuanto a su negativa al tratamiento, la razonabilidad de ella, en lenguaje bioético, el balance riesgo-beneficio.

La obligación de requerir el consentimiento del paciente pediátrico halla su sustento cuando el niño, a juicio del equipo tratante, tenga suficiente juicio y voluntad para consentir

[16] Bidart Campos, *El interés superior del niño y la protección integral de la familia como principios constitucionales*, *LL*, 1999-F-623, nota a fallo TCol Fam nº 1 Quilmes, 23/9/1999, "V., D. A.".

[17] Field - Behrman (eds.), *When children die*, p. 294 a 296.

el procedimiento. Si bien es difícil trazar una línea para determinar el umbral en que un enfermo es capaz o incapaz de tomar una decisión médica, el criterio para considerar a un paciente competente o incompetente debe estar regido por los valores rectores de la doctrina del consentimiento informado, es decir, la autonomía individual en primer lugar y recién en segundo lugar la razonabilidad de la decisión, mientras muestre adecuado respeto por la salud del paciente. Por debajo de los 18 años se considera que a partir de los 16 años el joven adquiere plena capacidad médica, por lo que debe ser considerado igual que un adulto a los efectos de la toma de decisiones médicas.

La competencia bioética no resulta un simple atributo que el niño posee o no: mucho depende de la relación y la confianza entre el paciente y el equipo de salud, y el paciente y su familia. Resulta conveniente ir involucrando al niño para desarrollar su competencia desde temprana edad de manera de que vaya interviniendo gradualmente en la toma de decisiones acerca de su cuidado[18].

La jurisprudencia y la doctrina referentes en el tema han afirmado que un niño resulta competente para brindar un consentimiento válido para una intervención en particular si presenta suficiente comprensión e inteligencia que le permita entender plenamente lo que le ha sido propuesto. Muchos niños serán competentes si la información les es presentada de una manera apropiada y son respaldados durante todo el proceso de toma de decisión.

A tal fin, se han determinado los siguientes criterios para evaluar la competencia de un paciente[19]:

a) Ha expresado verbalmente y con claridad su elección.

b) Ha demostrado suficientemente entender la información relevante que se le ha brindado.

c) Se ha verificado su aptitud de valorar el significado de la información dada con relación a la integridad psicofísica, las

[18] Department of Health, *Seeking consent: working with children*, London, nov. 2001, https://dera.ioe.ac.uk/9286/1/dh_4067204.pdf.

[19] Comité Consultivo y Operativo en Prácticas Médico-Sanitarias y Bioéticas del Poder Judicial de la Provincia de Córdoba, en JuzgCivCom Conciliación y Fam Villa Dolores, 21/9/2007, "C. J. A. y otra s/solicitan autorización".

probables consecuencias de la alternativa terapéutica peticionada, comprendiendo racional y lógicamente los riesgos y ventajas del acto médico.

d) Se ha constatado su capacidad de razonar, habiendo ponderado la información de forma racional, con un pensamiento lógico, dando las razones objetivas o subjetivas que sustentan su decisión.

Lo decisivo en este punto es la específica capacidad del menor en cada caso individual para discernir y juzgar las consecuencias de su decisión, aun cuando esto pueda tener implicancias negativas.

Más allá de todos los principios previamente reseñados, debe tenerse en cuenta que se considera buena práctica involucrar a la familia del paciente menor de edad en el proceso de toma de decisiones médicas, a menos que el niño se oponga y no pueda persuadírselo de lo contrario.

Reiteramos que si bien los límites legales respecto de las decisiones que los niños pueden tomar acerca del tratamiento médico no son inconsecuentes, no deben por ello constreñir los esfuerzos de los médicos y padres en informar a este acerca de su condición (en forma consistente con su madurez intelectual y emocional), además de determinar y considerar sus preferencias.

Por consiguiente, en la interpretación que proponemos, consideramos que los parámetros etarios fijados por el Código Civil y Comercial deben servir como presunciones e indicadores a la hora de evaluar la competencia de un niño o adolescente, teniendo presente que pueden darse situaciones en las cuales, a una edad inferior a la fijada por la norma (esto es, menos de 13 años), el niño puede resultar tan maduro y comprender de manera acabada la información que su competencia no será puesta en duda para tomar las decisiones en el ejercicio de su derecho a la salud.

Entendemos importante señalar que la capacidad y competencia del niño y adolescente ha recibido un diseño que merece destacarse: *a*) se entienden la capacidad y la competencia como habilidades progresivas que no se adquieren automáticamente en un momento en particular, sino que se van desarrollando a medida que el niño crece, madura y adquiere capacidad crítica; *b*) los parámetros etarios deben servir como pautas orientativas, que deberán complementarse con la evaluación de la capacidad madurativa del niño, el tipo de enfermedad, la indicación médica, las alternativas terapéuticas y la finalidad u objetivo del tratamiento; *c*) en todo momento, la idea es garantizar el acompañamiento y contención del niño por los adultos, tanto sus padres como el equipo de salud, y *d*) toda interpretación que pueda limitar el ejercicio de los derechos personalísimos debe ser restrictiva y su ejercicio guiado por la prudencia; percibida la específica vulnerabilidad del niño o adolescente, al momento de la decisión médica, deberá privilegiarse una actitud de protección, acompañamiento y contención que evite sin más reemplazar la voluntad del niño y lo ayude a dotarlo de herramientas y referentes personales con quienes, de manera conjunta, pueda asumir la mejor decisión.

Creemos que, con la consideración de estas pautas, se podrán sortear las distintas dificultades que, probablemente, aparezcan en la aplicación práctica en el proceso de toma de decisiones en pediatría.

§ 14. ***El proceso de toma de decisiones en pediatría.*** – El tema se traduce en las consideraciones siguientes.

a) *Preferencias y opiniones del paciente pediátrico.* Al referirnos al marco legal hemos detallado las normas que se aplican al caso en estudio y, fundamentalmente, remarcado que el estatus de sujeto de derecho del menor de edad impone la obligación de escuchar al niño y tener en cuenta sus opiniones. También hemos arribado a la conclusión de que el niño es persona desde el punto de vista ético y, por ende, su atributo más significativo es la dignidad, característica que impone respetarlo por el solo hecho de ser esa su esencia.

A tal fin, debemos tomar en consideración nuevamente que el principio rector de todo aquello que involucra a un niño es su "mejor interés". Tal es la norma que surge del art. 3.1 de la Convención sobre los Derechos del Niño, que tiene rango constitucional (art. 75, inc. 22), ergo, es mandato constitucional, por lo que toda norma infraconstitucional, todo acto o conducta que involucre a un niño y sus derechos deben guiarse por este principio; como ya hemos afirmado, se considera que ese interés primordial consiste en "salvaguardar la dignidad del menor en tanto persona"[20]. Ya hemos visto cuál es el criterio de dignidad al que adherimos (§ 7 a 10) y que, por propia definición, debe ser reconocido como un atributo de la personalidad del niño.

Asimismo, la propia Convención sobre los Derechos del Niño ratifica este mandato cuando en su art. 12 afirma: *"Los Estados partes garantizarán al niño que esté en condiciones de formarse un juicio propio el derecho de expresar su opinión libremente en todos los asuntos que afectan al niño, teniéndose debidamente en cuenta las opiniones del niño, en función de la edad y madurez del niño"*.

En otras palabras, que los padres tengan en principio la autoridad legal de tomar decisiones por sus hijos no significa ni debería significar que los padres y los médicos simplemente lo excluyan de las discusiones y decisiones acerca de su cuidado. No proveer al paciente de información al respecto y privarlo de la oportunidad de exponer sus temores, preocupaciones y preferencias puede aislarlo y agregar un mayor grado de ansiedad y distrés[21].

Esto quiere decir que resulta un principio protegido constitucionalmente que deben atenderse las opiniones del menor en todo aquello que pueda afectarlo, lo que –obviamente– incluye su salud y el consentimiento para someterse a tratamiento o prácticas médicas, respetando en un todo sus valores y principios culturales, sociales y familiares.

En esta misma línea de pensamiento, HERNANZ MANRIQUE declara que la competencia es aquel "estado psicológico empírico en que podemos afirmar que la decisión que toma un sujeto es expresión real de su propia identidad individual, es decir de su autonomía personal"[22]. A continuación, señala que, en el campo de la asistencia sanitaria, la evaluación de la capacidad no puede generalizarse; siempre debe referirse al consentimiento para la realización de un procedimiento diagnóstico y terapéutico en particular. Además, la capacidad puede fluctuar de un momento a otro y no ser constante. Tampoco es absoluta, ya que se puede ser capaz para determinadas cuestiones y no para otras.

[20] PRIEUR, *La disposition par l'individu de son corps,* nº 444.

[21] FIELD - BEHRMAN (eds.), *When children die,* p. 294 a 296.

[22] HERNANZ MANRIQUE, *Problemas éticos en el trabajo con niños y adolescentes,* "Documentos SVNP", 10/11/2000.

Asimismo, observa: "El estándar de capacidad, requerido para tomar una decisión sanitaria, va a depender del balance beneficio/riesgo de la decisión correspondiente. Si la decisión a tomar tiene un balance neto superior a las otras alternativas posibles, el nivel de capacidad requerido es bajo o mínimo (p.ej., en una punción lumbar), si el balance neto es similar al de las alternativas, el nivel de capacidad requerido va a ser moderado (consentimiento para realizar una mastectomía para el cáncer de mama), si el balance neto es peor que el de las otras alternativas, se requerirá un nivel máximo o alto para el rechazo (p.ej., rechazo de apendicectomía)".

Finalmente, establece como parámetros o pautas para determinar la competencia de un menor en la toma de decisiones sanitarias las siguientes:

a) Comprende la información recibida sobre su enfermedad. Antes de los 12 años es difícil esta comprensión, dado que el niño pequeño vive la enfermedad como algo externo, no capta la idea de proceso causado por la disfunción del propio organismo. A partir de los 8 a 10 años integran el concepto de irreversibilidad y de universalidad de la muerte. Algunos niños pequeños que han tenido experiencia con la enfermedad pueden tener un concepto más maduro sobre esta y la muerte.

b) Posee un nivel de razonamiento que le permite prever riesgos y consecuencias. A partir de los 12 años se desarrolla el pensamiento abstracto, la posibilidad de realizar hipótesis, prever consecuencias futuras y entender el concepto de probabilidad.

Resultan esclarecedoras en este tema las pautas establecidas por el Comité de los Derechos del Niño:

a) Ha sistemáticamente acentuado la importancia del derecho de los niños a expresar sus opiniones en todas aquellas materias que los afecten, y a que ellas sean tomadas debidamente en consideración, de acuerdo con la edad y madurez del niño.

b) Insta a los Estados parte a asegurar que las opiniones del niño y sus mejores intereses reciban la debida consideración.

c) Hablar, participar y que sus opiniones sean tenidas en cuenta: estas tres expresiones describen la secuencia del ejercicio del derecho a participar desde un punto de vista funcional. El significado más nuevo y profundo de este derecho es que debería establecer *un nuevo contrato social*; uno en el cual los niños sean absolutamente reconocidos como sujetos de derecho, quienes no solo deben recibir protección, sino que también poseen el derecho de participar en todas aquellas cuestiones que los afectan; un derecho que puede ser considerado como un símbolo de su reconocimiento como sujetos de derecho. Esto implica, a largo plazo, cambios en las estructuras políticas, sociales, institucionales y culturales.

d) Reafirma la relación entre el art. 12 y el art. 13 de la Convención sobre los Derechos del Niño, en la medida en que el derecho a recibir y brindar información es un prerrequisito importante para concretar la participación de los niños. El Comité insta a los Estados parte a considerar brindar información de manera amigable (comprensible) a los niños en todas aquellas cuestiones que puedan afectarlos.

e) Afirma que la edad no debería ser un obstáculo al derecho del niño a participar en forma completa en los procesos legales. En los casos en los que los Estados parte hayan establecido edades mínimas para el ejercicio del derecho del niño a ser escuchado, deberán tomarse medidas para asegurar que las opiniones del niño menor a la edad mínima fijada sean consideradas de acuerdo con la madurez del niño por asistentes sociales u otros profesionales especialmente entrenados para tal fin[23].

Este concepto de competencia del menor de edad para la toma de decisiones médicas se funda en la idea de que la conciencia del propio cuerpo viene a cada ser humano mucho antes de la mayoría de edad: "es justamente en su cuerpo que el espíritu se despierta más prontamente"[24].

Lo decisivo en este punto es la específica capacidad del menor en cada caso individual para discernir y juzgar las consecuencias de su decisión, aun cuando esto pueda tener implicancias negativas. No debe confundirse el conocimiento médico, en relación con el cual la superioridad del profesional resulta indiscutible, con el conocimiento de los intereses del menor, que pueden estar basados –al menos en una gran parte– en las preferencias y valores personales. Diferentes personas y familias pueden tener escalas de valores distintas, y el respeto por

23 Naciones Unidas, Comité de los Derechos del Niño, *Informe sobre el 43º período de sesiones (Ginebra, 11 a 29 sep. 2006)*, CRC/C/43/3, 16/7/2007.

24 Cornu, "Prólogo", en Duval-Arnould, *Le corps de l'enfant*, p. XVI.

el pluralismo en materia de valores debe ponernos en guardia contra el paternalismo médico acrítico. Es importante tener muy en cuenta que, en estos momentos en que las corrientes migratorias establecen sociedades pluriculturales, el enfoque dado a la relación médico-paciente-padres puede ser diferente en función de esas particularidades, exigiendo para el control de conflictos una mayor receptividad y creatividad pedagógica.

Asimismo, debe tenerse presente que, aun cuando el niño no sea competente para brindar un consentimiento válido por sí mismo, resulta muy importante involucrarlo todo lo posible en las decisiones concernientes a su propia salud. Incluso niños muy pequeños podrán tener opiniones acerca del cuidado de su salud, y deberían emplearse métodos apropiados a su edad y comprensión para permitir que estos puntos de vista sean tomados en cuenta. Un niño que no sea competente para entender los distintos aspectos de la decisión sobre el cuidado de su salud podrá ser apto para expresar su preferencias en relación con quién puede acompañarlo a la internación o los juguetes que desea llevar consigo mientras esté internado. Igualmente, allí donde las alternativas de tratamiento involucren múltiples decisiones, el niño puede brindar su propio consentimiento respecto de algunos aspectos de su cuidado, aun cuando no sea competente para tomar decisiones con relación al tratamiento en su totalidad.

Debe tenerse en cuenta una diferencia fundamental en este aspecto: compartir información es algo totalmente distinto a otorgar competencia bioética a un niño, y los objetivos de compartir información y de procurar la opinión del niño pueden variar de acuerdo con las capacidades evolutivas y madurativas de este.

En este sentido, la Carta Europea de los Niños Hospitalizados (1986) señala en su punto 4, inc. *d*, que el niño tiene derecho a "recibir una información adaptada a su edad, su desarrollo mental, su estado afectivo y psicológico, con respecto al conjunto del tratamiento médico: al que se le somete y a las perspectivas positivas que dicho tratamiento ofrece".

Tales principios han sido receptados en nuestra reciente ley 26.529 de derechos del paciente, cuyo art. 2° dispone que constituyen derechos esenciales en la relación entre el paciente y el o los profesionales de la salud, el o los agentes del seguro de salud y cualquier efector de que se trate: "e) *Autonomía de la voluntad*. El paciente tiene derecho a aceptar o rechazar determinadas terapias o procedimientos médicos o biológicos, con o sin expresión de causa, como así también a revocar posteriormente su manifestación de la voluntad. Los niños, niñas y adolescentes tienen derecho a intervenir en los términos de la ley 26.061 a los fines de la toma de decisión sobre terapias o procedimientos médicos o biológicos que involucren su vida o salud.

f) Información sanitaria. El paciente tiene derecho a recibir la información sanitaria necesaria, vinculada a su salud. El derecho a la información sanitaria incluye el de no recibir la mencionada información".

Por otra parte, la toma de decisiones respecto de niños mayores será usualmente una cuestión de negociación entre el niño, los padres (o su representante) y los médicos: de todos modos, debe tenerse muy presente que los niños nunca deben sentir que las decisiones se toman pasando por sobre ellos.

En este aspecto, las decisiones de los adolescentes suelen ser inspiradas por lo que podría llamarse "valores específicos de la edad", es decir, valores que suscitan adhesión solo durante la adolescencia o a los que se asigna una gran prioridad solo durante esa etapa de la vida. Los valores específicos de la edad son temporarios: la adhesión de los niños a esos valores se debilita con el tiempo, y es probable que al alcanzar la edad adulta renieguen de ellos. De modo que si uno desestima los deseos de un hijo adolescente puede justificarse diciendo que solo ha impuesto al adolescente los valores que él tendrá cuando adulto. El hecho de imponer una decisión a otra persona en su propio beneficio es siempre una forma de paternalismo y, como tal, requiere de justificación. Hay quienes opinan que un acto de paternalismo se justifica cuando es previsible que la persona afectada habrá de agradecer más tarde esa intervención. Otra postura sostiene que impedir que una persona decida por sí misma se justifica cuando la decisión que tomaría no concuerda con sus propios valores. De ello se deduce que las preferencias de un adolescente deberían ser desestimadas si entran en conflicto con las valoraciones típicas de los adultos. Siguiendo este razonamiento, uno puede afirmar que si no se sabe ni se tiene modo de saber qué valores adultos adoptará un adolescente determinado en el futuro, pero se sabe con bastante certeza que serán distintos de los valores típicos de los adolescentes, lo mejor que se puede hacer es recurrir a los valores típicos de los adultos. Esto equivale a emplear el criterio de "la persona razonable"; al prestar el consentimiento subrogado de personas que no tienen una historia de valores bien definidos, por ejemplo de bebés o de adultos que padecen retraso mental profundo, lo que hacemos es decidir por ellos como lo haría una persona razonable. Sin embargo, los valores de la adolescencia son a los de la juventud lo que estos son a los de la vejez. Se necesita una justificación mejor y más razonable para imponer los valores específicos de los adultos a los adolescentes, sobre todo cuando los valores de estos últimos no inspiran decisiones que puedan considerarse irracionales en el sentido de presentar incompatibilidad con las metas de vida percibidas de quienes los sustentan, o tan idiosincrásicos que ningún adulto sensato los elegiría[25].

En algunos casos, el médico puede tener en claro que la intervención de los padres no sería beneficiosa y que –incluso– podría resultar perjudicial para el adolescente. O bien puede advertir que un adolescente es verdaderamente un menor maduro y por lo tanto merecedor de que se respete su derecho a la autodeterminación. Esto, desde luego, no excluye la conveniencia de aconsejarlo y orientarlo.

Sin embargo, entendemos que el planteo de este problema no debe hacerse contraponiendo de modo categórico y absoluto "madurez e inmadurez"; más bien habría que enfrentar la cuestión con una mentalidad distinta y más abierta, deseosa de reconocer la madurez y la autonomía que hay en el adolescente, y dispuesta a fortalecerla en vez de anularla, ofreciendo al joven la compañía, comprensión y ayuda en una fase tan compleja y problemática de la vida. Es decir, lo que hace falta es "deliberar" con el adolescente. Lo fundamental es incluirlo en un proceso serio, honesto y sincero de deliberación, oyendo sus motivaciones y dándole a la vez razones de los propios puntos de vista; haciéndole ver los criterios posconvencionales que va buscando, y a la vez la paradoja de que la sociedad como un todo no se rija en la mayoría de los casos por esos criterios, sino por otros que son claramente convencionales.

Hay que tener en cuenta que el nivel posconvencional –en lenguaje de Kohlberg– no se puede exigir, pero sí se debe pro-

[25] Forman. - Ekman Ladd, *Dilemas éticos en pediatría*.

mover, lo cual son dos cosas bien distintas. Este es el punto fundamental: la diferencia entre imposición y promoción. Solo cabe imponer, exigir, las convenciones sociales que adquieren la forma de preceptos jurídicos. Todo lo demás debe ser objeto de exhortación, promoción, y no de imposición.

Finalmente, es verdad que la Convención sobre los Derechos del Niño –y las leyes locales dictadas en su consecuencia– no contiene ninguna norma que se refiera expresamente al derecho del niño, a partir de una determinada edad, a decidir sobre el cuidado de su salud y su propio cuerpo; pero el silencio –en este punto– no significa negación. Este derecho surge del reconocimiento de los siguientes principios[26]:

a) El niño es una persona humana, titular de derechos y obligaciones, igual que un adulto, y, por tanto, sujeto de derecho. Éticamente no puede ser considerado como un objeto.

b) Los derechos humanos, reconocidos en una serie de convenciones internacionales también pertenecen a los niños.

c) La aparente subordinación de los derechos del niño a los concedidos a los representantes, que parece surgir del art. 3° de dicha Convención, queda despejada por el art. 5°, que aclara que las facultades otorgadas a los padres son conferidas con el objetivo de impartirlas en consonancia con la evolución de las facultades del niño, dirección y orientación apropiadas para que este ejerza los derechos reconocidos en ese instrumento internacional.

d) Del juego armónico de los arts. 12 y 24 se desprende que el menor, en cuanto titular del derecho a las prestaciones de salud, tiene que ser oído y sus opiniones deben ser tomadas en cuenta en función de su edad y madurez[27].

Insistimos en que la adquisición de la autonomía es un proceso dinámico y lógicamente no podemos considerar igual a un recién nacido, cuya capacidad decisoria es nula, que a un niño de 7 años o a un adolescente de 14, quien, en muchas circunstancias, es capaz de tomar decisiones en cuestiones que lo afectan desde el punto de vista de la salud y que puede plantear

[26] Kemelmajer de Carlucci, "El derecho del menor a su propio cuerpo", en Borda (dir.), *La persona humana*, p. 249 a 286.

[27] Benavente, *El respeto por la autonomía del paciente. Algunas reflexiones sobre el consentimiento informado*, *ED*, 186-1343.

exigencias para mantener su intimidad y su autonomía respecto de los padres. Resulta necesario un estudio individualizado de cada caso, en el que se valore la madurez del menor, así como la trascendencia de la decisión, y no puede considerarse igual una determinación de la que pueda depender la vida del niño que otras cuyas consecuencias puedan ser menos graves. A mayor complejidad en la toma de decisión, será exigible un mayor grado de madurez.

En este sentido, debe destacarse el papel que juega el profesional de enfermería en este proceso informativo-deliberativo, dado que –en muchas circunstancias– pasa una parte importante de su tiempo junto al paciente y sus padres, y puede constatar el nivel de asimilación de la información que les ha sido dada, así como las dudas, resquemores o temores que puedan surgir.

Queremos, en esta cuestión, citar por su importancia en la formación médica la opinión de la Academia Americana de Pediatría, que ha dictaminado que existe una responsabilidad compartida entre los médicos y los padres acerca de tomar decisiones en nombre de pacientes muy pequeños teniendo en cuenta su mejor interés, y establece que "los padres y los médicos no deben excluir a los niños y adolescentes del proceso de toma decisiones sin razones de peso que lo justifiquen"[28].

Incluso, destaca que una vez que se haya tomado la decisión subrogada, el equipo de salud deberá explicar cuidadosamente al niño, con la asistencia de sus padres, qué es lo que le va a suceder. Añade que no existe una línea clara y contundente que trace, a una edad en particular, el límite entre la habilidad para participar o manifestar opiniones personales en el niño. Para ello establece una serie de parámetros o pautas que deben seguirse a fin de poder determinar cuál es el mejor interés del niño: el daño potencial que puede derivarse al niño de hacer algo que no quiere hacer (p.ej., frustración, desconfianza en el médico o en sus padres); el daño potencial y los beneficios para el niño de tener en cuenta las variadas opciones que

[28] American Academy of Pediatrics, *Informed consent, parental permission, and assent in pediatric practice*, "Pediatrics", vol. 95, nº 2, 1995, p. 314. En igual sentido se ha expresado la Sociedad Argentina de Pediatría.

se presentan desde la perspectiva del menor de edad, así como también las distintas perspectivas del equipo de salud y de los padres y familia, y el daño potencial y los beneficios que puedan originarse para los miembros de la familia u otras personas con las cuales el niño se encuentra relacionado afectivamente[29].

b) *Facultades del subrogante. Juicio sustituto.* La ética y el derecho otorgan a los padres la facultad de decidir respecto de las intervenciones médicas en el niño. Su autoridad resulta ética y jurídicamente incontrovertible, pero viene estructurada como función fiduciaria, que se ejerce en nombre del titular legalmente incapaz (y presumiendo su voluntad) y en beneficio de él. De lo contrario, la imposibilidad para el niño de ejercer por sí sus derechos aunada a la imposibilidad de que un tercero actúe en su nombre ejerciendo derechos personalísimos, que, por propia definición, son inalienables e intransferibles, transformarían el derecho a la salud (y, consecuentemente, la vida) en derechos meramente declarativos, sin posibilidad concreta de ejercicio, privando –por esa misma razón– al menor de edad de su propia dignidad.

En este mismo sentido se ha pronunciado el Comité de Bioética del Hospital Dr. José Penna al señalar que "la decisión acerca de quién debe hacerse cargo de la vida y de la muerte (en el caso, de un bebé) corresponde a sus familiares. En caso de imposibilidad de hallar o lograr comunicarse con sus fami-

[29] Existen diversos estudios en los que se pregunta a niños sobre situaciones médicas hipotéticas y se les plantea su incorporación en la toma de decisiones. En uno de los estudios más amplios se interrogó a un grupo de ciento veinte niños de 8 a 15 años, pendientes de intervención quirúrgica electiva, sobre a qué edad se consideraban suficientemente mayores para elegir y se realizó la misma pregunta a sus padres. La edad que consideraban los menores (14 años) difería muy poco de la de sus padres (13,9 años). La misma pregunta se realizó a un amplio grupo de niños sanos y a sus padres. La edad establecida fue superior al grupo anterior: 15 y 17 años respectivamente. En el mismo estudio se interrogaba a un grupo de médicos sobre a qué edad consideraban que sus pacientes podían tomar una decisión madura respecto de una intervención quirúrgica programada, y la respuesta fue una edad mucho menor que la que consideraban los mismos menores o sus padres, 10,3 años [Esquerda Aresté - Pifarré Paredero - Viñas Salas, "El menor maduro: madurez cognitiva, psicosocial y autonomía moral", en De los Reyes López - Sánchez Jacob (eds.), *Bioética y pediatría*, p. 359 y siguientes].

liares, se deberá recurrir a la Justicia para que se haga cargo de la decisión o nombre un representante legal"[30].

Se ha afirmado que los derechos de los padres sobre sus hijos se fundan en el derecho de propiedad. Esta concepción otorga a los padres bastante libertad para moldear a sus hijos como lo consideren apropiado. Otras razones más comúnmente invocadas para reconocer a los padres el derecho a tomar decisiones por sus hijos son las siguientes: *1*) son los únicos a quienes la sociedad atribuye la responsabilidad por la crianza y el bienestar de sus hijos, y no se puede ser responsable si no se tiene el derecho de decidir por ellos; *2*) los padres son las personas sobre las que recaen más directamente las consecuencias de su manera de criar a su hijos, y *3*) tienen un vínculo genético o una voluntad procreacional entre sí. Por otro lado, y ya desde un punto de vista más pragmático, puede afirmarse que los padres son los más aptos para tomar esas decisiones porque son quienes mejor conocen a sus hijos. Los padres que contribuyen a moldear a un niño están en condiciones de saber, mejor que nadie, cuáles son sus necesidades y deseos. Los padres sensibles perciben incluso los cambios más leves en el estado físico y emocional de sus hijos, y saben casi intuitivamente lo que es bueno para ellos. Por último, una teoría aún más reciente sostiene que la intimidad de la vida familiar es uno de los valores personales más importantes. La relación especial entre padres e hijos solo se puede lograr cuando se la protege de la interferencia de otras personas[31].

Se presume que los padres –lógicamente– buscarán lo mejor para sus hijos y es desde esta perspectiva, precisamente, que se les otorga su capacidad de decisión, en cuanto desde el punto de vista bioético ejercerán el principio de beneficencia, suponiendo una relación de amor con su hijo que los determina a procurar lo mejor para él.

Sin embargo, la afirmación de que los padres son los más aptos para tomar decisiones por sus hijos ha sido ampliamente controvertida. Así, se sostiene que, sobre todo cuando se hallan bajo la influencia de estrés emocional originado por un ac-

[30] Comité de Ética Asistencial del Área de Bioética del Hospital Interzonal General de Agudos Dr. José Penna, "Desconexión de respirador. Autorización para muerte de niños", Bahía Blanca, 29/9/1991.

[31] Forman - Ekman Ladd, *Dilemas éticos en pediatría*.

cidente grave o una enfermedad potencialmente mortal, los padres son incompetentes para tomar decisiones subrogadas. A ello se ha sumado que la realidad de tantos niños abandonados o maltratados por sus padres desmitifica esta supuesta aptitud y demuestra que estos no siempre actúan del modo más conveniente para el niño.

En efecto, existen situaciones en las que la presión a la que se ven sometidos los padres frente al problema de su hijo enfermo puede conllevar que no se analicen las opciones con claridad y, en esas circunstancias, la toma de decisiones puede tornarse particularmente dificultosa.

Si se admite que, en principio, los padres o tutores legales ostentan el derecho y el deber de decidir por el mejor bien del niño, deberíamos pensar en aquellas situaciones en las que observaríamos con reserva su parecer, siendo deseable que no asumieran la decisión en tales circunstancias cuando: *1*) no son capaces de entender los aspectos más relevantes del caso a pesar de una información correcta; *2*) presentan inestabilidad emocional importante, y *3*) anteponen sus propios intereses a los de sus hijos.

Por ello, se afirma que, como principio, los padres tienen derecho a elegir por sus hijos porque conocen sus intereses. Sin embargo, su facultad no es ilimitada, y está excluido de ella todo lo que sea ilegal o gravemente perjudicial y todo aquello que por definición constituya abandono o maltrato.

Si bien es cierto que la ley de derechos del paciente en su art. 5° se refiere al consentimiento informado brindado por el paciente o "por sus representantes legales", entendemos que debe darse preeminencia a una interpretación amplia, armónica y teleológica que mejor proteja y garantice los derechos individuales, abarcando por representante legal no solo al técnicamente tal, sino a aquel que se ocupe de la atención del paciente, aun cuando jurídicamente no pueda ser considerado –*stricto sensu*– representante legal.

El derecho de los padres a elegir si sus hijos seguirán o no un tratamiento médico concluye cuando los hijos están en condiciones de aprehender la opción propuesta[32].

[32] DOWNIE, *The doctor and the teenager. Questions of consent*, "Family Law", vol. 27, 1997.

Es por todo ello que debe procurarse alcanzar un equilibrio entre los derechos del niño y los de la familia, dado que los niños –como hemos venido afirmando– son sujetos de derecho, por lo que es precisamente para proteger y promover dichos derechos que a los padres mismos se atribuyen prerrogativas y responsabilidades respecto de sus hijos. Sin embargo, también es cierto que, a medida que el niño va evolucionando gradualmente, los derechos de los padres van pasando al hijo y este puede ejercerlos por cuenta propia. Aún más, puesto que los derechos pertenecen al niño como individuo con dignidad, estos se aplican por igual en el hogar, en la escuela, en todas las demás instituciones, tanto en la esfera pública como privada. Por consiguiente, el Estado desempeña un papel clave mediante la creación de un marco jurídico y político que promueva la realización universal y consecuente de los derechos del niño. También asume la obligación de intervenir toda vez que sea necesario para proteger al niño contra la desatención o la violación de sus derechos por parte de sus padres u otros adultos; por esta razón, deben existir mecanismos idóneos mediante los cuales los niños (o el Estado en su nombre y representación) puedan hacer respetar tales derechos cuando son infringidos.

En cuanto al consentimiento subrogado en el caso de pacientes adultos incompetentes –sea por incapacidad o por imposibilidad de comunicarse–, debemos remarcar que el proceso de toma de decisiones, muy especialmente al final de la vida, gira en torno a garantizar el ejercicio de la autonomía del paciente, aun en situaciones de extrema vulnerabilidad. Existe consenso en que la negativa del paciente competente mayor de edad resulta soberana, aun cuando ello implique poner en riesgo su propia vida. Pero ¿qué sucede cuando ese paciente es incompetente, está en un estado de inconsciencia permanente y no reversible y no ha dejado expresados sus deseos, por ejemplo, en una directiva médica anticipada?

Es dable remarcar que –más allá de la deficiente regulación de nuestra legislación respecto de las directivas médicas anticipadas– estos documentos no han recibido demasiada atención del público en general. Lo mismo ocurre en aquellos países en los que el tema ha saltado a la palestra. Muchas son las razones que podríamos esgrimir para justificar este fenómeno, pero exceden ampliamente el tema propuesto; lo cierto es que nuestra cultura occidental no es muy afecta a hablar de la enfermedad ni de la muerte, ni mucho menos a prever la forma de transcurrir la enfermedad ni el morir; menos aún, en aquellas situaciones de paciente adultos jóvenes. Muy difícilmente en nuestra juventud, y salvo que suframos de una patología grave en particular, estemos pensando en nuestra muerte y en la forma en que queremos pasar nuestros últimos momentos[33].

Lo cierto es que este tipo de situaciones –nuevamente– nos enfrentan a un dilema que se convierte en una paradoja: un principio fundamental es el respeto de la decisión autónoma del paciente, en cuanto derecho personalísimo, inalienable e intransferible, de decidir su propio proyecto de vida, no solo en su faz "positiva" (el cómo vivir), sino también en su faz "negativa" (el no vivir o el morir). Conocer estos deseos personales será más o menos difícil, conforme cada individuo en particular, inserto en su propia experiencia vital. Pero este dilema se transforma en una cruel paradoja porque, en aquellos casos en que no conocemos los verdaderos deseos del paciente, ignoramos cuál era su idea del morir, si no permitiéramos la decisión de un tercero (con los requisitos y resguardos que se señalarán), estaríamos privando a ese mismo paciente del ejercicio de su autonomía, negándole el reconocimiento de un derecho fundamental y –muy probablemente– cayendo en una situación de encarnizamiento terapéutico, totalmente objetable desde el punto de vista bioético y muy presumiblemente no deseada por el propio paciente, de haber tenido la oportunidad de expresarse.

Las pautas que se tienen en cuenta a la hora de permitir la decisión subrogada establecen que el subrogante deberá guiarse por las preferencias explícitas del paciente, sus preferencias inferidas y sus valores, y el principio de los mejores intereses (esto es, aquellos que mejor protegen sus derechos, que mejor garantizan su dignidad). En aquellas situaciones de incertidumbre pronóstica –p.ej., lesiones cerebrales graves– y en ausencia de un proceso de enfermedad subyacente que se suponga daría como resultado la muerte del paciente sin importar el tipo de intervenciones que se realizaran resulta idóneo establecer un tiempo limitado de prueba respecto de los tratamientos de sostén vital y la tecnología que pueda ayudar a clarificar los

[33] Ciruzzi, *Los casos "Lambert" y "Diez": el largo y sinuoso camino del encarnizamiento terapéutico al encarnizamiento judicial*, *Microjuris*, MJ-DOC-7347-AR | MJD7347.

potenciales beneficios para el paciente. Esto podrá permitir al subrogante tomar una mejor decisión sobre continuar o suspender este tipo de intervenciones[34].

Remarcamos que la decisión de adecuación del esfuerzo terapéutico es una indicación médica que el paciente, en ejercicio de su autonomía, o sus subrogantes, en caso de incompetencia, podrán aceptar o rechazar.

Huelga decir que el ejercicio del derecho a la salud y a la autonomía se convertiría en una mera declaración de principios si no contempláramos la posibilidad de que los incapaces de ejercicio (por incompetencia originada en la edad o por ausencia o perturbación de su conciencia) pudieran tener la posibilidad de "expresarse" por medio de sus representantes o persona de su confianza. Esta cuestión no solamente es obvia e indiscutible en pediatría, sino que el propio ordenamiento jurídico, a través de distintas disposiciones, ha contemplado el consentimiento subrogado o por representación (v.gr., arts. 4° y 5°, ley 26.529, y art. 4°, inc. *h,* decr. regl. de la ley 153 de CABA).

Por su parte, cuando no resulta posible conocer la voluntad del paciente, ya sea porque este no puede expresarla o porque sus representantes la desconocen o manifiestan posiciones contrarias, se impone que el médico acuda al criterio del "mejor interés" para el paciente.

La siguiente definición de los *best interests*[35] está puntualizada y definida muy detalladamente, mientras mucha importancia se dedica a la exposición de los diferentes factores de naturaleza subjetiva y objetiva que están involucrados en ellos. Al decidir cuáles son los *best interests* del incapaz, la persona que otorga o rehúsa el consentimiento en su lugar debe tomar en consideración:

1) Los valores y las convicciones que conoce como propios de la persona incapaz (cuando era capaz) y cree que esta seguiría teniendo si todavía fuera capaz.

2) Cualquier otra voluntad manifestada por la persona incapaz con respecto al tratamiento que no sea necesario seguir.

[34] Berlinger - Jennings - Wolf, *The Hastings Center Guidelines for decisions on life-sustaining treatment and care near the end of life.*

[35] Hooft, *Bioética y derechos humanos.*

3) Los siguientes factores: *a*) si la enfermedad o la salud de la persona incapaz pueden mejorar con el tratamiento médico; *b*) si la enfermedad o la salud de la persona incapaz pueden mejorar sin el tratamiento; *c*) si el beneficio que la persona puede esperar del tratamiento es superior a los relativos riesgos, y *d*) si un tratamiento menos restrictivo o menos invasor podría aportar el mismo beneficio que el tratamiento propuesto.

c) *Divergencia de opiniones médico-pacientes-padres. Resolución de conflictos.* Previamente, debe destacarse una aclaración: toda divergencia entre los actores de la relación médica que se plantee acerca de una determinada terapéutica debe primero tratar de resolverse dentro del ámbito de dicha relación, por medio de un diálogo respetuoso, constante y continuo entre todos los participantes. Solo cuando resulta verdaderamente imposible arribar a un acuerdo, podrá recurrirse a la Justicia.

También es necesario que el profesional de la salud aclare la relación entre sus valores personales y profesionales, y reconozca la posibilidad de que lo que él elegiría o preferiría hacer pueda entrar en colisión con lo que se le pide que realice como médico. El facultativo debe siempre tomar en consideración los valores y principios del paciente y –en su caso– de su familia, aun cuando ellos pueden resultar a sus ojos totalmente cuestionables y desvaliosos. Jamás debe permitir que sus propias valoraciones personales y culturales, o sus prejuicios, interfieran en las decisiones que el paciente (y su familia), y no el médico, debe aceptar.

Cuando las diferencias se plantean entre los médicos y los padres, lo jurídicamente correcto, como regla, es que, cuando la vida del niño no está en riesgo, la balanza se incline a favor del punto de vista de los padres.

Cuando la cura es poco probable o prácticamente imposible, los padres tienen la potestad de tomar decisiones basadas en un análisis subjetivo de los riesgos y beneficios. El mismo principio se aplica en aquellos casos en que, aun no habiendo un riesgo inmediato para la vida y aun cuando la condición subyacente sea desesperante, los padres pueden oponerse válidamente a las terapias experimentales o de alto riesgo. Solo en aquellos casos extraordinarios, cuando el médico tenga fuertes razones para considerar que dichas terapias podrán remitir la enfermedad o potencialmente curarla, podrá desafiar la negativa paterna.

En cambio, cuando la vida está en juego, hay que distinguir según quién sea el que pretende la realización de la terapia que implica la continuación de la vida. Si son los médicos, nos debemos inclinar, en principio, por esa continuación. La regla es que "los tribunales no pueden permitir que los padres hagan mártires de sus hijos"[36].

El principio legal que subyace aquí es que la negativa a aceptar un tratamiento médico que resulta adecuado para el estado de salud del paciente es una violación de los derechos del niño y como tal no debe ser aceptada.

Se ha afirmado que el deber de lealtad al niño ocupa el primer lugar. Si el pediatra debe lealtad a los padres es a causa de la posición de custodios de sus hijos que estos ocupan. Solía decirse que Dios había confiado a los padres la custodia de sus hijos; en la actualidad se considera más bien que el Estado les atribuye esa posición de custodios, pero que asume la responsabilidad última por el bienestar de todos sus ciudadanos. Cuando los padres no cumplen con sus deberes, pierden su posición de custodios y, por tanto, su derecho a la lealtad del médico. En los casos de claro peligro, la lealtad al Estado viene inmediatamente después de la lealtad a los niños. Ello es así porque el derecho del Estado a la lealtad del pediatra se funda en la responsabilidad que asume por el bienestar de los niños. Si los padres no cumplen su obligación de proteger y cuidar a sus hijos, y el médico es el primero en saberlo, tiene la obligación de informar al Estado. La lealtad a los padres viene solo en tercer lugar, lo cual significa que nunca debe anteponerse a la lealtad al niño cuando hay un peligro claro e inminente. En circunstancias normales o en los casos en que el peligro no es claro, la lealtad a los padres debe predominar debido al papel crucial que estos desempeñan en el desarrollo de sus hijos[37].

Si son los padres quienes reclaman un tratamiento que los profesionales no están dispuestos a continuar, debe tenerse en cuenta que nadie puede imponer a los médicos un tratamiento que ellos consideran no adecuado. En ese caso, deberá referirse el paciente a otro facultativo o institución que se avenga a tratarlo conforme lo requerido por los padres.

[36] US Supreme Court, 21 US 158 (1944), "Prince v. Massachusetts".

[37] FORMAN - EKMAN LADD, *Dilemas éticos en pediatría*.

Cuando el menor es mental y moralmente maduro como para apreciar la totalidad de las implicancias de su decisión, entonces la cuestión reside en saber qué voluntad prima y cuál queda en segundo plano, y, cuando no son coincidentes, si la de los padres o la del niño.

En principio, por el juego armónico de los derechos que hemos venido reseñando en este trabajo, cuando el menor es competente desde el punto de vista bioético y su negativa al tratamiento resulta justificada o razonable a juicio del equipo tratante, prevalece la opinión del paciente.

Cuando el menor rechaza un tratamiento que los médicos propician de modo unánime, en la mayoría de los casos llegados a la Justicia, los jueces inclinan la balanza en el sentido indicado por los profesionales. El argumento, en este punto, es que los menores no alcanzan a entender la información que se les provee. Esto quiere decir que la *competencia* no depende únicamente del poder de conocimiento y la madurez del menor, sino de la seriedad de la decisión que puedan tomar.

Desde el punto de vista jurisprudencial, se ha afirmado que el derecho a la determinación es más amplio que el derecho a consentir. Cuando un niño es competente, el derecho independiente de consentir de los padres cesa; por eso, si el menor competente rechaza un tratamiento, este no puede proseguirse aunque los padres lo consientan; cuando es al revés, o sea cuando el niño quiere continuar, pero los padres no consienten, el rechazo paterno no impide el tratamiento si desde el punto de vista médico es lo indicado[38].

Si los padres rechazan el tratamiento, pero el hijo consiente, hay un conflicto familiar, ajeno al médico, que debe ser resuelto por el juez solo si está en peligro la salud y vida del menor. Esto quiere decir que, si ese peligro existe, el médico puede acudir al juez. Sin embargo, si solo está en discusión cuál de los tratamientos es el que se aplicará y la elección no pone en riesgo la vida del menor, la decisión queda en el ámbito familiar y no en el judicial.

En resumen, cuando los padres y el paciente no están de acuerdo entre sí con el tratamiento a seguir, el médico se debe

[38] Kemelmajer de Carlucci, "El derecho del menor a su propio cuerpo", en Borda (dir.), *La persona humana*, p. 249 y siguientes.

al paciente. Si el pronóstico es pobre y el paciente "ya ha tenido suficiente", el facultativo está profesional y éticamente obligado a hacer todo lo posible para persuadir a los padres para que respeten la decisión del niño. Por otro lado, si el pronóstico es bueno y el paciente no quiere continuar con la terapia, la responsabilidad del profesional asistente consiste en entender y responder a los miedos y dudas del niño, y ayudarlo durante el tratamiento.

Insistimos, si el tratamiento propuesto es a la vez inútil e inhumano, causando un sufrimiento importante al niño, resulta incorrecto llevarlo a cabo. Decir que el tratamiento es incorrecto es afirmar que el médico tiene la obligación de negarse a aplicarlo. Ahora bien, ¿qué ocurre si el tratamiento es fútil, pero no causa sufrimiento ni perjudica al niño? En tal caso no hay una obligación de tratar; resulta permisible tratar o no de acuerdo con las circunstancias. Esto quiere decir que hacerlo no es imperativo, pero tampoco sería incorrecto. En rigor de verdad, como ya lo hemos sostenido, los padres no tienen derecho a exigir que se aplique un tratamiento fútil o inadecuado. Sin embargo, puede haber buenas razones para no rechazar un pedido de su parte en tal sentido, sobre todo si no afecta la justicia distributiva ni impone una carga demasiado grave en el personal de salud ni perjudica al niño.

A ello debemos agregar que el Código Civil y Comercial permite que, en caso de conflicto entre los padres y el niño, sea el profesional de la salud quien, conforme su leal saber y entender y en aplicación del principio de mejor interés del niño, sea quien dirima tal contienda. En relación con ello, nos parece adecuado que tal facultad sea ejercitada con prudencia, tendiendo a agotar previamente todos los mecanismos para arribar a un consenso entre el equipo, el paciente y sus padres, discutiendo las alternativas dentro del mismo equipo asistencial, de manera que el peso de la decisión sea compartido y no recaiga en un solo profesional, y previendo como mecanismo apropiado de análisis y evaluación particular el comité de ética, ámbito idóneo y adecuado donde plantear estas diferencias y tender a arribar a la mejor recomendación posible.

Lo mismo debe considerarse para el caso de un paciente adulto incompetente cuya familia no logra ponerse de acuerdo acerca del mejor tratamiento. Deben agotarse todos los mecanismos de deliberación en pos de alcanzar un consenso, recurriendo al comité de ética para que acompañe el proceso de toma de decisiones, dirima la contienda y analice los distintos puntos de vista.

Un paradigma de las dificultades en la toma de decisiones al final de la vida se dio en el caso inglés "Charlie Gard". Se trataba de un bebé que padecía una rara enfermedad genética (*mitochondrial DNA depletion syndrome*), mortal, y que no le permitía ver, oír, tragar ni llorar, y para la cual no existía tratamiento curativo conocido. Ante la gravedad del cuadro del pequeño, los médicos tratantes consideraron que debía procederse a la adecuación del esfuerzo terapéutico, permitiéndole morir en paz, dado que más tratamiento significaba prolongar la agonía y el sufrimiento. Los padres del bebé no estuvieron de acuerdo y pretendían llevar a su hijo a los Estados Unidos de América, donde un profesional ofrecía un tratamiento experimental que nunca había sido probado en un niño con la enfermedad de Charlie. Ello devino en una batalla judicial que llegó hasta el Tribunal Europeo de Derechos Humanos. Si bien es cierto que este procedimiento estaba de acuerdo con el ordenamiento jurídico inglés, en la medida en que cuando los padres y los médicos tienen diferencias de opiniones acerca de un tratamiento médico son los jueces los que deben intervenir, ello implicó –como veremos con mayor detenimiento en § 18– un verdadero fracaso de la relación asistencial, un inmenso dolor para los padres y una gran congoja en el equipo tratante que se vio expuesto al escrutinio mediático de una situación que debería haber quedado dentro de la intimidad de la decisión médica.

El Tribunal Europeo de Derechos Humanos afirmó que "si bien los padres que tienen responsabilidad parental poseen el derecho de brindar consentimiento para la realización de un tratamiento médico en representación de su hijo, el ordenamiento jurídico le otorga a los tribunales la facultad de valorar de manera independiente y objetiva si esa decisión respeta el mejor interés del niño. En ese análisis, la consideración al bienestar del paciente es determinante [...] es obvio que en la mayoría de los casos, el punto de vista de los padres resulta fundamental. Muchos casos referidos a niños que sufren trágicas condiciones de salud nunca llegan a los tribunales porque se logra consensuar un abordaje en base al mutuo respeto entre la familia y los médicos; pero también es cierto que los padres que se enfrentan a estas terribles situaciones de enfermedad grave en su hijo están más expuestos a perder objetividad y a su vez experimentar deseos de 'hacer todo' aun cuando, visto objetivamente, la opción preferida no respete los mejores intereses del niño. Como ya lo hemos sostenido reiteradamente, el principio del mejor interés del niño debe prevalecer y debe ser aplicado aun en aquellos casos donde los padres, por los mejores motivos, opinen en contrario [...] se ha sostenido reiteradamente que en toda decisión judicial donde se analice la interpretación del art. 8° y donde los derechos de los padres y del niño parecen colisionar, los derechos del niño deben recibir la mayor consideración y deben prevalecer en toda interpretación"[39].

Respecto del tratamiento experimental que exigían los padres, el tribunal destacó que "todas las opiniones de los expertos coinciden en que se trataría de un tratamiento fútil, y por ello entendemos no solo que no tendría efecto sino que además produciría dolor, sufrimiento y distrés a Charlie [...] sufrimiento que se vería prolongado sin ninguna perspectiva realista de recuperación".

En este punto, el tribunal también se hace cargo de una gran paradoja: la imposición judicial que se ha hecho a los médicos de continuar suministrando un tratamiento médico que su experticia consideraba no adecuado para el paciente, hasta tanto se llegara a una resolución judicial definitiva.

"Debe otorgarse un peso específico a la prolongación de la vida porque el instinto humano básico y el deseo de sobrevivir es fuerte y debe presumirse fuerte en el propio paciente. Pero no es ni absoluto ni necesariamente determinante, y puede ser restringido si el placer y la calidad de la vida son suficientemente escasos y el dolor y el sufrimiento u otras cargas sobre la vida son suficientemente graves [...] en muchos casos la respuesta será que no resulta en el mejor interés del niño continuar con un tratamiento que solo aumenta su sufrimiento y no le produce beneficio alguno [...] las opiniones de los padres y de los médicos deben ser adecuadamente consideradas. Como en el presente caso, cuando los padres permanecen de manera constante al lado del paciente sus opiniones tienen un valor particular porque conocen al niño y cómo reacciona en cada situación, pero también debe tenerse

[39] TEDH, application 39793/17, "Charles Gard and others v. the United Kingdom".

muy en cuenta que la mirada de los padres –muy comprensiblemente– puede estar teñida por sus propios sentimientos y emociones. Pero sus propios deseos, muy comprensibles desde un punto de vista humano, resultan totalmente irrelevantes en relación con el criterio objetivo del mejor interés del niño con excepción de aquellas situaciones donde puedan ser útiles para vislumbrar la calidad y valor de la relación hijo-padres".

§ 15. ***Las directivas médicas anticipadas.*** – Interesante resultan, al respecto, las palabras de Herman Hesse, que Reetz nos muestra: "Emmy, frágil como una pluma, está rígida de dolor, muda de agotamiento. Hesse se la lleva a ella y a Annemarie a Casa Camuzzi, donde Natalina ha encendido un fuego en la chimenea y les ofrece chocolate caliente. Esa noche, Emmy y Annemarie se quedan en casa de Hesse, quien en el futuro se ocupará de ambas, pues, como escribe en el recordatorio a Hugo, 'no me he retirado de tu tumba sin antes formular en silencio la promesa solemne de seguir siendo digno de ti y no olvidar jamás tu ejemplo'"[40].

Una de las formas en que la voluntad del paciente se ha logrado instrumentar, en previsión de futuras situaciones en las cuales no le sea posible expresarse o darse a entender explicitando sus preferencias en orden al cuidado y atención de su salud, es por medio del denominado "testamento vital", aunque la expresión más correcta es *directivas médicas anticipadas* y que iremos desgranando en este parágrafo.

Desde el punto de vista del derecho positivo argentino, puede considerarse que *testamento vital* no resulta una expresión ni precisa ni mucho menos feliz. Conforme nuestro ordenamiento jurídico, el testamento es aquel acto de última voluntad destinado a surtir efecto luego de la muerte del causante y por medio del cual dispone respecto de sus bienes y su persona para después de su muerte. Por el contrario, el testamento vital pretende tener plenos efectos jurídicos en vida del titular, y no está destinado a regular la distribución, asignación y destino de su patrimonio, sino el cuidado y atención que personalmente considera aceptable y admisible respecto de su salud y de su vida. Los destinatarios del testamento vital no son di-

[40] Reetz, *Las mujeres de Herman Hesse.*

rectamente sus herederos, sino por un lado el equipo de salud que se hace cargo de su atención, poniendo límites precisos a su accionar y por el otro la familia o quienes se encuentren a su cuidado, también delimitando aquello que resulta permitido o no en relación con su asistencia física y espiritual.

En realidad, la expresión *testamento vital* proviene de una traducción literal que se realizó de la expresión anglosajona *living will*. Es cierto que *will* significa –en una de sus acepciones– testamento. Pero también refiere a la voluntad o deseo. Creemos que sería más feliz, y gramatical y bioéticamente preciso, referirnos a "voluntad vital" en vez de a "testamento vital".

El tema es antiguo, pero los desarrollos son nuevos: se trata de conceder al ser humano algún tipo de influencia sobre su destino, fundamentalmente cuando este se refiere a cómo tratar su enfermedad y cómo enfrentar la muerte. KRISHNAMURTI se preguntaba: "¿por qué los hombres mueren tan míseramente, infelizmente, por enfermedad, vejez, con el cuerpo encogido, deforme? ¿Por qué no pueden morir naturalmente, de una hermosa muerte como la de la hoja? ¿Qué hay en nosotros que no anda bien? A pesar de todos los médicos, medicamentos y hospitales no parecemos capaces de morir con dignidad, sencillez y con una sonrisa en los labios"[41].

El tema del *living will* tiene una historia principalmente americana, originada por una corriente de ideas desarrollada en los años sesenta. Luego de su primer reconocimiento legislativo en la *Natural Death Act* de California de 1976, para finales de los años ochenta, tras una intervención de la National Conference of Commissioners on Uniform State Laws, las leyes en la materia han sido introducidas en todos los Estados.

En este sentido, resulta fundamental la norma federal estadounidense conocida como *Patient Self-Determination Act*, de 1991, por la cual se dispone que los hospitales, clínicas, agencias sanitarias, organismos que administran los programas Medicare y Medicaid, y demás estructuras, informen por escrito a los adultos acerca de sus siguientes derechos: *a*) a tomar decisiones acerca de los tratamientos médicos, incluido el derecho de aceptar o rechazar el tratamiento médico y quirúrgico; *b*) a formular directivas anticipadas como el *living will* y el du-

[41] KRISHNAMURTI, *A se stesso*, p. 125.

rable *power of attorney for health care*, y *c*) a conocer cuáles con las políticas y los procedimientos que la institución en cuestión ha adoptado para hacer valer esos derechos.

La *Patient Self Determination Act* especifica que las *advance directives* consisten en instrucciones escritas, como un testamento biológico o un poder persistente para tratamientos médicos, reconocidas por la normativa estatal (por medio de la legislación o de la jurisprudencia) y relativas a la aplicación de tratamientos médicos en situaciones de incapacidad.

Las decisiones acerca del tratamiento de pacientes que no estén en condiciones de decidir personalmente son tomadas de acuerdo con este triple orden: *a*) *advance directives principle*, de acuerdo con el cual se siguen las instrucciones dictadas claramente por el interesado en forma preventiva; *b*) si faltan las *advance directives*, se recurre al *substitute judgment principle*, según el cual la citada falta de expresas indicaciones es suplida mediante un juicio que, tomando en cuenta los valores y los deseos del interesado, reproduzca su supuesta voluntad, y *c*) si llegaran a faltar los elementos precitados, sobre la base del *best interests principle*, el subrogante elige la alternativa más acorde con los intereses del paciente.

Este orden, tan lineal, es poco más que una abstracción, y en la realidad se recurre a una combinación de los tres criterios.

El eje del problema es la atribución de un rol a la voluntad del sujeto por intermedio de las *advance directives*. En tal sentido, el testamento biológico y el mandato en previsión de la propia incapacidad poseen un mínimo común denominador. Las diferencias atañen a la materia (el tratamiento médico en un caso; las disposiciones patrimoniales y de cuidado de la persona en el otro), mientras los rasgos comunes estriban en el rol atribuido a la voluntad del sujeto (además del inevitable entrecruzamiento del cuidado de la persona con el enfoque dado al tratamiento médico). Después de todo, así como resulta más que obvio que con el testamento se define un determinado orden patrimonial para después de la muerte, debería parecer igualmente natural que una persona pueda disponer de sus sustancias y de su persona para el caso de su propia incapacidad.

En cuanto a las decisiones de las personas acerca de sus propios destinos en caso de enfermedad, el Convenio para la protección de los derechos humanos y la dignidad del ser humano con respecto a las aplicaciones de la biología y la medicina, aprobado en Oviedo por el Consejo de Europa, el 4 de abril de 1997, dispone en su art. 5° que se respeten los deseos expresados con anterioridad acerca de una intervención médica por un paciente que, al momento de la intervención, no está en condiciones de expresar su voluntad.

Cabe también distinguir entre el *durable general power of attorney* y el *durable power of attorney for health care*. Con el primer tipo de poder se designa un representante (*principal* o *attorney in fact*) para el caso de que el representado se vuelva incapaz. Se trata de un poder (distinto en cada Estado) que a diferencia del ordinario *power of attorney* no se extingue a causa de la incapacidad del representado. El *durable power of attorney for health care* sirve para nombrar un sustituto para que tome decisiones acerca de los tratamientos médicos del representado.

Respecto de los requisitos formales, se comprueba que la ley federal no prescribe la forma o el contenido de los *living will* o *health care proxies*, previstos, por el contrario, por las leyes estatales. El requisito más importante reside en que el documento esté suscripto en presencia de dos testigos, que en la mayor parte de los Estados se excluye que puedan ser escogidos entre los médicos, enfermeros, representantes o empleados de los institutos de tratamiento. En los casos de los institutos de internación (*nursing homes*), algunos Estados exigen que uno de los testigos sea el *ombudsman* del instituto, nombrado por el Estado, mientras que otros excluyen que los empleados de dichos institutos puedan servir de testigos. Ninguna ley estatal consiente que los dos testigos sean parientes del declarante; muchos Estados excluyen a los herederos eventuales, sea por testamento, sea por herencia legítima, y a los acreedores. Unos pocos Estados, finalmente, exigen que el *living will* o *durable power attorney* se haga delante de un escribano. Estas restricciones no se aplican al representante, quien por lo general es justamente un familiar o un sucesor. Dos Estados requieren que haya una comprobación previa de parte de un representante de la ley. La ley de Nueva York prohíbe que se represente a más de diez personas al mismo tiempo[42].

[42] CALÒ, *Bioética*.

En Ontario, Canadá, encontramos un documento llamado testamento de vida, en el cual se especifican las voluntades acerca del futuro cuidado de la salud y de la persona; se lo llama también *testamento biológico, living will* o *advance directive*. Se compone de dos partes: una contiene la delegación y la otra las instrucciones. En la primera se indica la persona que se desea que tome decisiones en lugar de quien no esté en condiciones de hacerlo; en la segunda se informa sobre las decisiones relativas al cuidado de la salud y de la persona (alojamiento, higiene, vestimenta, seguridad). Mientras el testamento común se vuelve operativo solo tras la muerte, el testamento de vida contiene instrucciones relativas al cuidado de la salud y de la persona, o le encarga a alguien que tome decisiones en lugar de quien en ese momento no se encuentra capacitado para ello. Parece conveniente que el testamento de vida sea redactado luego de haber consultado a un médico o a un letrado por sus repercusiones sobre la esfera tanto personal como patrimonial. En las provincias canadienses dotadas de reglamentos específicos este testamento tiene valor absoluto y ejecutivo. Ya hay una legislación en la materia en las provincias de British Columbia, Manitoba, Newfoundland, Nova Scotia, Ontario y Quebec, entre otras. Estas reglamentaciones prevén el nombramiento anticipado de un representante (*representation agreement act*) legitimado a tomar decisiones relativas a las cuestiones patrimoniales y a las atinentes a la salud del representado (*substitute decisión maker*), o bien se designa a una persona para que ejecute las directivas dictadas (*advance health care directive*), sin otorgarle la facultad de tomar decisiones relativas al cuidado de la persona.

En el derecho vigente a nivel comparado, se utiliza una declaración de este tenor: "'El suscripto, actualmente en uso de mis facultades mentales, dispongo lo siguiente: quiero que los facultativos que me tratan informen de mis condiciones de salud, inclusive sin mi consentimiento (en caso de que no estuviera en condiciones de expresarlo) a las siguientes personas (nombre y teléfonos). Quiero ser informado de mi estado de salud aun cuando tuviera una enfermedad grave e incurable (se tacha el sí o el no). Quiero ser informado personalmente acerca de las ventajas y los riesgos de los exámenes diagnósticos y de las terapias (se tacha el sí o el no); deseo asistencia religiosa (se tacha el sí o el no) de confesión [...]; quiero se persista a toda costa en las terapias, aun en caso de inconsciencia irreversible (se tacha el sí o el no). Consciente de que las disposiciones premencionadas se refieren a situaciones complejas aunque no actuales, y de todos modos imprevisibles de por sí, para evaluar la relación entre sufrimientos y beneficios de cada acción médica nombro mi representante de confianza (nombre, apellido y demás datos, lo más completo posible) (nombrando además un sustituto), quien se compromete a garantizar el escrupuloso respeto de mis voluntades, expresadas en el presente documento, y a sustituirme para todas las decisiones no incluidas en este, para el caso de que yo perdiera la capacidad de decidir o de comunicar. Este acto se realiza en presencia de un testigo (nombre y datos) que atestigua la veracidad de la presente declaración y el hecho de que las personas premencionadas han aceptado las delegaciones' (siguen las firmas). Hay un espacio para la firma del médico que 'ayuda en la redacción o que recibe el formulario completado'"[43].

Nuestra legislación nacional va comenzando a abrirse camino en este punto: existe un Registro de Últimas Voluntades en el Colegio de Escribanos de la Provincia de Buenos Aires; la ley 2611 de Neuquén y la ley 4264 de Río Negro también aportan una nueva mirada al respecto, y recientemente –a nivel nacional– la ley de derechos del paciente ha realizado un reconocimiento explícito de la materia, cuando en su art. 11 dispone: "Toda persona capaz mayor de edad puede disponer directivas anticipadas sobre su salud, pudiendo consentir o rechazar determinados tratamientos médicos, preventivos o paliativos, y decisiones relativas a su salud. Las directivas deberán ser aceptadas por el médico a cargo, salvo las que impliquen desarrollar prácticas eutanásicas, las que se tendrán como inexistentes".

Entendemos que, más allá del reconocimiento actual, como todo aquello que se encuentra relacionado con el ejercicio de los derechos individuales –y en este caso, personalísimos– supone que su no explicitación legal no importa desconocimiento de ellos y se presume que el principio que regula los derechos individuales es aquel que expresa que "todo aquello que no está expresamente prohibido se encuentra permitido", el juego armónico de las normas constitucionales y legales imponían *per se* la aceptación de esta particular forma de ejercer el principio de autonomía.

43 Calò, *Bioética*.

Reconocemos que las mayores dudas pueden plantearse a nivel del paciente pediátrico. Si bien no resulta usual que este tema se discuta en pediatría, entendemos que ello se debe más a un desconocimiento del derecho que nos asiste como individuos que a un desinterés personal. Si partimos del reconocimiento y aceptación –que en este trabajo se propicia– de la autonomía del menor de edad para tomar a su cargo las decisiones que le competen en orden al cuidado y asistencia de su salud y su vida, conforme su grado de madurez y desarrollo, la gravedad de la patología en curso, el tratamiento propuesto y las alternativas a él, con previa información amplia, clara y precisa dada por el profesional asistente, debemos reconocerle la facultad de dejar plasmada su voluntad de manera anticipada, de forma tal que –llegado el momento en que no pueda expresarse– los médicos puedan respetar su decisión personalísima.

Por ello, no compartimos la prohibición que surge de la ley de derechos del paciente, donde las directivas anticipadas han sido reservadas a los pacientes mayores de edad. Entendemos que no existe obstáculo legal alguno para admitir esta facultad, en la medida en que principios constitucionales de mayor jerarquía imponen una interpretación favorable, en consonancia con el plexo normativo nacional e internacional. Ya el Código Civil de VÉLEZ SÁRSFIELD reconocía a los mayores de 14 años la prerrogativa de testar sin autorización paterna. Esto es, si se autorizaba que un niño mayor de 14 años pudiera disponer por última voluntad de su patrimonio, luce una verdadera contradicción prohibirle disponer del cuidado de su propia salud por un documento que queda incorporado a la historia clínica. Su carácter de sujeto de derechos y la propia dignidad, que es su esencia, imponen el respeto en el ejercicio de los derechos personalísimos en toda su expresión y alcance. Es más, por debajo de esa edad, creemos que las pautas fijadas en este trabajo a los efectos de determinar la competencia bioética del menor de edad son herramientas más que adecuadas para evaluar su capacidad en orden a prescribir su voluntad autónoma de manera anticipada.

Más llamativo y preocupante luce el art. 60 del Cód. Civil y Comercial, que repite casi textualmente las disposiciones de la ley de derechos de los pacientes en este punto. Nuevamente centramos nuestra crítica en el hecho de reservarlas solo a las personas plenamente capaces, sin tener en consideración, por un lado, el reconocimiento de la autonomía progresiva en los niños y, por el otro, la naturaleza jurídica de la directiva médica anticipada, que no es un contrato, sino un acto lícito unilateral de la voluntad; en otras palabras, no es algo distinto a un consentimiento informado, solo que anticipado. Entendemos que excluir a los niños y adolescentes del derecho que les asiste a disponer anticipadamente acerca de sus decisiones personales en orden al cuidado de su salud o al destino de su cuerpo conculca principios constitucionales fundamentales. Lamentablemente, se ha perdido una oportunidad única de armonizar la legislación con los principios acogidos en el mismo ordenamiento jurídico sobre el concepto de autonomía progresiva del niño.

Sí resulta una práctica bastante habitual en pediatría, sobre todo cuando hablamos de pacientes con enfermedades crónicas cuyo desenlace fatal resulta previsible o de pacientes terminales, que los padres manifiesten –en acuerdo con los médicos que asisten al niño– cuáles son los tratamientos admitidos o rechazados frente a eventuales complicaciones. Nuestra tendencia en la práctica diaria es documentar las directivas en la historia clínica, y en el ámbito comparado se han diseñado distintos tipos de formularios específicos al efecto, sin intervención de un escribano público que dé fe del acto que se celebra, atento a entender que es algo totalmente innecesario y por demás superfluo. Esto se debe a que tal práctica está totalmente inescindida de la propia actividad asistencial, que supone no solo la atención de la patología que requiere cura o alivio, sino la imprescindible intervención del paciente y de sus padres o representante legal, de manera de poder desentrañar su voluntad y aquello que pueda ser mejor para él, en esas especiales circunstancias y con esos particulares medios, evitando –en lo posible– caer en una obstinación terapéutica, aplicando tratamientos o procedimientos que el mismo paciente –o sus padres– consideran inidóneos, y reduciendo al mínimo la posibilidad de caer en situaciones imprevistas o no previsibles o sorpresivas, por ello mismo estresantes, que coloquen a los actores de la relación médica en posiciones de tomar decisiones bajo presión o urgencia, obviando particularmente la voluntad del paciente.

La muerte de un niño resulta algo devastador, tanto para la familia como para los profesionales de la salud. Es esencialmente injusta, percibida como antinatural: quienes deberían morir primero son los más viejos, que se supone que son quienes seguramente enfermarán. Pero esto no suele ser tan lineal. Los niños enferman; la mayoría de las veces sufren enfermedades curables y que responden adecuadamente a los tratamientos existentes. Mas, en otras situaciones, enferman gravemente y también mueren.

Al final de la vida, los niños experimentan los mismos síntomas que los adultos murientes –distrés respiratorio, pérdida muscular, náuseas y vómitos, fatiga y debilidad, imposibilidad de tragar, ansiedad–. La diferencia suele estar en que sus corazones tienden a ser más fuertes.

Cada caso individual es descorazonador, trágico y finalmente injusto en su propia medida. Muchas veces, la mejor chance de que un niño al final de la vida verdaderamente viva es que sus padres acepten el hecho de que su hijo está muriendo.

No siempre podemos salvar a los niños de la muerte, pero podemos realizar un mejor trabajo ayudando a los niños y sus familias a "vivir bien": cuidarlos de sufrir una ansiedad innecesaria; protegerlos del dolor y del sufrimiento. Finalmente, debemos ser capaces de mirar a nuestros pacientes y sus seres queridos a los ojos y prometerles que haremos absolutamente lo mejor que podamos para evitar los síntomas estresantes, asegurando la mejor calidad de vida posible y cuidándolos, garantizando que los deseos del niño que experimenta su propia muerte serán atendidos y respetados.

Esa es la verdadera esencia de una directiva médica anticipada: el compromiso personal que asume el equipo tratante con los deseos, necesidades, expectativas y decisiones del paciente, más allá de cualquier documento, más allá de cualquier regulación específica.

CAPÍTULO IV

DETERMINANTES EXTERNOS E INTERNOS QUE INFLUYEN EN EL PROCESO DE TOMA DE DECISIONES MÉDICAS AL FINAL DE LA VIDA

§ 16. ***EL TEMOR LEGAL. LA MEDICINA DEFENSIVA.*** – En una entrevista realizada a FOUCAULT, se le preguntó sobre las teorías de HULSMAN, sobre si las ideas que este último sostenía no conducían a la abolición de las nociones de responsabilidad y culpabilidad. FOUCAULT respondió: "No creo que lo importante sea si una sociedad puede funcionar sin culpabilidad sino, más bien, si una sociedad puede hacer funcionar la culpabilidad como principio organizador y fundador de derecho"[1].

Fue dando clases donde la idea abolicionista tomó cuerpo en HULSMAN. Notó que "el sistema penal, salvo por azar, no funcionaba jamás como lo quisieran los principios mismos que pretenden legitimarlo"[2].

Nos proponemos exponer cómo los postulados que HULSMAN fervientemente sostuvo durante su vida pueden trasladarse al estudio del problema jurídico del temor legal y la medicina defensiva; cómo, por su intermedio, puede justificarse un tratamiento del asunto como "problema social", y no ya únicamente como delito o incumplimiento contractual grave; cómo el cambio de paradigma en la relación médico-paciente y el consiguiente aumento en la judicialización de las cuestiones de salud han producido una mutación tal en la imagen social

[1] FOUCAULT, *La vida de los hombres infames*, p. 153.

[2] HULSMAN - BERNAT DE CELIS, *Sistema penal y seguridad ciudadana*, p. 21.

del galeno que ha trasladado su puesto desde el extremo, visto como un "salvador" o deidad inescrutable, hacia un rol que lo asemeja, demasiado, al de un ser potencialmente peligroso –lo cual nos acerca a la idea de peligrosidad, propia de un derecho penal de autor, más que de acto–.

Entendió HULSMAN que el derecho, como sistema, tiene su propia lógica. Una lógica que no tiene nada que hacer con la vida ni con los problemas de la gente[3]. Al hecho de interrogar al sistema de justicia lo llamó *abolicionismo académico*[4]. Hacía hincapié, en términos comparativos, en cierta cualidad elástica del derecho civil por sobre el penal: "El derecho civil está más abierto a la diversidad humana" y es "más cercano a nuestra vida normal"[5]. De hecho, prefería la nomenclatura, propia del derecho privado, de *incidente* por sobre la de *delito*. Hablaba del cambio de lenguaje como premisa para el cambio de sistema de racionalización del derecho.

En este sentido, la norma fundante a la que se refiere HANS KELSEN constituye un grave error conceptual, con tremendos efectos perniciosos. El sistema kelseniano deviene mera tautología: esto es, la norma es norma porque está validada por otra norma. El derecho no puede generarse y regenerarse de modo autorreferente. Es un *deber-ser* –paradójicamente–del derecho el recurso a otras ramas de las ciencias sociales como la Sociología, la Antropología, la Historia, la Filosofía, la Lingüística. El lenguaje, en este sentido, constituye entonces la norma fundante: el primer convenio general sobre el que se asienta el cuerpo normativo subsiguiente. La racionalidad imperante y subyacente al sistema normativo habita en el poder del discurso. El lenguaje, como acuerdo, es la norma primigenia que soporta la inteligibilidad de las normas restantes, dependientes, por tanto, de esta. Sin lenguaje común no hay normas: habrá, apenas, garabatos. Volviendo a HULSMAN, un cambio en el lenguaje, esto es, en la norma fundante según lo

[3] HULSMAN - BERNAT DE CELIS, *Sistema penal y seguridad ciudadana*, p. 16.

[4] HULSMAN, "Abolicionismo penal y deslegitimación del sistema carcelario", conferencia en el marco del programa UBA XXI, Universidad en la Cárcel, Centro Universitario de Devoto, 12/9/2007.

[5] HULSMAN, "Abolicionismo penal y deslegitimación del sistema carcelario", conferencia en el marco del programa UBA XXI, Universidad en la Cárcel, Centro Universitario de Devoto, 12/9/2007.

que decimos, podría producir un cambio –beneficioso, según nuestras esperanzas– en el sistema.

Si el derecho es un "deber ser" es porque aún no "es", aunque aspira a "ser". Esto quiere decir que sus prescripciones pretenden regular una realidad que le es ajena y desconocida, a la que solo conoce imperfectamente y la cual se encuentra en constante modificación, imponiendo normas de comportamiento respecto de lo que debería ser a aquello que –en forma actual– no es.

El problema fundamental que se nos presenta en este punto es que la actividad médica, por propia definición, resulta incierta, dado que actúa sobre bases probabilísticas y con fundamento en conocimientos que permanentemente se van actualizando o modificando. El error o el evento adverso es parte inescindible de la tarea médica, dado que las variables que se presentan en dicha actividad son multifactoriales y, aun cuando se haya realizado todo aquello que la ciencia considera adecuado, el resultado puede no ser el esperado, ni el procurado ni el querido. Es por ello que debe tenerse en cuenta que no todo error puede llegar a constituir una acción negligente, imprudente o imperita. En medicina no basta la existencia de un error para afirmar la responsabilidad del profesional, sino que aquel debe constituir un yerro que, "cayendo fuera del marco de lo opinable y discutible, sea grosero e inadmisible por obedecer a una falta de saber mínimo"[6].

En este mismo sentido se ha pronunciado la jurisprudencia al afirmar: "Si pretendiésemos que en una actividad riesgosa autorizada por el Estado (ejercicio de la medicina) el autor cargase con la responsabilidad penal en razón de las posibilidades de ocurrencia de accidentes, nadie se atrevería a llevar a cabo tal actividad, con lo que su utilidad social no se cumpliría. Y desde el punto de vista subjetivo, el agente que sin error groseramente vencible, cree estar obrando dentro de los márgenes del riesgo permitido, cuanto menos actúa inculpablemente y el juicio de reproche no puede formularse sobre su conducta"[7].

[6] Jantus - Quirno Costa, "Homicidios, lesiones y abortos relacionados con el arte de curar", en Garay (coord.), *Responsabilidad profesional de los médicos*, p. 1031 a 1110.

[7] CPenal SFe, Sala I, 24/3/1993, "G., B. J. s/homicidio culposo".

No debe obviarse que la intervención directa del derecho penal en la actividad médica produce consecuencias que pueden repercutir negativamente en la asistencia de los pacientes. Es así que un criterio demasiado riguroso en torno a las consecuencias penales de la conducta médica podría generar lo que se ha dado en llamar una "medicina defensiva"[8], que no permita ejercer el necesario discernimiento que lleva a un profesional a adoptar una determinada actitud frente al caso puntual, encareciendo de esta manera el costo médico por prácticas innecesarias, produciendo pesar en el paciente y lesionando así la relación de confianza en la cual se da el acto médico. Tal ha sido la opinión sustentada por el Cuerpo Médico Forense en su informe titulado "La mala práctica médica a través de fallos judiciales: análisis de la casuística del Cuerpo Médico Forense", cuyos conceptos fueron ratificados por la Academia Nacional de Medicina, al afirmar que "nada que no sea ayudar a un semejante debe atrapar al médico ni encadenarlo de manos y pies, menos aún el temor a un juicio".

En este punto, la doctrina y la jurisprudencia son contestes en afirmar que no infringe el deber de cuidado y, en consecuencia, actúa atípicamente todo médico que se atenga a la *lex artis*, incluso cuando no logre alcanzar el fin curativo perseguido o aun cuando el paciente sufra un perjuicio. Cabe remarcar que el contenido de la *lex artis* no está establecido por el derecho penal, sino que resulta resorte exclusivo de las ciencias médicas, conforme los propios principios epistemológicos que la rigen.

En el arte de curar debe tenerse en cuenta que –conforme un viejo adagio médico– "no existen las enfermedades sino los enfermos", en referencia a que cada persona es única, cada patología es única en su expresión en ese paciente en particular y cada tratamiento propuesto es único en esa particular circunstancia referida, por lo que resulta de toda evidencia que es casi imposible esbozar reglas abstractas y genéricas de prudencia.

[8] Entendemos el "temor legal" como el "motor" psicológico de la "medicina defensiva", término del MESH y DeCS cuya definición en primera acepción es: "Alteraciones en la forma de practicar la medicina inducida por amenazas de obligaciones y responsabilidades, con el propósito explícito de prevenir procesos judiciales por los pacientes" (http://pesquisa.bvsalud.org/portal/decs-locator/?lang=es&tree_id=I01.880.604.583.524.300&term=I01.880.604.583.524.300).

"Cuando está en juego la vida o la salud de las personas, hay una natural predisposición a juzgar con severidad y rigor la actuación profesional, lo que por supuesto no es objetable; pero no debe perderse de vista que también la ciencia médica tiene sus limitaciones y que en el tratamiento clínico o quirúrgico de las enfermedades existe siempre un área que escapa al cálculo más riguroso o a las previsiones más prudentes y, por ende, obliga a restringir el campo de la responsabilidad. El facultativo no puede comprometerse a salvar la vida del paciente o a curarlo de su enfermedad. Su obligación finca en poner al servicio del enfermo el caudal de conocimientos científicos que el título acredita y prestarle la diligente asistencia profesional que su estado requiere"[9].

"En el análisis del deber de cuidado y de la previsibilidad –dos caras de una misma moneda– no se puede proceder con un exquisito rigor propio de laboratorio y para ciencias con métodos y objetivos distintos de los propios de la conducta humana. En tal sentido, la previsibilidad debe reconocer un piso mínimo en el que razonablemente debe estimarse que por debajo del mismo no hay posibilidad de previsión. Por lo tanto no se puede construir, sin alcanzar ese límite, un deber de cuidado exigible cuya violación pueda merecer reproche penal. La ley penal, en cuanto conmina la pena para regular conductas conforme al respeto de la norma, exige un mínimo de posibilidad de adecuarse al requerimiento normativo. Ese mínimo encuentra en la previsibilidad uno de sus límites y más allá no puede hablarse de responsabilidad penal"[10].

Como ya lo hemos expresado, la actividad médica conlleva un riesgo propio y natural, ínsito en ella, lo cual la hace extremadamente vulnerable a los reclamos judiciales: aun cuando se haya realizado todo aquello que se encuentra indicado por la *lex artis* respecto de esa patología y a ese enfermo en particular, muchas veces el resultado esperado puede no darse e, incluso, ese resultado concreto puede ser el no querido ni buscado ni previsto por el facultativo actuante.

Frente a esta situación, la percepción por parte de los médicos es la existencia de una terrible amenaza que en nada ayuda

[9] CNCiv, Sala E, 19/12/1977, *LL*, 1979-C-20.

[10] NÚÑEZ, *Tratado de derecho penal. Parte general*, t. II, p. 85 a 88.

a evitar la mala praxis *stricto sensu,* ni mucho menos evita la concreción de eventos adversos. Si bien muchos profesionales han extremado las precauciones, intentando mejorar la relación médico-paciente, implementando sistemas de control de calidad o confeccionando mejor las historias clínicas, minimizando de esta manera los riesgos de verse involucrados en una demanda judicial, tales medidas no alcanzan para evitar lo que resulta –en vista de la propia naturaleza de la actividad médica– una fatalidad inexorable: que suceda aquello que el galeno quiso evitar o retrasar por medio de su conducta.

Como ya se ha esbozado, esto ha llevado al desarrollo del fenómeno conocido como "medicina defensiva", que consiste en realizar estudios, tratamientos o indicar internaciones que en la práctica no serían necesarios para ese caso puntual, con el solo objeto de evitar el reproche jurídico por no haberlos realizado. Esta circunstancia abreva en la incorrecta percepción médica de que siempre es preferible hacer a no hacer, dado que resulta mucho más reprochable la omisión que la acción. Tal afirmación es, desde el punto de vista jurídico y bioético, una falacia: tanto la acción como la omisión tienen la misma relevancia ético-jurídica. Tan reprochable resulta no hacer lo indicado como hacer aquello que no está indicado, dado que en esos casos la conducta correcta es la abstención. Esta "medicina defensiva" no solo no aporta beneficios, sino que, por el contrario, genera angustias innecesarias en el paciente, aumento en los costos en salud y no siempre está exenta de riesgos propios.

Lo cierto es que estamos en una zona de la política criminal en que los límites entre el derecho penal y la fatalidad son cada vez más tenues[11]. Enfrentamos así un enorme y complejo problema para diferenciar el delito de la fatalidad en determinados casos de práctica médica, en especial cuando se trata de elegir determinadas conductas entre varias posibles. Se plantea en tal situación la necesidad de dilucidar la corrección de una conducta en particular, la que –lógicamente– debe ser analizada en función del contexto en que se ha desarrollado. Para ello es indudable que en principio debe recurrirse a la *lex artis* de la

[11] Barreiro, *La imprudencia punible en la actividad médico-quirúrgica,* citado por Goransky, en Maier (comp.), *Cuestiones particulares de la imprudencia en el derecho penal,* p. 118.

medicina, guía notoria y legal de las conductas del médico ante el paciente y su asistencia. La sensación –en líneas generales– del paciente (o sus familiares) es que si algo salió mal en el tratamiento médico aconsejado es porque debe haberse cometido algún error o descuido por parte del profesional involucrado. Sin embargo, ha de estarse atento para no vincular cualquier resultado lesivo a una impericia profesional; es decir –como ya se ha señalado–, el médico no es un garante de resultados, sino de medios, puesto que la fatalidad y los medios pueden definir una conducta inadecuada que no llega a ser punible pese al resultado desvalioso (el paciente muere o sufre una grave incapacidad).

Existe una zona donde –cubierta una cierta diligencia en función de los medios disponibles– el error es una posibilidad aun para quien dispone de los conocimientos de la *lex artis* de su profesión.

Conforme Zaffaroni, "las reglas del arte médico se traducen en el adecuado e indicado procedimiento diagnóstico y en la aplicación de los procedimientos técnicos ordinarios con los cuidados que sean del caso. La aplicación de procedimientos no suficientemente probados sin tomar las precauciones necesarias constituye una violación a esas reglas. La finalidad perseguida por el médico, ante cada caso concreto, resulta relevante para conocer si ha obrado conforme a las reglas del arte para el restablecimiento de la salud de su paciente, para su conservación, el alivio de las consecuencias del estado en que se encuentra, su neutralización o postergación de males mayores, siempre que esto fuese lo que era dable de esperar de las posibilidades brindadas por el conocimiento científico y los medios disponibles en la emergencia [...] El análisis del deber de cuidado debe hacerse en función de los medios disponibles en la emergencia y antes del resultado finalmente producido"[12].

En un estudio realizado entre el Comité de Ética del Hospital de Pediatría Prof. Dr. Juan P. Garrahan y el Observatorio de Salud de la Facultad de Derecho de la Universidad de Buenos Aires, se determinó que "la conducta de LSV (limitación de soporte vital o adecuación del esfuerzo terapéutico) es una decisión frecuente en las terapias intensivas del mundo y de nuestro país y hasta hoy nunca hubo un reclamo judicial en

[12] Zaffaroni, *Tratado de derecho penal*, t. III, p. 541.

nuestro país como consecuencia de dicha decisión médica. Sin embargo 'el temor legal' es un factor que puede afectar negativamente la toma de decisiones, la comunicación con la familia y la debida participación de la misma en tales decisiones. Efectivamente, el temor legal puede causar encarnizamiento terapéutico como, en otro extremo, limitación inapropiada del soporte vital. También puede disminuir el nivel de comunicación y consulta con la familia de las decisiones de LSV. Se podría pensar que la existencia de fundamentos bioéticos, médicos y jurídicos y la ausencia en nuestro país de fallos judiciales que reprochen la LSV hacen injustificados esos temores. Sin embargo, este estudio explora por primera vez en nuestro país la opinión del mundo jurídico respecto de la LSV en niños y muestra que el temor legal del equipo de salud podría estar justificado"[13].

En el mencionado trabajo se concluyó: "Entendemos que el temor legal que muchos profesionales de la salud experimentan al momento de la toma de decisiones en el final de la vida se encuentra validado por los resultados de este estudio. Es llamativo y preocupante que los operadores judiciales, independientemente del rol que asuman (juez, fiscal, defensor, asesor de menores) puedan percibir tan disímilmente la conducta médica en su significación jurídica tanto entre los extremos 'delito-no delito', como dentro mismo de la tipificación, entre las distintas opciones presentadas: homicidio doloso, homicidio culposo, abandono de persona y ayuda o instigación al suicidio, al punto tal de plantear, en un mismo caso, la posibilidad de tipificación de homicidio (doloso o culposo) y a su vez la posibilidad de afirmar la inexistencia de delito. O que la misma conducta descripta pueda tipificar cualquiera de las cuatro figuras penales propuestas, en forma indistinta".

Asimismo, el caso "Marcelo Diez" ("D., M. A.") es un ejemplo que da sustento al temor legal expresado por los profesionales de la salud[14]. Porque "estamos claramente ante la presencia de un 'encarnizamiento judicial'. Obsérvese que no solo

[13] Ciruzzi - Selandari, *Estudio descriptivo de la opinión de miembros de la justicia nacional en lo penal y civil (familia), en situaciones de limitación de soporte vital en pediatría*, "Revista de Derecho Penal y Procesal Penal", nº 9, sep. 2013.

[14] CSJN, 7/7/2015, "D., M. A. s/declaración de incapacidad", *Fallos*, 338:556.

se contaba con la opinión de una pericia del Cuerpo Médico Forense nacional (que describía el estado del paciente y avalaba el pedido de suspensión del soporte vital, pericia que luego fue complementada a instancias de la CSJN) y tres dictámenes de comités de bioética que también respaldaban ese pedido (Comité de la Dirección Provincial de Calidad de Gestión de la Secretaría de Salud de la Provincia de Neuquén, Comité de Ética de la SATI y Comité de Ética del Incucai). Además, existía un marco legal claro (ley provincial 2211/2008 y ley nacional 26.743). Empero, hasta el momento de radicarse la causa ante nuestra Corte Suprema de la Nación, habían intervenido en distinto carácter (juez, letrado particular, asesor o defensor) quince abogados en la causa, de los cuales once se manifestaron en contra de la adecuación del esfuerzo terapéutico. Esta situación es alarmante, y de una gravedad institucional que nos debe convocar a la reflexión a todos los profesionales del derecho. Demuestra de manera patente, que nuestro país –como bien lo sostuvo un brillante pensador y profesor–, es 'un país al margen de la ley'"[15].

Otro estudio analizó las percepciones legales en torno a la práctica de los cuidados paliativos, llegando a la conclusión de que en el común de la sociedad las prácticas de cuidados paliativos continúan siendo confundidas con eutanasia u homicidio, a pesar de que la intención del médico tratante no sea la de matar al paciente[16]. Allí se señala: "Desde hace una década, comentaristas, grupos de presión, y políticos han públicamente confundido la actividad ilegal de la eutanasia con las prácticas legal y éticamente permitidas de los cuidados paliativos. En 2005, los esfuerzos para interrumpir la hidratación y nutrición artificial en Terry Schiavo, una joven mujer en estado vegetativo persistente, resultaron en una controversia pública y fueron reflejados en los medios como homicidio. Al igual que la reciente propuesta legislativa de reembolsar a los médicos las visitas para diseñar un plan avanzado de atención al final de la vida, fue reflejado

[15] Ciruzzi, *Los casos "Lambert" y "Diez": el largo y sinuoso camino del encarnizamiento terapéutico al encarnizamiento judicial, Microjuris*, MJ-DOC-7347-AR | MJD7347.

[16] Goldstein - Cohen - Arnold - Goy - Arons - Ganzini, *Prevalence of formal accusations of murder and euthanasia against physicians*, "Journal of Palliative Medicine", vol. 15, nº 3, 2012, p. 334 y siguientes.

por los políticos como eutanasia patrocinada por el gobierno. Finalmente, estudios empíricos de pacientes, sus familias, y el público en general, inclusive de médicos, sugieren que muchas personas no tienen en claro las diferencias entre las prácticas legales e ilegales al final de la vida.

Dada esta confusión, los médicos que atienden a pacientes al final de la vida pueden verse en riesgo de sufrir imputaciones por eutanasia o cargos formales de homicidio [...] esto resulta especialmente cierto respecto de los especialistas en cuidados paliativos, en cuanto se ocupan de pacientes cercanos a su muerte, de la adecuación del esfuerzo terapéutico, y prescriben medicación como opioides para tratar los síntomas del paciente muriente (una práctica que ha demostrado ser segura y beneficiosa, y que no anticipa la muerte en aquellos pacientes con una enfermedad avanzada). [...]

Más de la mitad de los entrevistados ha tenido como mínimo una experiencia en los últimos cinco años en la cual ya sea un familiar, otro médico o profesional de la salud tipificó los tratamientos paliativos suministrados como eutanasia, homicidio o asesinato. Uno de cada cuatro entrevistados indicó que igual opinión tuvieron un familiar cercano o un amigo personal. El 38 % de los médicos entendió que el riesgo personal de ser investigado o formalmente imputado de eutanasia era de 1/1000 pacientes [...]. Comentaron que tanto la sedación terminal (paliativa) como la interrupción de la nutrición e hidratación artificial son las conductas potencialmente más riesgosas de ser confundidas con eutanasia, mientras que el uso de opioides, benzodiazepinas, barbitúricos para el manejo de los síntomas, representan un riesgo bajo. El 55 % de los entrevistados estimó que menos de diez especialistas paliativos fueron formalmente investigados en los cinco años previos".

A continuación, el estudio señala que el 4 % de los entrevistados "reconoció haber sido investigado por anticipar la muerte del paciente, aun cuando ello no fue ni su intención ni su motivo" y que "el uso de opioides para el tratamiento de los síntomas era el más común de los disparadores de acusaciones (13), seguido por el uso de medicación mientras se interrumpe la ventilación mecánica (6). Dos acusaciones relacionadas con sedación paliativa y ninguna con la interrupción de la hidratación y nutrición artificial. [...] Veinte de los médicos informaron que sabían quién había formalizado la acusación en contra de ellos: los acusadores son usualmente miembros del mismo equipo de salud (médicos, enfermeras, asistente social), seguido por los hijos adultos de los pacientes (6 casos)".

Sin embargo, se señala que "ningún médico fue hallado culpable en juicio. Aun cuando no fueron hallados culpables, las consecuencias de las investigaciones iniciadas incluyeron: pérdida del registro frente a la autoridad de aplicación de medicamentos, suspensión de su matrícula, pago de un acuerdo, desarraigo [...]

Aquellos entrevistados que sufrieron denuncias informaron sentirse muy preocupados y enojados por la investigación. Las preocupaciones más comunes incluyeron: daño a la propia reputación (16), costos económicos (10), pérdida de la matrícula (8) y prisión (5) [...] la documentación precisa y correcta de las razones que fundamentaron los tratamientos en la historia clínica fueron de un valor inestimable para desechar los cargos".

Los autores concluyen: "En esta encuesta nacional sobre médicos paliativistas, hemos encontrado evidencia que prácticas médica y éticamente correctas, totalmente legales en el final de la vida continúan siendo vistas comúnmente como eutanasia u homicidio y los acusadores suelen ser otros profesionales de la salud. [...]

Aquello que es fundamental en el análisis de la conducta médica es la intención del médico. En la medida en que el tratamiento médico sea proporcionado, dirigido hacia la mejora y control de los síntomas, y la intención del médico no sea anticipar o acelerar la muerte, la mayoría de los sistemas jurídicos y de las tradiciones religiosas reconocen la corrección y compasión de estas prácticas. [...] *Aunque los precedentes legales en el tema son claros, no ayudan a prevenir conflictos ni malentendidos acerca de las prácticas de cuidado al final de la vida, ni aseguran la existencia de consenso en la sociedad acerca de cuáles prácticas al final de la vida constituyen una práctica humana y adecuada*" (el destacado nos pertenece).

También determinaron: "*Ninguno de los médicos entrevistados que había sido formalmente acusado fue encontrado culpable. Sin embargo, todos ellos experimentaron un importante distrés emocional y preocupación sobre las posibles consecuencias durante el curso de la investigación, y aun cuando fueron exonera-*

dos, muchos de ellos vieron sus carreras profesionales truncadas o cuando menos dañadas. Aquello que entendemos sería útil, además de la educación acerca de la importancia de la documentación en la historia clínica, es el diseño y publicación de consensos o papers *en los cuales se deje en claro la posición científica acerca de las diferencias entre eutanasia u homicidio y las prácticas más comúnmente empleadas al final de la vida, ética y legalmente aceptadas.* [...] *La creación de procedimientos de mediación y menos procesos controversiales para la resolución de conflictos, debería ser un objetivo de los profesionales de la salud, los administradores del sistema de salud y los colegios profesionales. En este orden de ideas, es de vital importancia insistir en una mayor educación tanto de los profesionales de la salud como del público en general"* (el destacado nos pertenece).

En consecuencia, y a la luz de los estudios citados, se entiende necesario volcar esfuerzos en el diseño de una sociedad menos punitiva, más conciliadora, más predispuesta a balancear los efectos perniciosos junto a los beneficios de cada uno de los afectados en la relación asistencial, como paradigma de los tratamientos médicos al final de la vida.

§ 17. ***Objeción de conciencia del personal de salud.*** – La objeción de conciencia consiste en el incumplimiento –por parte de quien la alega– de una norma legítima del Estado que impone un deber personal cuyo cumplimiento por el sujeto produciría a este un grave daño a su conciencia. La expresión conciencia está entendida como los principios de moralidad del sujeto.

Ya hemos destacado que a ningún profesional de la salud puede exigírsele que realice un determinado tratamiento que él no considera el adecuado o correspondiente. Pero debe tenerse en cuenta que, al alegar objeción de conciencia, el profesional procura sustraerse al cumplimiento de una conducta lícita y legítima, porque de lo contrario sus principios y valores se verían totalmente afectados, por lo que ella solo puede ser personal y nunca institucional. Esto quiere decir que solo pueden alegarla los médicos o enfermeros, pero la institución en la cual trabajan estos profesionales debe asegurar al paciente su atención por otro galeno o su derivación inmediata a un centro de la misma o mayor complejidad para su asistencia.

Asimismo, debe considerarse que la objeción de conciencia no podrá ejercerse en situaciones de emergencia para la salud o la vida del paciente. En esos casos, prima la atención del enfermo por sobre las consideraciones personales y morales del profesional, a menos que sea posible su reemplazo inmediato y sin dilaciones.

En resumen, podemos afirmar que existen dos circunstancias en las cuales los profesionales de la salud pueden ejercer su objeción de conciencia en cuanto al tratamiento solicitado:

a) Aquellos casos en que la negativa se justifica por razones muy sólidas, por ejemplo, cuando aplicar un tratamiento sería incorrecto y contrario a la práctica médica aceptada. Las razones que se dan en estos casos son objetivas, no dependen de las características de la persona que las invoca y cualquier médico razonable las refrendaría.

b) Las situaciones en las cuales las razones de la negativa son una cuestión de conciencia y, por lo tanto, subjetivas, o sea, dependen de las creencias, los valores, la religión, etc., del médico. De acuerdo con el principio de que el profesional no debe imponer sus valores a los pacientes y sus familias, su decisión de no realizar un procedimiento por razones personales no debe ser adoptada en circunstancias tales que signifique privar al paciente de recibir la atención debida.

Al tenerse en cuenta que la objeción de conciencia importa excepcionarse a la legalidad, ella debe ser de interpretación restrictiva y taxativamente contemplada en la ley. En lo personal, somos muy críticos de la aplicación de la objeción de conciencia en el ámbito de la salud, debido a la extrema vulnerabilidad del paciente y a la clara asimetría que existe en la relación médica, donde el profesional de la salud posee una supremacía científica y referencial, que puede colocar fácilmente en entredicho el correcto respeto y garantía del derecho a la salud. Además de ello, quien ha abrazado la profesión médica o de enfermería ha decidido colocar su saber, experiencia y habilidad al servicio del paciente, lo que necesariamente implica dar preeminencia a los valores y principios del enfermo por sobre los valores y principios personales del profesional de la salud. Por ello, la objeción de conciencia solo resulta admisible cuando no se coloque en riesgo al paciente y resulte posible su referencia inmediata a otro profesional o institución. De lo contrario, seria subvertir el orden, dando preferencia a las consideraciones individuales del médico o enfermero, en desmedro del cabal ejercicio, por parte del paciente, de su derecho a la salud. Lo cierto es que en estas situaciones existe claramente un conflicto de valores e intereses, un verdadero dilema en lenguaje bioético, que necesariamente implica optar por una de las posibilidades de interpretación, a sabiendas de que la adopción de una posición lo será necesariamente en desmedro de la otra.

Huelga destacar que la objeción de conciencia nunca podrá alegarse para sustraerse al deber de información: el médico tiene obligación (legal y ética) de brindar al paciente una información completa y veraz acerca de la enfermedad y de las opciones terapéuticas, aun cuando su juicio personal pueda inclinarse más favorablemente a una alternativa frente a otra. La información es un componente necesario y previo del ejercicio del derecho a la salud, dado que, para poder tomar decisiones, autodeterminarse, el paciente debe conocer y comprender, y quien está obligado a garantizar la información, su conocimiento y comprensión es el médico.

Debe recordarse que la objeción de conciencia surgió en el ámbito jurídico en nuestro país a raíz de la existencia del servicio militar obligatorio; puntualmente, en los casos "Lopardo"[17] y "Portillo"[18], nuestro máximo tribunal sentó las bases de su reconocimiento legal, así como los límites de su ejercicio, abrevando en el Pacto de San José de Costa Rica (art. 12, inc. 1) y su marco constitucional (arts. 14 y 19), destacando que la objeción de conciencia debe ser sincera y conciliarse con los demás derechos e intereses en juego. Tal opinión fue ratificada en el fallo "F. A., L."[19], donde se hizo una disquisición muy detallada acerca de ella, en particular señalando la necesidad de que cada institución cuente con un registro de objetores de conciencia, que la objeción de conciencia sea expresada al momento de ingreso a prestar servicios en el establecimiento y poniendo en cabeza del director de la institución la obligación de garantizar la práctica médica de que se trate.

17 CSJN, 26/10/1982, "Lopardo, Fernando G.", *Fallos*, 304:1524.

18 CSJN, 18/4/1989, "Portillo, Alfredo s/infr. art. 44 ley 17.531", *ED*, 133-365.

19 CSJN, 13/3/2012, "F. A., L. s/medida autosatisfactiva", *Fallos*, 335:197.

Legislativamente, la objeción de conciencia ha recibido expreso tratamiento en sendas guías para la atención del aborto no punible (tanto nacional como de la Ciudad de Buenos Aires), así como en la ley 25.673, Programa de Salud Sexual y Procreación Responsable.

§ 18. *Intervención judicial.* – En principio, no se requiere autorización judicial para poder ejercer un derecho –cualquiera que este sea–. La necesidad de intervención judicial se presenta cuando alguno de los derechos reconocidos por el ordenamiento jurídico resulta obstaculizado en su ejercicio o desconocido por un tercero.

Siempre hay que tener en cuenta que queda expedita la posibilidad de que –conforme razonable criterio del médico–, si las personas legalmente a cargo del incapaz niegan injustificadamente el consentimiento sustituto para la realización del acto médico que el estado de salud del paciente requiere, tal negativa podrá ser suplida por autorización judicial, en resguardo de la integridad psicofísica del paciente. Tal es también el criterio que se impone en caso de oposición injustificada del menor paciente a la terapéutica indicada o cuando no puede ser hallado un adulto responsable en caso de que un menor de edad no esté en condiciones de prestar su consentimiento a la práctica médica requerida.

La relación médico-paciente está basada –fundamentalmente– en el principio de confianza mutua: el paciente deposita sus derechos a la vida y a la salud en manos del galeno, quien hará lo mejor que sabe en pos de proteger, cuidar y garantizar esos derechos o paliar el sufrimiento del paciente.

Resulta una mala práctica médica acudir a la autoridad de un juez cuando médico y paciente están de acuerdo en el tratamiento por realizar, suspender o modificar. Nada debe opinar un juez en aquellos casos que responden al ejercicio de derechos, dentro del marco de licitud y legitimidad reconocido por la propia legislación positiva. Solo en caso de controversia (v.gr., la negativa del o los subrogantes resulta irrazonable e infundamentada) debe acudirse a un magistrado. Pero cuando las partes que celebran el acto médico están en un todo de acuerdo acerca de la decisión médica tomada, esta intervención judicial es totalmente superflua e incorrecta.

También resulta una práctica inadecuada e incorrecta que los jueces acepten pronunciarse en estos casos, cuando la naturaleza jurídica de esas decisiones es la de ser sentencias meramente declarativas, en cuanto afirmación del derecho ya reconocido por el orden jurídico. Es cierto que muchas veces los jueces se "encuentran obligados" a intervenir en estos casos solo para evitar que el paciente se vea enredado en una madeja de negativas del equipo de salud tratante o de las autoridades del centro médico interviniente. En esos casos sí corresponde que el juez ordene que se respete el derecho del paciente a su propia autodeterminación. Sin embargo, reiteramos, cuando el paciente y el equipo de salud están de acuerdo, la intervención del juez resulta una intromisión innecesaria en una conducta privada.

Repetimos, no debe perderse de vista que, en aquellos casos en que resulta necesario acudir a la autorización judicial para homologar la decisión médica que cuenta con el consentimiento del paciente, la ley expresamente así lo ha previsto (p.ej., en su momento el cambio de sexo, contemplado por el art. 19, inc. 4, de la ley 17.132, o las intervenciones quirúrgicas en menores de edad, que requieren la conformidad judicial, en los términos de la ley de identidad de género). En las demás situaciones que se presentan en el devenir de la relación médico-paciente, y que son propias del ejercicio de una actividad lícita (el arte de curar) y configuran el ejercicio de un derecho (conductas autorreferentes), el juez solo debe ser llamado a intervenir cuando surge una controversia insuperable entre los actores de esa relación.

Es ética y jurídicamente reprochable judicializar el acto médico consentido y legalmente amparado por la legitimidad que le reconoce *ex profeso* el propio ordenamiento jurídico.

"Para desdecir los falsos rumores de que su hija era una especie de bella durmiente, los padres escribían la verdad en un libro, compendiado en la nota. Su hija ya no tenía el pelo largo, como todos creían, y su cara se había hinchado, en vez de estilizarse, como comentaban. Antes de aceptar la realidad, se habían ilusionado por lógicas razones sumadas a la falta de información. Le hablaban, le repetían los nombres de personas conocidas y lugares donde acampaban y esquiaban, aunque ahora se daban cuenta de que habían conformado 'un coro macabro' a su alrededor. Gritaron excitados cuando abrió los ojos por primera vez para darse cuenta, enseguida, de que solo miraba el vacío. Los fisioterapeutas le enderezaban las manos y las piernas, que al rato volvían a encogerse hacia una rígida posición fetal. Su hija movía la cabeza, hacía muecas horribles. Los padres sufrían por ella y por sus otros dos hijos. Karen no hubiera querido vivir así. Estaban seguros, la conocían, una vez había dicho que la dejaran en paz si le pasaba algo parecido. Cuando quisieron retirarle el soporte vital, los padres se encontraron dando explicaciones como si fueran sospechosos de un crimen [...] Tuvieron que llevar su historia a la Corte. De a ratos parecía un juicio contra ellos. Aunque los defensores de la vida física a ultranza quisieran empatar a Karen con una criatura de cuerpo crecido, la verdad era otra. Un neurólogo había declarado en el juicio que Karen no era una nena dormida. Si lo forzaban a compararla con alguien, su estado se asemejaba, más bien, al de una criatura anencefálica"[20].

Debe tenerse siempre presente que el litigio o intervención judicial debería ser el último y excepcional mecanismo al que acudir cuando la familia, el paciente y los médicos disienten entre sí.

Usualmente, la intervención judicial tiende a ser un medio costoso, disruptivo e impredecible para resolver los conflictos, además de resultar altamente estresante para todos los involucrados. A ello debe sumarse que su actuación puede dar como resultado decisiones y precedentes que deriven en repercusiones no previstas más allá del caso original.

En realidad, y desde el punto de vista estrictamente personal, consideramos que la intervención judicial importa –en la mayoría de los casos– un fracaso de la relación médico-paciente: pone en evidencia la imposibilidad del diálogo y de consensuar opiniones, recurriendo a un tercero que no conoce a las partes, ni posee el conocimiento técnico necesario ni experimenta en sí los temores, dudas e inquietudes del enfermo.

Obrar en ese sentido probablemente refleja o bien los propios temores a la muerte, o bien nuestro temor legal, pero seguro no demuestra nuestra preocupación por el respeto a la dignidad y a la integridad de la vida del paciente. Si se piensa la

[20] Cross, "La agonía de Marcelo D.", en AA.VV., *Permiso para morir.*

vida como una historia personal, entonces el individuo nada tiene que decir acerca de su comienzo, pero sí mucho para opinar acerca de su final. Lo cierto es que el final, más que el principio, es aquello que nos dice si fue una buena vida. La autoridad final acerca de las condiciones que son intolerables en la vida pertenece solamente a la persona de cuya vida se trata.

Entendemos que el acto médico se desenvuelve entre dos actores principales: el médico (equipo de salud) y el paciente, quien es acompañado –en la mayoría de los casos– por integrantes de su círculo familiar y afectivo. El acto médico queda amparado por el art. 19 de la Const. nacional, en la medida en que conforma una de las tantas expresiones del derecho a la intimidad del sujeto, en lo que representa de "proyecto de vida" elegido por él mismo. La obligación del Estado consiste en garantizar a sus ciudadanos la posibilidad de desarrollar su propio proyecto de vida con independencia de las consideraciones personales, morales, éticas y filosóficas que este puede ofrecer y con el único límite de que ese proyecto propio no interfiera ni violente derechos de terceros.

Entre los requisitos que debe reunir el tratamiento médico, ya sea curativo o paliativo, se destaca el deber del profesional de informar, lo cual comprende la clase, gravedad y necesidad del tratamiento, así como todas las circunstancias a las que el paciente atribuya perceptiblemente importancia para su resolución o puedan jugar un papel para la toma de su decisión.

Preocupa ciertamente la judicialización de las decisiones personalísimas. Da la sensación de que pasamos de un "encarnizamiento terapéutico" a un "encarnizamiento judicial".

Nos ilustran claramente Maglio y Wierzba acerca de este fenómeno: "Esta última etapa se ha ido transformando en un asunto médico y jurídico, esta apropiación deshumanizó y desculturalizó el morir, generando hospitalización y judicialización innecesarias, todo ello a pesar de que morir en casa continúa siendo el escenario preferido para transitar los finales de la vida. La medicalización del morir se observa dramáticamente en el 'encarnizamiento pseudoterapéutico', es decir, en la negación de la muerte, con la imposición de medidas extraordinarias y/o desproporcionadas que prolongan la vida de forma artificial, penosa y gravosa. Médicos con trabajo en unidades de terapia intensiva han considerado al encarnizamiento como una deformación de la medicina, 'la sobreactuación médica divorciada de todo contenido humano constituyéndose en el paradigma actual de la indignidad asistencial'"[21].

El ámbito propio de resolución de estas situaciones es la relación asistencial. En caso de controversias, el comité hospitalario de ética podrá servir de guía y acompañamiento, que permitirá alcanzar la decisión que mejor respete la dignidad del paciente.

Así lo resalta la Corte Suprema cuando afirma que "el legislador no ha exigido que el ejercicio del derecho a aceptar o rechazar las prácticas médicas ya referidas quede supeditado a una autorización judicial previa. [...]

Que, por lo tanto, aquí resultan aplicables las consideraciones expuestas por el tribunal en el precedente 'F. A. L.' (*Fallos*, 335:197) en cuanto a que 'por imperio del art. 19 *in fine* de la Const. nacional, que consagra el principio de reserva como complemento de la legalidad penal, ha quedado expresamente dicho por voluntad del constituyente que ningún habitante de la Nación será obligado a hacer lo que no manda la ley, ni privado de lo que ella no prohíbe' (consid. 20).

Por tal razón, no debe exigirse una autorización judicial para convalidar las decisiones tomadas por los pacientes respecto de la continuidad de los tratamientos médicos, en la medida en que estas se ajusten a los supuestos y requisitos establecidos en la ley 26.529, se satisfagan las garantías y resguardos consagrados en las leyes 26.061, 26.378 y 26.657 y no surjan controversias respecto de la expresión de voluntad en el proceso de toma de decisión"[22].

Asimismo, destaca que el ámbito propio de resolución de controversias, en estos casos, está en los comités hospitalarios de ética.

En definitiva, no se trata de ausencia de marco legal o de poca claridad de él. Recordemos que aun cuando no contáramos con una legislación en particular sobre el tema, el art. 19 de la Const. nacional nos da, más que adecuadamente, la respuesta.

[21] MAGLIO - WIERZBA, *El derecho en los finales de la vida. Muerte digna*, *LL*, 2015-E-167.

[22] CSJN, 7/7/2015, "D., M. A. s/declaración de incapacidad", *Fallos*, 338:556.

Estamos frente a conductas autorreferentes, que garantizan el propio proyecto de vida, donde por principio constitucional todo aquello que no está expresamente prohibido está permitido.

A ello debemos agregarle que la existencia de controversia científica no puede ni debe ser saldada por el derecho. Este debe acompañar la toma de decisiones desde una prudente distancia, permitiendo que las cuestiones que aún son discutidas por el mundo científico puedan expresarse en toda su plenitud y las soluciones sean consensuadas entre los actores fundamentales de la relación médica. Pretender que sea el derecho o, peor aún, el juez quien se decante por la alternativa terapéutica más idónea para el paciente no solo es una quimera, sino, principalmente, un desatino jurídico.

Capítulo V

BIOÉTICA COMO LUGAR DE ENCUENTRO

§ 19. *La bioética.* – La bioética es una ciencia interdisciplinaria que permite desentrañar los valores morales que impregnan la actividad médica. Encuentro entre medicina, derecho y filosofía, permite aprehender el binomio "salud-enfermedad" de una manera holística, analizando al hombre en toda su magnífica complejidad, no como un enfermo, sino como una persona que sufre una enfermedad.

Así como en derecho tenemos conflictos, que deben ser resueltos por la armonización de los intereses en juego y –cuando ello no es posible– privilegiando aquel derecho que aparezca como de mayor jerarquía intrínseca en el caso en concreto, en la bioética nos encontramos frente a dilemas, es decir, aquellas situaciones clínicas asistenciales en las cuales se nos presentan dos o más alternativas médicamente válidas, pero necesariamente excluyentes entre sí. Generalmente, son circunstancias extremas y graves, en las que los conceptos de "mejor interés" o de "bienestar o beneficio" no resultan tan nítidos ni claramente diferenciables.

En 1970, el oncólogo estadounidense V. R. Potter introdujo por primera vez el término "bioética" con la intención de dar a entender una forma de acción para la sobrevida y, simultáneamente, para un mejor vivir en un medio natural desarrollado gracias al progreso. Como es de suponer, este término ha sido objeto de múltiples definiciones desde entonces, existiendo en la actualidad múltiples controversias acerca de su cabal significación.

En el contexto de las ciencias biológicas, la bioética es el encuentro interdisciplinario entre medicina, filosofía y derecho que busca desentrañar los valores morales que impregnan el quehacer médico en orden al cuidado del paciente y a la investigación científica en seres humanos.

En realidad, la bioética despunta a partir del descubrimiento de los horrorosos experimentos nazis en seres humanos, lo cual llevó a intentar encontrar un marco legal y ético adecuado que en el futuro previniera este tipo de atrocidades. Es decir, la bioética surge como una necesidad de límites éticos en el campo de la investigación científica. Posteriormente, esta necesidad se traslada al campo asistencial y da origen a dos vertientes fundamentales: la ética de la investigación y la bioética (o ética clínica) propiamente dicha, aplicada a la resolución de los dilemas éticos en la asistencia médica de los pacientes.

En la actualidad, el campo de la bioética (tanto en la investigación científica como en la asistencia clínica) ha ampliado sus horizontes, incorporando nuevas preocupaciones: el cuestionamiento moral que surgió después de la Segunda Guerra Mundial ante la perspectiva del desarrollo y uso de las potentes y terribles armas nucleares o de destrucción masiva, capaces de acabar con la humanidad (pero dejar las estructuras en pie); también la necesidad de los límites que la sociedad debe, en definitiva, imponer al desarrollo de la ciencia en su proyección meramente tecnológica. Asimismo, el interés en este campo se ha intensificado considerablemente desde que se descifró el genoma humano, planteándose desafíos, posibilidades terapéuticas y también nuevos temores de posible manipulación científica de la naturaleza. Es así que dentro del vasto campo de la bioética caben cuestiones tan diversas como la liberación en el medio ambiente de compuestos basados en la tecnología del ADN recombinante, las ciencias biomédicas y la guerra, las investigaciones en poblaciones vulnerables (entre las que se encuentran los niños, las mujeres, las comunidades indígenas, las personas privadas de su libertad por crímenes y por razones de salud mental, etc.), la ética sexual, el suicidio, la política del control obligatorio de la natalidad y la deshumanización e institucionalización de la atención.

Se puede considerar la bioética como un intento surgido en pos de profundizar en todo aquello relacionado con el bien integral del paciente, es decir, con las esferas psicológicas, biológicas y sociales de este, y así posibilitar la potencialización y expresión, con la mayor fuerza posible, de todos los elementos de la persona. En este sentido, la bioética toma y considera al ser humano en un sentido holístico, integral, en su relación estrecha con sus factores ambientales, como naturaleza, cultura, religión, política y sociedad, entre otros. Su campo es mucho más amplio y, sobre todo, más interdisciplinario que el de la ética biomédica, la que se circunscribe más a los temas relacionados con los pacientes y el personal de la salud que los atiende. Para la bioética, la persona no es –simplemente– un enfermo que sufre tal patología, es un ser en toda su complejidad y dimensión humana, que atraviesa una contingencia de salud, pero cuyo bienestar va mucho más allá de lo orgánico. El ser humano presenta múltiples dimensiones que la bioética –en su análisis de los principios y valores morales que impregnan la actividad médica– deberá tener en cuenta: física, emocional, personal, social, familiar, laboral, cultural, religioso, etcétera.

La bioética no es simplemente un código de derechos y obligaciones, sino una imprescindible herramienta que posibilita la ayuda a nuestros semejantes para realizarse en plenitud como personas, sobre la base de las leyes que rigen el movimiento y desarrollo de las ciencias de la salud, que guíen a la persona y la conduzcan a la conjunción entre la posibilidad técnica y la eticidad.

En el horizonte bioético, la regulación en virtud de las prescripciones interdisciplinarias del comportamiento racionable y humano en lo concerniente a la investigación, a las terapéuticas y a las aplicaciones de las biotecnologías es la norma. En él se va mucho más allá del conjunto de normas jurídicas que ordenan a los ciudadanos y a la sociedad y, más allá aún de todas aquellas deontologías que definen, en su esencia, los principios y normas de la buena conducta entre los médicos y los pacientes.

La bioética, en un sentido operativo, se presenta como un laboratorio experimental de la ética en el campo de la vida y por lo tanto comprende una metabioética racional de principios y una bioética normativa, dirigida específicamente hacia la praxis. En ella la racionalidad científica encuentra su debido lugar en nombre de la objetividad, al tiempo que la subjetividad, la tradición, la moral individual y los sentimientos resultan, por sí solos, incapaces de fundamentarla y, mucho menos, establecerla, aunque sí la complementan.

El avance tecnológico y científico de nuestros tiempos, sin lugar a dudas, le ha proporcionado al ser humano la posibilidad de intervenir sobre otros seres, sobre sí mismo y sobre su medio, lo cual ha producido modificaciones esenciales, profundas y de un efecto aún no conocido hasta el presente en el campo científico, y no es posible prever –en la actualidad– cuáles serán los alcances y límites de esas modificaciones; de aquí que desde la introducción de la tecnología en la asistencia médica, en sentido general, se hayan originado numerosos problemas jurídicos, éticos, morales y sociales que estimularon, en su momento, la creación de comités de ética interdisciplinarios encargados de introducir y hacer cumplir principios de moderación y de prudencia en indicaciones médicas, en lugar de las morales, juzgadas anticuadas; es decir, se convirtieron en motores impulsores del desarrollo, indetenible, de la bioética.

La bioética ha de hacer lo posible por respetar escrupulosamente y al mismo tiempo la autonomía, la beneficencia y la justicia respecto del individuo. Está obligada a ello aunque en la práctica resulte muy difícil y a veces rigurosamente imposible. Ella obliga a extremar las precauciones y fundamentar del modo más estricto los posibles criterios de decisión con independencia de la urgencia de los problemas concretos y cotidianos, sobre la base de un razonamiento en el que intervienen, en forma activa, distintas disciplinas del ser que posibilitan enfocar al paciente en toda su complejidad humana.

En la actualidad estamos inmersos en una sociedad en la que todos sus miembros integrantes son, mientras no se compruebe lo contrario, agentes morales autónomos, con criterios bastantes diferentes sobre qué es lo bueno y qué es lo malo, con una relación médica que, por tratarse de una relación interpersonal, puede ser no ya accidentalmente conflictiva, sino esencialmente de esa naturaleza.

Asimismo, el conflicto sube de grado y se profundiza si se toma en consideración que en la relación sanitaria pueden intervenir, además del médico y el paciente, la enfermera, la dirección de la institución médica de que se trate, la seguridad social, la familia, autoridades competentes, entre otros factores. Todos estos agentes de la relación médico-paciente pueden reducirse al final a tres: el médico, el enfermo y la sociedad, cada uno de ellos con una significación moral específica. El enfermo actúa guiado por el principio moral de autonomía; el médico, por el de beneficencia, y la sociedad, por el de justicia. De forma natural, la familia se proyecta en relación con el enfermo por el principio de beneficencia y en este sentido actúa desde el punto de vista moral de una forma muy parecida a la del médico, en tanto que la dirección del hospital, los gestores del seguro de salud, obra social o prepaga (de existir) y las autoridades competentes tendrán que mirar y preocuparse, sobre todo, por salvaguardar el principio de justicia. Esto pone en evidencia, de manera irrefutable, que en la relación médico-enfermo están siempre presentes, interactuando entre sí, si se quiere de forma dialéctica y necesaria, esas tres dimensiones: autonomía, beneficencia y justicia. Los tres factores son esenciales, lo cual no significa que siempre hayan de resultar complementarios, pudiendo en ocasiones resultar conflictivos; por ejemplo, no siempre es posible respetar por completo la autonomía sin que sufra la beneficencia y respetar esta sin que se resienta la justicia.

Cuando se trata del cuidado de los enfermos, nunca debe ser olvidado el ambiente cargado de valores de todo tipo en que se realiza o ejecuta la intervención médica de que se trate. Es por esta simple y llana razón que se deben tratar de abordar como es debido las cuestiones personales y el conocimiento de aquellos valores que resultan imprescindibles para el establecimiento de una correcta relación médico-paciente y determinar, en definitiva, lo que es mejor para este.

La intervención médica no se puede basar única y exclusivamente en datos científicos, por la compleja naturaleza de la explicación médica en sí, por la incertidumbre inherente al diagnóstico y al pronóstico y, sobre todo, porque la ética de la medicina es, en primera y última instancia, tratar al paciente como un todo y no los síntomas o enfermedades aislados. Nunca debe olvidarse que los conceptos de salud, bienestar objetivo y subjetivo y felicidad, al igual que sus opuestos, son mucho más inclusivos y dicen mucho más de la realidad objetiva del individuo que los datos de él obtenidos en el laboratorio.

El principio de justicia se sustenta en la obligación ética de dar a cada una de las personas lo que verdaderamente necesita o corresponde, en consecuencia con lo que se considera correcto y apropiado desde el punto de vista moral. En el campo asistencial, está relacionado con la justa y equitativa distribución y asignación de los recursos sanitarios. La aplicación consecuente de este principio puede suscitar el surgimiento de problemas éticos, que últimamente se presentan con gran frecuencia en la práctica médica y que están en relación directa con los adelantos tecnológicos de carácter diagnóstico y terapéutico. El alto costo de estos recursos obliga, las más de las veces, a utilizarlos de manera selectiva y es entonces cuando surge el conflicto de decidir quiénes deben beneficiarse de ellos y quiénes no. Además, también en los últimos años se han incrementado y arreciado las críticas por el indebido uso de esas tecnologías y las repercusiones negativas que ello puede tener entre los costos y los beneficios obtenidos. Este fenómeno tiene una gran presencia en el final de la vida, cuando el uso de la tecnología aumenta, muchas veces a expensas de la calidad de vida del paciente, y la dificultad de prepararse para el final hace que ni el paciente ni la familia estén preparados para privilegiar terapéuticas de acompañamiento y confort por sobre procedimientos altamente agresivos e invasivos –muchos– con escasas perspectivas de éxito. Los profesionales de la salud también contribuyen a este fenómeno de aumento del gasto en salud al final de la vida. Resulta muchas veces difícil, cuando no antipático y mal visto, procurar medidas de racionalización de los recursos sanitarios, sobre todo cuando se encuentran ausentes políticas públicas en ese aspecto. Frente al paciente en particular, y a la necesidad médica que se origina en su enfermedad, mal pueden racionalizarse los recursos; por ello resulta imprescindible contar con una política pública en el tema.

La solidaridad humana exige que se preste asistencia y se proteja del sufrimiento al prójimo aun cuando existan profundas diferencias ideológicas, religiosas o de cualquier otro tipo entre los individuos, lo cual pudiera muy bien ser o constituir un punto más de apoyo o sustentación del principio bioético de la justicia.

Las condiciones de salud están íntimamente relacionadas con la equidad en las condiciones de vida y de acceso a los frutos del desarrollo científico y tecnológico. La información constituye uno de los elementos esenciales para lograr estas metas.

La bioética es el punto de contacto entre la ética y la tecnología médica moderna en cuanto afecta el control de la vida humana. En este sentido, los avances tecnológicos médicos se pueden clasificar en tres categorías principales: los que permiten la curación de enfermedades a un costo moderado; los que facilitan y hacen posible la prevención de enfermedades y la promoción de la salud con poco dispendio económico, y los que permiten mantener la salud y una calidad de vida aceptable, pero que para su implementación exitosa necesitan de considerables recursos tanto en la esfera material como humana. Frente a la sociedad, los avances tecnológicos de este último tipo son los que crean mayores dilemas, dado que son los factores económicos los que decidirán a la larga si el surgimiento y dominio de una nueva tecnología debe o no tener una debida repercusión inmediata en la comunidad, ya sea por facilitar, limitar o finalmente rechazar su uso. Esto implica, en su esencia, un racionamiento más o menos importante de los recursos en salud. El hecho de que una técnica esté disponible no conlleva necesariamente la obligación de su uso, sobre todo si los recursos son escasos y obligan a una utilización limitada de ella como ocurre, por ejemplo, con los trasplantes de órganos únicos (corazón e hígado), cuya extraordinaria difusión puede sobrepasar los marcos de los presupuestos monetarios destinados a la asistencia médica y dificultar con ello el desarrollo de otros programas de interés mucho más general. En definitiva, los representantes de la sociedad deben preocuparse y al mismo tiempo exigir que la introducción y puesta en explotación de las nuevas tecnologías se acompañen siempre y desde un principio de una correcta evaluación de su aplicación y de los beneficios que con ella se obtendrán.

Es por ello que, si bien los avances tecnológicos juegan un rol fundamental en la asistencia e investigación, no debe perderse de vista la máxima bioética que afirma que "no todo lo tecnológicamente posible es éticamente debido". Las nuevas tecnologías, al ser aplicadas en el campo de la medicina, pueden conducir a nuevos daños iatrogénicos o, lo que es lo mismo, a daños que el médico ocasiona aunque este siempre intente producir el bien, o sea, devolver la salud al paciente, y que violan el principio de no maleficencia de la bioética o que producen una intromisión arbitraria e injustificada en la intimidad del paciente, violentando su propia autonomía y conculcando su dignidad.

En la actualidad somos testigos excepcionales del renovado despuntar de nuevas proezas, de vastas conquistas y aportes que muchas veces nacen separados unos de otros tan solo por una diferencia de días: nuevos medicamentos, ingeniosos procedimientos de alta especificidad y sensibilidad para el diagnóstico, significativos adelantos en la llamada imageneología intervencionista, con asombrosas aplicaciones terapéuticas y grandes innovaciones revolucionarias en el campo de la cirugía. Todo ello tiene como objetivo, en definitiva, llevarnos a una medicina más precisa, a salvar exitosamente aquella utopía de los médicos de las épocas ancestrales: el acceso a una medicina científica, a nuestro alcance para poder disponer de ella, en el ejercicio médico, como una ciencia exacta. En este sentido, los resultados han sido realmente benéficos, si bien, en su aplicación individual, no siempre del todo favorables. En otras palabras, el desarrollo tecnológico actual en el campo de la medicina ha afectado, y amenaza con hacerlo cada vez con más fuerza, esa necesaria corriente magnética que, cuando se establece en forma fructífera, conocemos como relación médico-paciente.

La práctica actual de la medicina enfrenta continuamente al facultativo con dilemas o problemas de tipo ético relacionados con los adelantos obtenidos en el campo tecnológico, ya sean estos de carácter diagnóstico o terapéutico. Muchas decisiones de conflicto determinan que el médico no siempre desarrolle una conducta de respeto a las esperanzas y los deseos del enfermo. Puede tratarse tanto de terapéuticas brillantes como los trasplantes, como de diagnósticos obtenidos por medio de costosas metodologías como son las técnicas de imagen: tomografía axial computarizada, resonancia magnética nuclear y activación neutrónica, entre otras. A pesar de las indudables bondades tecnológicas de tales procedimientos, su elevado precio encarece sustancialmente los servicios médicos, limitando de manera considerable el número de individuos que pueden tener acceso a ellos, aunque realmente necesiten de estos para un diagnóstico preciso y de rigor. Esto va en detrimento de la aplicación consecuente de los principios bioéticos de autonomía, de justicia y beneficencia, con repercusiones adversas sobre la calidad de la medicina primaria, comunitaria o de familia, incluso de la secundaria y de la terciaria. El imperativo tecnológico ha irrumpido en la relación médico-paciente, desplazando la clínica y el "encuentro" médico-paciente, donde el sujeto padeciente era escuchado en toda su necesidad y angustia por el profesional que ponía a su servicio su experticia y conocimientos.

Por ello, se debe ser muy precavido y prudente en el uso automatizado y anómico de la tecnología médica, estableciendo límites a su aplicación.

La bioética tiene un lugar más apropiado dentro de un modelo educativo, con el doble propósito de enseñar a los pacientes más acerca de sus opciones médicas y a los médicos a convertirse en educadores más eficientes de sus pacientes.

§ 20. ***Comités hospitalarios de ética.*** – Los comités hospitalarios de ética pueden ser definidos "como grupos interdisciplinarios, pluralistas y participativos de carácter consultivo, cuyo objetivo es el estudio y asesoramiento ético clínico de las cuestiones que les sean sometidas en consulta, como así también las que adviertan sus integrantes en las áreas asistenciales, docente y de investigación, la incorporación de nuevas tecnologías y la distribución de recursos". Esta definición corresponde a la res. 857/1993 del Ministerio de Salud y Acción Social que crea los comités hospitalarios de ética en el marco del Programa Nacional de Garantía de Calidad de la Atención Médica.

Son, entonces, aquellos grupos interdisciplinarios que conforman una comisión consultiva, creada para analizar y asesorar en la resolución de problemas éticos que se producen durante la práctica clínica como consecuencia de la tarea institucional. También poseen una importante función docente y generadora de recomendaciones, en el sentido de criterios o pautas de aplicación en la tarea asistencial. Los integrantes de estos comités son personas participantes a título individual, sin sentirse representantes de ningún grupo o sector y con interés en la mejora de la relación clínica y de la calidad asistencial. Por esta razón, es imprescindible que estos integrantes presenten diferentes perfiles, para poder recoger la mayor riqueza posible de perspectivas dentro de un estricto plano de igualdad y libertad, desde la razón hacia el consenso.

La expansión ilimitada de la ciencia genera la necesidad de una reflexión paralela que, con la misma intensidad, valore si este desarrollo –de alguna manera– vulnera o pone en peligro la vida y la dignidad del paciente. De este modo, surge el reto de lograr un desarrollo armónico entre las ciencias y los valores humanos.

Los doctores GABRIEL y MARÍA E. D'EMPAIRE afirman que "el médico de hoy debe enfrentar diariamente complejas decisiones relacionadas, entre muchas otras, con: la limitación de medidas terapéuticas en pacientes terminales, los altos costos de la medicina, la autonomía de los enfermos dentro de la relación médico-paciente, el aborto, el sida, la confidencialidad de los datos en el mundo de la informática, los peligros potenciales de la manipulación genética, las dudas sobre conceptos como la eutanasia y el suicidio asistido. Problemas para los cuales, por lo general, el médico no está formado y donde los códigos deontológicos no aportan soluciones [...]

Paralelo a la tecnificación han ocurrido también profundos cambios en las relaciones humanas, las cuales, al menos en el mundo occidental, se han horizontalizado y han mostrado una clara tendencia al respeto a las libertades, a los derechos humanos y a la tolerancia. Ha surgido así, a finales de este siglo, un nuevo esquema en la relación médico paciente donde el paternalismo clásico ha sido sustituido por una relación donde la libertad y autonomía del enfermo tienen prioridad"[1].

En este marco surge la bioética, a principios de la década del 70, como una disciplina que busca estudiar estos problemas, diseñando una metodología que permita brindar las herramientas necesarias para la búsqueda de las soluciones más convenientes en cada uno de estos casos.

Precisamente en esta dimensión deliberativa del razonamiento moral, el médico de la actualidad debe desarrollar sus mayores habilidades. La discusión amplia que permita la consideración de todas las variables posibles que en un momento determinado coinciden en un paciente es el procedimiento fundamental del acto médico. Se entiende por variables todos aquellos problemas que de una manera u otra afectan a ese enfermo en particular. Por tanto, deben ser considerados los diferentes problemas clínicos que confluyen en la enfermedad del

[1] D'EMPIRE, *En busca de una medicina más humana. Bioética clínica del día a día*, "Independently Published!, 20/8/ 2020.

paciente en cuestión, pero también todos los problemas sociales, económicos, axiológicos, éticos y culturales que de alguna manera rodean, inciden y caracterizan el momento de la vida de ese enfermo particular.

Dentro de esta concepción del acto médico puede comprenderse la importancia de los comités de ética, que son espacios de reflexión donde de una manera amplia, plural y deliberativa se busca clarificar las situaciones de valor implicadas en la práctica médica diaria.

El comité de ética es un ámbito de reflexión en el que cualquier integrante del equipo de salud puede expresar las dificultades y conflictos que se plantean en el quehacer diario de la atención de pacientes y, aún más, exponer los problemas que surgen con otros integrantes del grupo tratante, siempre tomando como objetivo fundamental los derechos y el bienestar del paciente, el cual es llevado a la actividad médica diaria, y especialmente en la práctica pediátrica, donde se impone el fortalecimiento de la relación médico-paciente-familia, basada en la confianza mutua y la honestidad en el proceder profesional.

Podemos conceptuar los comités de ética asistencial como grupos interdisciplinarios establecidos en un hospital u otro centro de salud, público o privado –y aun dentro de una institución médica determinada–, que se ocupan de la consulta, estudio, consejo (función consultiva) y docencia (función educativa) frente a cuestiones, problemas o dilemas éticos surgidos en la vida y en la práctica clínica, así como también de la elaboración de directrices para determinadas problemáticas de tal índole (función normativa), constituyéndose así en instancias o espacios de reflexión que buscan apoyar y orientar metódicamente, tanto a profesionales como a pacientes, en sus propias perspectivas[2].

Tal vez el origen de los comités de ética pueda encontrarse en la creación del primer centro de diálisis renal, en la década del 50, en el Seattle Artificial Kidney Center, donde fue necesario establecer una selección de los pacientes que serían sometidos a este novedoso procedimiento. A tal fin, se creó una comisión para seleccionar a los enfermos de acuerdo con

[2] Blanco, "Comités hospitalarios de ética", en Garay (coord.), *Responsabilidad profesional de los médicos*, p. 698 a 720.

criterios médicos y no médicos. Luego, en 1968, la comisión *ad hoc* de la Universidad de Harvard que examinó los criterios para el diagnóstico de muerte cerebral (Ad Hoc Committee of the Harvard Medical School to Examine the Definition of Brain Death) propuso la creación de comités que decidieran cuándo estaban dadas las condiciones de muerte encefálica, y las posibilidades éticas y legales para la desconexión de los equipos de soporte vital. Posteriormente, en 1978, el Tribunal Supremo de New Jersey se pronunció en el caso de Karen A. Quinlan, una paciente de 21 años con cuadro de coma irreversible. En esta sentencia se estableció que si un comité de ética del hospital declaraba la irreversibilidad del coma, se autorizaría la demanda de los padres de desconectar la respiración asistida. Más adelante surgieron propuestas similares para evaluar los problemas relacionados con la fecundación asistida (1978); para tomar decisiones sobre casos de pacientes mentalmente incapaces, inconscientes o neonatos, propuesto por la President's Commision for the Study of Ethical Problems in Medicine and Biomedical and Behavioral Research (1983), y la propuesta de creación de comités para el estudio de problemas éticos planteados en neonatología, hecha por la Academia Americana de Pediatría en 1984, a partir del caso de la bebé Jane Doe (de 1983), niña que nació con graves problemas neurológicos: espina bífida, hidrocefalia y microcefalia. Sus padres se negaron a autorizar la cirugía que permitiría evitarle infecciones, porque no corregiría las malformaciones[3].

En cuanto a la importancia de las recomendaciones de un comité de ética, máxime si responden a encuadres creativos para el manejo de situaciones bioéticas en el ámbito hospitalario, si bien carecen de fuerza vinculante, resultan fundamentales en la materia, a punto tal que sus opiniones pueden constituir fuente de derecho, dado que, especialmente de no estar legislada la cuestión de que se trate, o de estarlo, en alguna norma legal particular, en forma deficiente o anacrónica, en cuyo caso los miembros de estos comités están "en una situación análoga a la de los jueces que tienen que resolver casos jurídicos basándose esencialmente en principios", de procederse conforme la recomendación dada –y aun, en ocasiones, en una

[3] Waldron, *Ethics committees, decision-making quality assurance and conflict resolution*, "Journal of Clinical Ethics", vol. 3, nº 4, 1992, p. 290 y 291.

forma distinta de ella– se seguirán las posibles consecuencias jurídicas del caso, de haberlas. En este sentido, MAINETTI afirma que "la verdadera función del comité de ética no sería tanto resolver problemas como plantearlos correctamente, y debería estar orientada más a la producción moral que a la resolución legal de los conflictos"[4]; esta opinión resulta admisible en cuanto dicha producción moral lo sea precisamente para plantear correctamente los problemas cuya solución ética y legal –en su caso– se busca[5].

Es más, en las XVI Jornadas Nacionales de Derecho Civil (Buenos Aires, 1997), en el despacho F de la Comisión 9 –interdisciplinario: "Bioética y derecho civil"–, referente a la competencia de los comités hospitalarios de ética, se consignó como conclusión: "Cuando la aplicación de procedimientos médicos supone la aparición de conflictos propios de la bioética, el consejo brindado por el comité de bioética como fundante de la decisión del profesional de la salud debe ser considerado suficiente sin ser necesario el requerimiento del aval judicial como regla general".

Este es un respaldo doctrinal de suma importancia para la labor de los comités, dado que se trata de un despacho firmado por juristas de renombre y de una conclusión aprobada en un congreso de alcance nacional.

Paralelamente, hay, además, una función que el comité cumple (o debería cumplir) cotidianamente y casi sin querer: la de prevención por medio de un asesoramiento oportuno. Esta función, más allá del beneficio que produce para todos los que consulten al comité –máxime ante situaciones conflictivas recurrentes–, también permite superar, en ocasiones, el siempre pregonado temor que se afirma que los médicos sienten ante eventuales responsabilidades legales, el cual, a la par de conducir a la llamada "medicina defensiva", condiciona en muchos casos la adopción de decisiones, contaminando con ello el proceso de toma de decisiones biomédicas, dado que introduce consideraciones que no se centran en el paciente, inquietud que, en verdad, poco tiene que ver con los temas éticos.

[4] MAINETTI, "Paradigma bioético de la medicina", en GARAY (coord.), *Bioética en medicina*.

[5] BLANCO, "Comités hospitalarios de ética", en GARAY (coord.), *Responsabilidad profesional de los médicos*, p. 698 a 720.

De lo hasta aquí expuesto resulta a las claras la variedad de los temas que integran la casuística de los comités de ética, esto es, los problemas ético-clínicos más consultados, algunos de los cuales pueden llegar a ser objeto de protocolos de actuación ética. Sin pretensiones de exhaustividad y destacando que cada uno de ellos presenta sus peculiaridades propias en cada caso concreto, señalaremos como tales las cuestiones referentes a la continuación o cese de tratamientos a enfermos de mal pronóstico (tratamientos beneficiosos o fútiles); dar o no de alta a pacientes en estadio terminal; el establecimiento de la proporcionalidad de ciertos tratamientos en circunstancias especiales; la extensión de las medidas paliativas; cuándo recurrir a decisiones de no reanimación; el retiro de medios de soporte vital; los problemas de información por brindar al paciente sobre su diagnóstico y pronóstico; las cuestiones relativas a la disidencia terapéutica o a la negativa a un tratamiento por parte de un paciente o sus familiares; los asuntos propios de la asignación de recursos limitados; la instrumentación de prácticas de esterilización quirúrgica.

Esta interacción entre principios éticos y jurídicos también se observa en el proceso de toma de decisiones, especialmente cuando se formula el problema (o problemas) o dilema que aparece sobre las diversas posibilidades de actuación, atendiendo a los aspectos o principios éticos (y normas jurídicas) atinentes a las diferentes alternativas, y en la recomendación formulada, en la cual deben especificarse los fundamentos éticos y legales; esto es, su justificación.

El comité de ética debe estimular el diálogo entre médicos y pacientes como base para transmitir la información, cuyo contenido se asienta en un documento firmado por los interesados (paciente, familia y médico). Es importante aclarar que el documento por sí mismo no reemplaza al diálogo y la comunicación, porque esto sería considerar un aspecto tan importante de la relación médico-paciente con una valoración reduccionista o empobrecida.

También el comité de ética puede actuar como un medio para canalizar las posibles dudas o controversias que surgen en la relación clínica, proporcionando un ámbito de discusión interdisciplinario y un eventual respaldo a la decisión adoptada por los profesionales asistentes.

Corresponde al comité de ética orientar al equipo médico para que transmita la información con claridad y honestidad, además de incentivar la disposición a escuchar al paciente (adulto o niño) y sus inquietudes, aceptando en consecuencia sus propias decisiones. El médico debe balancear cuidadosamente el respeto a la autonomía del paciente y, al mismo tiempo, advertirle de las consecuencias de las decisiones que puede tomar.

En el caso puntual de la pediatría, la función de los comités de ética resulta de una importancia especialísima, atento a que la labor médica nos enfrenta con aquello para lo cual ninguno de nosotros está preparado: la enfermedad grave de un niño. Todo nuestro ser se rebela frente a la injusticia natural que supone que quien se encuentra "naciendo a la vida", en pleno desarrollo, potencia perfectible del acto de ser adulto, vea interrumpida esa maravillosa experiencia por una patología que no solo pone en entredicho su salud y hasta su vida, sino que nos confronta con nuestras propias creencias y miedos, y –lo que es aún peor– con nuestras propias limitaciones.

Es así que la atención médica de los pacientes pediátricos impone al comité la necesidad de tener en cuenta una serie de consideraciones especiales relacionadas con la condición del niño en cuanto ser humano no responsable ante la ley[6], por naturaleza vulnerable, necesitado de protección y cuidado, vulnerabilidad que se acrecienta aún más en su particular estado patológico.

En este orden de ideas, se ha sostenido que en la tarea cotidiana de asistencia a pacientes el pediatra se confronta, en ocasiones, con problemas de orden moral en los cuales la excelencia técnica en su formación no garantiza la toma de una decisión adecuada. En estos casos, la consulta con un grupo de personas de la institución que han decidido ocuparse de los aspectos éticos y morales del trabajo médico, bien intencionadas, puede ayudarlo a la toma de una decisión más adecuada. La idea de un comité de ética médica o clínica nace de la necesidad de reflexión conjunta entre los miembros del equipo de salud y otras disciplinas. No surge como un tribunal ni como

[6] LEJARRAGA, *Comités de ética hospitalarios*, "Revista de Medicina Infantil", nº 96-98, 1998.

una entidad de auditoría. Cuando dos o más profesionales tienen distinta opinión sobre conductas que tomar frente a un paciente esto puede generar un dilema ético y, en consecuencia, resultar útil la consulta al comité de ética clínica. En este sentido, los comités pueden ocuparse de dos tipos de problemas diferentes: *a*) problemas morales en la atención de un paciente perfectamente individualizado, a cargo de un médico también definido; se los llama problemas de ética clínica y son los que se plantean más comúnmente a los pediatras en su tarea cotidiana, y *b*) problemas morales en la atención de un tipo determinado de pacientes que presentan en común una patología en particular (p.ej., "niños con muy bajo peso de nacimiento" o "cuántas veces debe retrasplantarse un paciente"); este tipo de situaciones implican, además, decisiones que deben ser tomadas a nivel de política institucional y tienen que ver también con la administración equitativa de los escasos recursos en salud[7].

En la práctica pediátrica cotidiana, cualquier miembro del servicio de pediatría, los pacientes o sus familiares pueden solicitar asesoría en casos difíciles, dilemas éticos o si se presentan conflictos entre los padres y el personal del hospital, o entre los propios profesionales de la salud. Siempre debe tenerse en cuenta que, si quien solicita la intervención del comité es alguno de los profesionales asistentes, este deberá informar a los padres y al paciente -en su caso- de la intervención requerida. Si bien es cierto que no se requiere su consentimiento para ello, esta comunicación es éticamente exigible.

Los temas que suelen causar polémica en pediatría incluyen decisiones sobre la terminación de la vida en neonatos, actuación ante niños con anomalías congénitas, terapia fetal, derecho a la confidencialidad de los adolescentes, trasplantes, entre muchos otros. Asimismo, el comité formula recomendaciones generales que orientan en situaciones clínicas más o menos típicas. Puede también elaborar políticas que guíen el comportamiento de las instituciones y los individuos ante desafíos éticos suscitados por nuevos desarrollos tecnológicos (como el almacenamiento de sangre de cordón umbilical como fuente de células madre para trasplantes o el tamizaje genético),

[7] PUGA, *Bioética en pediatría [Conferencia]*, "Archivos Argentinos de Pediatría", vol. 97, nº 1, 1999, p. 26 y siguientes.

problemas de salud pública (como la atención de indigentes o extranjeros), o cuestiones de manejo organizacional (establecimiento de un código ético en instituciones con fines de lucro)[8].

Por otro lado, se ha afirmado que la evolución de la morbilidad pediátrica y el aumento de los recursos terapéuticos disponibles en las últimas décadas han originado dilemas éticos cada vez más numerosos, complejos y variados entre las distintas subespecialidades, que incluyen interrogantes como hasta dónde tratar un paciente de mal pronóstico, precisar conceptos de calidad de vida, aplicar criterios de proporcionalidad de tratamiento, definir los límites de la autoridad del médico sobre el paciente, respetar la autonomía del paciente, identificar a quien puede actuar como subrogante en las decisiones críticas de salud de un niño, la aplicación del derecho a morir dignamente, entre muchos otros.

Al respecto, resulta muy interesante transcribir dos experiencias de comités de ética, uno perteneciente al Servicio de Pediatría del Hospital Luis Calvo Mackenna, donde entre 1990 y 1992 se analizaron veintisiete casos presentados al comité[9], y el caso del programa Rondas de Ética Neonatal en North Central Bronx Hospital del Centro Médico Montefiore, donde en 1987 se analizaron los dilemas éticos de cuidados neonatales[10].

En el primero de estos trabajos, las conductas clínicas que originaron conflictos o dudas éticas fueron de variada índole en los distintos casos analizados. La duda más frecuente, planteada con respecto a trece pacientes crónicos irrecuperables, fue si continuar el tratamiento, dado que este se consideraba una carga desproporcionada atento a los resultados previsibles y, en algunos casos, su eficacia no estaba suficientemente demostrada. En doce casos se planteó si se justificaba reanimar en una situación de paro cardiorrespiratorio, dado el mal pronóstico vital del paciente. En seis oportunidades se consultó la posibilidad de dar de alta a un niño calificándolo como pacien-

[8] ROSERO, *Comités de ética en pediatría*, "Revista Ecuatoriana de Pediatría", 2001.

[9] BECA, *Dilemas éticos en pediatría: experiencia de un comité hospitalario*, "Revista Chilena de Pediatría", vol. 64, nº 4, 1993, p. 245 y siguientes.

[10] FLEISCHMAN, *Pediatric ethics*

te terminal, en consideración del pronóstico fatal y la inutilidad del tratamiento. En seis pacientes se consultó la posibilidad de someterlos a cirugía como último recurso, en circunstancias que el pronóstico final parecía inmodificable con esta medida. La duda sobre conectar a ventilación mecánica se planteó en cinco pacientes, en los cuales el procedimiento solo podría conducir a postergar un desenlace fatal inevitable. En otras cinco oportunidades la consulta fue planteada para suspender la ventilación mecánica en pacientes irrecuperables, en los cuales la desconexión del respirador podría desencadenar el fallecimiento.

Las conclusiones del comité, en respuesta a los interrogantes formulados, fueron variadas y se refirieron, en particular, al manejo del paciente, de su familia y, en algunos casos, del equipo profesional. En nueve casos se recomendó completar el diagnóstico mediante precisiones de especialistas o exámenes complementarios para fundamentar mejor el pronóstico y decidir después. Se sugirió mejorar la información y aumentar la participación de los padres en las decisiones de tratamiento en varios casos: así es que se recomendó una reunión del jefe de la unidad y el médico tratante con respecto a once pacientes. En nueve oportunidades se aconsejó orientar a los padres a recibir apoyo social, psicológico o religioso para ayudarlos a asumir un pronóstico posiblemente fatal de sus hijos. En seis casos se planteó a los padres la inutilidad de la hospitalización y la posibilidad de dar de alta a su niño en condiciones de paciente terminal, con previa capacitación y organización del apoyo necesario en la casa.

En lo que respecta a conductas terapéuticas, en diez casos se recomendó continuar con los tratamientos ya instaurados, sin apoyar el planteo de su eventual suspensión. En cuatro casos se recomendó cirugía paliativa como forma de mejorar la calidad de vida de pacientes irrecuperables. En cinco oportunidades el consejo fue no iniciar otros tratamientos en la eventualidad de nuevas complicaciones, y en seis, no conectar a ventilación mecánica aunque hubiese signos de insuficiencia respiratoria. En trece pacientes se recomendó no hacer reanimación en caso de paro cardiorrespiratorio, sugerencia que fue respetada en todos. Siete de ellos fallecieron entre 3 y 140 días después, dos fueron trasladados a otros centros asistenciales y los otros tres fueron dados de alta, uno de los cuales falleció en su domicilio un mes después. Solo en dos oportunidades el comité recomendó suspender la ventilación mecánica. Uno de los pacientes falleció al poco tiempo; el otro sobrevivió fuera del respirador, mejoró parcialmente y se fue de alta en precarias condiciones generales y neurológicas, pero con una excelente actitud de los padres.

Para apoyar al equipo profesional siempre se aconsejó al médico tratante informar las conclusiones del comité a los médicos, enfermeras y auxiliares de la unidad. En seis casos se recomendaron reuniones especiales del jefe de la unidad con su equipo médico y de enfermería para dar a conocer la discusión y fundamentos del comité. A raíz de uno de los casos se realizó una reunión del comité con todo el personal de enfermería de la unidad de cuidados intensivos.

En los casos y dudas planteados al comité se entrelazan aspectos específicamente éticos con situaciones sociofamiliares y limitaciones de recursos. Ello es inevitable, dado que traduce la realidad de los pacientes y del trabajo médico. Por otra parte, la mentalidad médica busca más bien un apoyo en lo científico-técnico concreto y el dilema ético es expresado a veces solo en forma implícita. Sin embargo, es importante distinguir con precisión los aspectos éticos de los demás para poder clarificar y fundamentar las recomendaciones o decisiones que se tomen en cada caso.

Las recomendaciones de completar el diagnóstico y de mejorar la información a los padres refuerzan la necesidad de que los casos que se presentan a un comité de ética tengan diagnósticos suficientemente demostrados y las expectativas de los padres y los pacientes –en su caso– sean claramente conocidas. Sin estos requisitos no se pueden establecer conclusiones sólidas.

La participación de los familiares del paciente en este tipo de decisiones, así como el apoyo necesario al personal, son importantes aspectos que deben ser analizados en cada comité de ética. La mejor atención médica es aquella que toma decisiones globalmente buenas, no solo técnicamente correctas. En otras palabras, la mejor decisión es la que incluye armónicamente los intereses científico-técnicos, los del paciente, su familia y la sociedad.

En el segundo trabajo el propósito inicial no fue asistir en la toma de decisiones, ni siquiera revisar decisiones, sino más bien la educación de los participantes, acordando ciertos principios sobre los cuales se entiende que las decisiones médicas deben ser tomadas, a saber: *a*) cada recién nacido posee una dignidad intrínseca y valor propio que le da derecho al infante a recibir toda forma de cuidados razonablemente destinados a su bienestar; *b*) todos los niños, no importa su discapacidad, deben recibir cuidados humanos y trato apropiado; *c*) los responsables de los cuidados tienen obligación de proveer toda serie de cuidados pensados en el mejor interés del niño; *d*) siempre deben proveerse los tratamientos médicos en el mejor interés de los niños; sin embargo, un tratamiento médico en el mejor interés de un niño en particular puede ser incierto; *e*) los padres de un infante cargan con la principal responsabilidad moral en la toma de decisiones para sus niños y deben ser los subrogantes naturales, salvo que escojan un curso de acción que sea claramente contrario a los intereses del niño; *f*) la abstención o el retiro de un tratamiento médico a un niño deben ser considerado cuando tales tratamientos son estimados fútiles y meramente prolongan el proceso de muerte o cuando el tratamiento impone una carga que carece de beneficios compensatorios para el niño, y *g*) si se decide la abstención o el retiro de un tratamiento médico a un niño, tanto este como su familia deben ser cuidados de una manera digna y recibir apoyo, con el objetivo de proveer confort psicológico y físico al paciente y a la familia.

En este estudio se definieron dos tipos de casos que requerían revisión del comité: *a*) aquellos en los que se propone retirar o abstenerse de un tratamiento de sostén de la vida en pacientes que no están en riesgo inminente de morir, y *b*) los desacuerdos entre dos o más profesionales o familiares concernientes a la abstención o retiro de tratamiento de sostén.

En los primeros veintiséis meses de su existencia, el comité fue consultado sobre veinticuatro casos. No todos llegaron a reuniones formales del comité, ni tampoco en todos se han hecho recomendaciones específicas.

Dos casos involucraban a niños grandes que tenían enfermedades congénitas, quienes habían sido enviados a sus casas por períodos de tiempo variables. En ambos no se les proveía de intervenciones médicas que parecían fútiles y que solamente prolongaban el proceso de muerte de estos casos terminales. Ocho casos involucraban no brindar el sustento quirúrgico para neonatos en los primeros días de vida. Un caso consistió en no brindar diálisis a un neonato virtualmente sin función renal y múltiples otras anomalías. Los casos restantes involucraban la abstención o retiro de tratamientos para neonatos que estaban críticamente enfermos debido a prematuridad, asfixia u otros problemas médicos.

En seis de ocho casos en que se decidió la abstención quirúrgica, padres y médicos acordaron no brindar cirugía. En un caso los padres deseaban que la cirugía no fuese realizada y el médico tratante estuvo en desacuerdo. En un caso el médico pensó que la intervención no era beneficiosa en el mejor interés del niño, pero los padres insistían en que fuese hecha.

En los cinco de seis casos en que padres y médicos acordaron efectuar cirugía, las recomendaciones del comité también la acordaron. En el restante en que los padres y médicos pensaron que el tratamiento no era apropiado, las deliberaciones del comité convencieron al médico tratante de que la cirugía era beneficiosa. El médico, compartiendo esta información con la familia, los convenció de efectuar la intervención quirúrgica.

En la instancia en la que los padres rechazaban el tratamiento recomendado por el médico, el comité convino que la cirugía era el tratamiento apropiado y discutió esta información extensamente con la familia. Cuando esta continuó rechazándola, el comité recomendó a la administración del hospital la búsqueda de intervención exterior a cargo de la Agencia de Servicios de Protección a la Infancia para permitir la realización de la cirugía.

En el último caso en el cual los padres requerían intervención a pesar de la recomendación negativa, el niño murió antes de la reunión del comité. El análisis retrospectivo de este último caso dio como resultado una recomendación de que el pedido de los padres estaba imponiendo indebido daño y dolor al niño sin ningún potencial beneficio y que sus deseos de tratar al niño quirúrgicamente estaban basados en una fuerte negación de la realidad del infante y una falta de entendimiento del potencial beneficio de la cirugía.

En todos los restantes casos en los cuales padres y médicos acordaron la abstención o retiro de tratamiento de niños críticamente enfermos, las recomendaciones del comité confirmaron la decisión.

En este punto resulta relevante destacar una vez más la tarea que el comité de ética puede asumir en la actividad asistencial, dado que en un grado considerable los comités de ética se han focalizado en articular procesos y provisión de recursos consultivos para resolver disputas sin necesariamente establecer guías o reglas que capturen la sustancia de tal disputa. Por ejemplo, el comité podrá ser útil para identificar cuándo un conflicto de valores persistente será mejor manejado transfiriendo la responsabilidad del cuidado del paciente a otro médico o tratando de organizar la derivación del niño a otra institución[11].

Más generalmente, podrá intentar establecer procesos que permitan determinar cuándo un conflicto está basado en un malentendido acerca de los hechos o la terminología empleada y cuándo en verdaderas diferencias de valores acerca de los objetivos que se buscan con el cuidado implementado o los beneficios que se esperan del tratamiento instaurado.

[11] Field - Behrman (eds.), *When children die*, p. 312 y 313.

Capítulo VI

SÍNTESIS FINAL

§ 21. *Propuestas.* – Nuestra propuesta fundamental, y sin ahondar aun en las especificidades, consiste en reiterar la necesidad de trabajo mancomunado, conjunto, transdisciplinario, entre las distintas ciencias de la conducta humana, de manera de poder diseñar protocolos de actuación que permitan guiar y acompañar la toma de decisiones al final de la vida. Es por ello que solo nos limitaremos a hacer algunos aportes desde el campo del derecho y de la bioética, reconociendo que estas miradas quedarán truncas si no sentamos a la mesa al equipo de salud en su totalidad, a las instituciones de salud y a las sociedades científicas.

I. La primera propuesta está relacionada con conductas que resultan controvertidas y, quizás, las más difíciles de abordar, pero que desde el ámbito jurídico creemos que merecen una única posible respuesta: la legalización. Nos referimos a la eutanasia y el suicidio asistido. Teniendo en cuenta lo ya afirmado en los § 7 a 10, entendemos que la indicación médica, en conjunto con la decisión autónoma del paciente, fundamentada en el ejercicio del derecho constitucional a morir con dignidad, determina la ausencia de antijuridicidad de la conducta de eutanasia o suicidio asistido. Además, dentro del tipo subjetivo, la intención guiada por la motivación debería tener relevancia a fin de considerar la posible atipicidad de la conducta de eutanasia o suicidio asistido.

En realidad, concurren una serie de elementos que desafían la propia estructura del delito, dado que por un lado tenemos extremos que se refieren a la ausencia de antijuridicidad (ejercicio de un derecho, consentimiento del paciente) y por otro aquellos que aluden a una posible atipicidad (la intención, en cuanto voluntad dirigida a obtener el resultado desvalioso, se vería conmovida dado que la intención de provocar la muerte lo es respecto de un resultado no reprochado socialmente en la medida en que su motivación sea piadosa y se cuente con el consentimiento del paciente).

Entendemos que tal propuesta de legalización debería contemplar los siguientes parámetros sobre la base del criterio del "cuidado debido" (*due care*).

1) Solicitud voluntaria del paciente.

2) El paciente debe sufrir un padecimiento grave e incurable, caracterizado por un proceso de declinación avanzado e irreversible de sus capacidades físicas o psicológicas y que no puede ser aliviado por otros medios razonables sin causar grave perjuicio al paciente.

3) El sufrimiento físico o mental del paciente es intolerable sin perspectiva razonable de mejoría.

4) El paciente está plenamente informado acerca del pronóstico de su enfermedad y de las alternativas terapéuticas factibles.

5) El paciente y el médico han concluido en conjunto que no existe ninguna solución razonable para su padecimiento distinta a la solicitada.

6) Debe contarse con una segunda opinión experta.

7) El caso debe ser presentado ante el comité hospitalario de ética, que deberá emitir dictamen fundamentado al respecto, evaluando asimismo la competencia del paciente.

8) Debe tratarse de un paciente adulto y plenamente competente.

9) Los menores de edad, en principio, solo podrán requerir la aplicación de este procedimiento a partir de los 16 años.

10) Entre la solicitud y la aplicación de la medida debe transcurrir un plazo mínimo de 15 días, prorrogable a solicitud del paciente, a fin de que este, junto con su médico tratante y familiares y personas de su entorno que él mismo indique, sopese la decisión y pueda despejar todas las dudas e interrogantes que se le presenten.

11) El procedimiento de eutanasia debe ser realizado por un médico. La indicación de la medicación en caso de suicidio asistido también debe ser realizada por un médico. En ambos casos, puede tratarse del mismo médico tratante o de otro galeno.

II. La segunda propuesta, vinculada con la adecuación del esfuerzo terapéutico, presenta los siguientes criterios:

1) Durante toda la evolución del paciente hasta su muerte, este debe recibir prestaciones de enfermería que incluyan ejercicios pasivos para evitar contracturas, cambios frecuentes de posición y cuidados de la piel con el fin de evitar lesiones producidas por el apoyo prolongado (escaras de decúbito), cuidados de la boca, ojos y emuntorios (vejiga, recto); el paciente debe estar en un ambiente confortable y ser tratado siempre con toda consideración y respeto.

2) Determinada la incurabilidad e irreversibilidad del estado del paciente, se deberá analizar la proporcionalidad de las medidas terapéuticas instauradas, conforme el objetivo terapéutico que se procure. Cuando este tenga un enfoque eminentemente paliativo, de confort o sintomatológico, los tratamientos invasivos, agresivos o fútiles deberán ser evitados, adecuando el tratamiento del paciente al sostén de una adecuada calidad de vida que respete su dignidad.

3) Tanto si se ha tenido chance de conversar previamente con el paciente como si quienes asumen la intervención en el proceso de toma de decisiones son sus representantes, se deberá ir evaluando la posibilidad de externación hospitalaria hacia la internación domiciliaria, garantizando todos los cuidados médicos y de enfermería que el estado actual del paciente requiera.

4) En este escenario, la interrupción de medios artificiales de sostén vital se considera una medida bioéticamente proporcionada, que respeta el mejor interés del paciente en protección de su dignidad. Tal decisión debe asentarse en un adecuado diagnóstico de un equipo de salud, con la participación de todos los profesionales que asisten al paciente y eventualmente con el aval del dictamen de un comité de ética, y en diálogo con los familiares y allegados al paciente.

Sostiene Basu que el diseño de un proceso de muerte de acuerdo con los deseos del paciente y la familia puede optimizar el final de la vida de un niño[1]. Como la mayoría de las muertes en la terapia intensiva son casos de interrupción de tratamiento, un diseño adecuado puede simultáneamente permitir un proceso delicado y aumentar el sentimiento de control de los padres, preservando la santidad y paz del momento de la muerte. Aparte de las cuestiones acerca del ambiente, propone las siguientes pautas:

a) Establecer, en lo posible, el momento del día que se prefiere para realizar la adecuación de tratamiento.

b) Determinar quiénes estarán presentes (familia, equipo de salud).

c) Qué tipo de sonidos son tolerables o inaceptables en ese momento (p.ej., alarmas).

d) Qué tipo de vías, tubos, máquinas, monitores y bombas serán removidos, describiendo en detalle de qué manera lo serán y el efecto resultante de cada uno de ellos.

e) Qué tipo de prácticas o rituales desearían realizar antes de la interrupción (p.ej., referidas a creencias religiosas).

f) Cómo desearían ubicarse en la habitación (p.ej., el lugar de las sillas o de la cama en relación con la puerta y ventanas).

g) Si preferirían acostarse con el bebé o niño en la cama, o sostenerlo en brazos.

h) Cualquier otro pedido especial (p.ej., que en el momento se oiga la música preferida del niño o que se lea en voz alta su cuento preferido).

i) Luego de definir estas cuestiones, el equipo debería brindar una descripción paso a paso de cómo se realizará la adecuación de tratamiento (desde la desconexión del monitoreo, el suministro de analgesia, el retiro de máquinas, hasta la periodicidad de la constatación en el paciente de sus signos para la declaración de su muerte, asegurando en todo momento la privacidad de la familia).

j) Resulta imperativo que el equipo describa a la familia qué puede o no pasar durante todo el proceso hasta el momento de acontecida la muerte del paciente (carraspeo, respiración agó-

[1] Basu, *End of life care in pediatrics*, "Pediatric Clinics of North America", vol. 60, nº 3, 2013, p. 725 a 739.

nica, pérdida de sangre de las cavidades corporales), al mismo tiempo que se ofrecen soluciones para cada uno de estos desconcertantes problemas.

k) La posibilidad de predecir el tiempo de sobrevida, luego de la interrupción del soporte vital varía en cada paciente. Brindar a la familia un rango temporal amplio, dando las razones de este, es un modo efectivo de evitar los sentimientos de culpa por parte de los padres respecto de su decisión.

l) Cuando la interrupción del soporte vital se realiza de esta forma, la buena calidad en el proceso de muerte del niño está asegurada.

La Sociedad Argentina de Pediatría (SAP)[2] tiene elaborado un consenso sobre el tema, donde se establecen las siguientes pautas:

a) En cuanto a la admisión a la terapia intensiva, clasifica a los pacientes de la siguiente forma:

1) Pacientes terminales: son aquellos que padecen una enfermedad de naturaleza conocida, de evolución progresiva, irreversible, sin medidas terapéuticas curativas efectivas y con inminencia de muerte previsible en días, semanas o meses. Los objetivos terapéuticos más apropiados para este grupo de pacientes son los cuidados paliativos y estos pueden ser ofrecidos en ámbitos más adecuados, distintos a las terapias intensivas.

2) Pacientes con pobre calidad de vida: *a*) *coma o estado vegetativo persistente* (seis meses o más de duración sin signos de mejoría); se trata de cualquier grado de coma que no reúna todos los criterios de muerte cerebral, sin interacción con el medio (aun cuando pueda parecer despierto), sin evidencia clínica de actividad cortical, pudiendo haber respuestas reflejas, apertura ocular espontánea y ciclos de sueño-vigilia; para este grupo se aplican las mismas consideraciones que en el caso anterior; el objetivo terapéutico más adecuado es el de los cuidados paliativos y la prolongación de la vida –meramente biológica– con técnicas de soporte vital invasivas debe ser desalentada, y *b*) *pacientes con incapacidad grave*; son los pacientes conscientes, pero que dependen de otros para cumplir con todas las actividades de la vida

[2] Sociedad Argentina de Pediatría, Comité Nacional de Terapia Intensiva Pediátrica, *Consenso sobre recomendaciones acerca de la limitación del soporte vital en pediatría*, "Archivos Argentinos de Pediatría", vol. 97, nº 6, 1999.

cotidiana (p.ej., el daño neurológico severo –parálisis cerebral, secuela grave de procesos infecciosos, traumáticos, etc.– o la incapacidad respiratoria progresiva –enfermedades osteoarticulares invalidantes, neuromusculares–); para estos pacientes no es posible realizar recomendaciones generales y se debe considerar cada caso en forma individual.

b) En cuanto a la limitación del esfuerzo terapéutico, regula:

1) La limitación del esfuerzo terapéutico como decisión médica en las terapias intensivas pediátricas se basa predominantemente en la expectativa de una muerte inminente más que en calidad de vida, dado que hay un grado mayor de incertidumbre respecto de la predicción de calidad de vida en un niño pequeño.

2) Las decisiones de limitación del esfuerzo terapéutico basadas en juicios sobre calidad de vida solo deben ser adoptadas en conjunto con la familia; sin embargo, el reconocimiento de las limitaciones de las intervenciones terapéuticas es una responsabilidad esencial del médico. Ningún médico está obligado a proveer un tratamiento que a su juicio es fútil, aun cuando los padres lo demanden. Evitar al paciente un tratamiento desproporcionado preservando su dignidad como persona es actuar "en el mejor interés del niño".

3) Decisión de no reanimar (DNR): es aplicable cuando no cabe esperar un beneficio fisiológico de las maniobras de resucitación, dado que las funciones vitales del paciente se están deteriorando a pesar del máximo esfuerzo terapéutico.

4) Limitación o suspensión de otros tratamientos: la justificación de cualquier tratamiento médico deriva de los beneficios que se espera que se produzcan con su aplicación. Cuando ya no es razonable esperar que este beneficio se logre, el tratamiento pierde su justificación y por lo tanto debe ser retirado. La posibilidad de limitación o suspensión de tratamientos se plantea frente a algunas de las siguientes situaciones:

a) Cuando no existen evidencias de haber obtenido efectividad con el tratamiento instituido.

b) Cuando la sucesiva claudicación de órganos vitales es la manifestación de la irreversibilidad de la situación clínica y sugiere que la utilización de más procedimientos o de mayor complejidad no modificará el pronóstico del paciente.

c) Cuando solo se trata de mantener y prolongar un paciente en coma irreversible.

d) Cuando el sufrimiento es inevitable y desproporcionado al beneficio esperado.

5) La decisión unilateral de limitar o suspender un tratamiento de soporte vital basada en el criterio de futilidad debe ser tomada en conjunto por el grupo médico, con evidencia razonable de que la muerte es inminente, con el objetivo de no prolongar la agonía y el sufrimiento del niño y su familia.

6) No es razonable pensar que los padres puedan aceptar cualquier tipo de limitación del esfuerzo terapéutico en la primera oportunidad que se discute. Aceptar la muerte de un hijo es un proceso doloroso y prolongado. Se debe tratar de identificar precozmente a aquellos pacientes en los que, por su patología, se pueda suponer algún tipo de limitación de tratamiento para elaborar una adecuada estrategia con los padres.

7) Los comités de ética hospitalaria constituyen una herramienta útil para ayudar a los profesionales de la salud a tomar decisiones moralmente adecuadas en situaciones donde intervienen profundas creencias, valores morales y religiosos.

Por su parte, la Sociedad Argentina de Terapia Intensiva ha contemplado las siguientes pautas[3]:

a) El paciente crítico se define por la existencia actual o probable de una alteración en la función de uno o varios órganos o sistemas, situación que puede comprometer su supervivencia en algún momento de su evolución, por lo que la muerte resulta siempre una alternativa posible y eventualmente próxima. La naturaleza crítica de un padecimiento puede sobrevenir al comienzo, durante el transcurso o al final de cualquier enfermedad.

b) El soporte vital es toda técnica o tratamiento que aplicado al organismo puede sustituir la función fisiológica de un órgano, cuando su afectación ponga en peligro la vida. Comprende actualmente y por extensión desde la ventilación mecánica y el sostén hemodinámico hasta la oxigenoterapia, nutrición e hidratación parenteral. Resulta indispensable comprender

[3] Comité de Bioética de la Sociedad Argentina de Terapia Intensiva, *Pautas y recomendaciones para la abstención y/o retiro de los métodos de soporte vital en el paciente crítico*, "Medicina", vol. 59, 1999, p. 501 a 504.

que las decisiones sobre los métodos de soporte vital tienen una influencia decisiva y generalmente cercana en la determinación de la muerte del paciente crítico. Cada uno de estos métodos puede no ser aplicado en cada paciente o suspendido luego del comienzo de su indicación.

c) Recomendaciones específicas para la limitación del esfuerzo terapéutico:

1) La fuente de autorización primaria de la decisión de tratar o no tratar emana del paciente. Este derecho a autorizar el tratamiento es independiente de la naturaleza de la enfermedad y de su estado evolutivo.

2) La existencia de un testamento vital o directiva anticipada del paciente, convenientemente verificado en su existencia y actualidad, deberá constituir una prioridad para ser respetada con independencia de la opinión del médico (equipo asistencial) y de la familia.

3) La comunicación con el paciente deberá ser reemplazada por la familia solo en caso de incompetencia del primero. A este respecto, en medicina crítica deberá recordarse que el concepto de competencia implica la consideración cuidadosa de la existencia de plena lucidez mental, comprensión de la información suministrada y libertad para la toma de una decisión voluntaria.

4) La comunicación con el paciente o en su defecto con la familia debe ser diaria y establecida de modo permanente con miembros del equipo médico de planta. De este modo se facilitará un diálogo transversal y continuo, que atienda a los objetivos del tratamiento y no solamente a los eventos ocurridos cada día. La información transferida diariamente solo por los médicos de guardia (siempre distintos cada día), que también frecuentemente es necesaria, tiende a comunicar los hechos del día sin considerar exhaustivamente la valoración general del cuadro clínico y la idea directriz general del tratamiento. A este respecto, también debe valorizarse la experiencia mayor de los médicos de planta en el difícil y complejo tema de la comunicación. En el caso particular de la comunicación con la familia siempre debería mantenerse en lo posible con las mismas personas para favorecer la comprensión de los hechos y facilitar sus propias decisiones. El análisis permanente de la situación evolutiva y sus alternativas permitirá asimismo la eventual reconsideración de los acuerdos sobre el tratamiento.

5) La toma de decisión sobre la abstención o retiro de los métodos de soporte vital en un medio asistencial como terapia intensiva dependen en general de la iniciativa médica, salvo en los casos en que exista una directiva anticipada.

6) Es aconsejable que las decisiones en terapia intensiva, respecto de la abstención o retiro de métodos de soporte vital, sean discutidas y compartidas por todo el equipo asistencial, que incluye a médicos, enfermeros, kinesiólogos, trabajadores sociales, psicólogos, etcétera. En este debate, si existe disenso y se lo considera conveniente, puede darse intervención al comité de ética de la institución antes de tomar la decisión correspondiente.

7) Resultará conveniente que las decisiones acerca de la actitud frente a los métodos de soporte vital comiencen activamente antes del ingreso del paciente al área de terapia intensiva. La admisión inadecuada de un paciente puede ser el comienzo de un sucesivo y habitual conjunto de acciones médicas de difícil contención. También el equipo médico puede consensuar con el paciente o la familia, previamente a su ingreso, en qué situaciones se decidirá la externación del paciente para que este no se exponga a ser sometido a determinados procedimientos difíciles de prever o limitar en la misma área.

8) Habitualmente, el equipo médico planteará la posible abstención o el retiro del soporte vital frente a alguna de las siguientes circunstancias:

a) Cuando no existan evidencias de haber obtenido la efectividad buscada (ausencia de respuesta en la sustitución del órgano o la función) o existan eventos que permitan presumir que tampoco se obtendrán en el futuro.

b) Cuando solo se trate de mantener y prolongar un cuadro de inconsciencia permanente e irreversible (p.ej., estado vegetativo persistente).

c) Cuando el sufrimiento sea inevitable y desproporcionado al beneficio médico esperado.

d) Cuando se conozca fehacientemente el pensamiento del paciente sobre la eventualidad de una circunstancia como la actual, en el caso de una enfermedad crónica preexistente (informe personal del médico de cabecera, si existe, o del familiar).

e) Cuando la presencia de irreversibilidad manifiesta del cuadro clínico, por la sucesiva claudicación de órganos vitales, induzca a estimar que la utilización de más y mayores procedimientos no atenderá a los mejores intereses del paciente.

9) La propuesta de abstención o retiro de un método de soporte vital deberá ser efectuada, si fuera posible, al paciente, y si este no es competente, deberá ser comunicada y explicada detenidamente al familiar, cuyo acuerdo resulta, en principio, indispensable.

10) En medicina crítica existen especiales circunstancias en las que, por la agudeza de la situación clínica (detención cardiocirculatoria, *shock*, insuficiencia respiratoria), por la urgencia en la toma de decisión (reanimación cardiopulmonar, intubación y colocación de un respirador mecánico, implante de un marcapaso transitorio) o por la valoración inmediata del resultado (futilidad fisiológica), la decisión debe ser tomada tanto en el sentido de la abstención como del retiro por el médico responsable sin consulta o comunicación previas.

11) En ningún caso la abstención o el retiro de un método de soporte vital significará privar al paciente de todas las medidas que atiendan a su confort físico, psíquico y espiritual, así como la posibilidad de su traslado al área de cuidados paliativos si correspondiere. La aplicación de una ética del cuidado, que alivie el sufrimiento y mejore la calidad de vida remanente, estará siempre presente en todas las situaciones.

12) Las dificultades en arribar a un acuerdo con los familiares del paciente generalmente se vinculan a una primaria incomprensión y desconocimiento real de la situación planteada, por lo que deberán extremarse todas las habilidades y el esfuerzo en transmitir la racionalidad de las medidas propuestas por el equipo médico. En la relación interpersonal establecida deberá tomarse especial resguardo en visualizar si la opinión del familiar trata de expresar fielmente los verdaderos intereses del paciente.

13) Si a pesar de todo no existe acuerdo de la familia con la propuesta médica, resultan posibles las siguientes alternativas:

a) Consultar a un médico elegido por la familia o por consenso para lograr una mayor comprensión entre las partes.

b) Consultar con el comité de ética de la institución.

c) Si existe desacuerdo entre los diversos miembros de la propia familia, deberá intentarse de todas formas la obtención del consenso, incluso también a través de la intervención del comité de ética. Si esto no fuera posible, convendría priorizar la opinión del familiar que resulte con mayor compromiso afectivo con el paciente por su convivencia habitual.

14) Si no se obtiene el acuerdo a pesar de lo anterior, existen las siguientes posibilidades:

a) Considerar la factibilidad del traslado del paciente a otra institución donde el equipo médico coincida con la opinión de la familia.

b) Cuando lo anterior no fuera posible y se trate de la aplicación de un procedimiento que exija un equipo mecánico o electrónico (respirador, marcapasos), cuyo número es siempre limitado, el equipo médico podrá dejar constancia de que podrá ser retirado si lo requiriera otro paciente conceptuado como recuperable según el juicio del equipo médico.

c) Siempre queda abierta para el equipo médico la solicitud de intervención judicial.

15) Todo paciente competente tiene derecho a rechazar todo tratamiento indicado por el equipo médico, aunque sean aquellos que puedan salvarle la vida. Esta afirmación incluye también la abstención o retiro de los métodos de soporte vital. En esta circunstancia, el médico o algún integrante del equipo asistencial puede plantear una objeción de conciencia, que deberá ser respetada.

16) En todas las circunstancias posibles que se han mencionado, todos los hechos, opiniones, consultas y posiciones diversas ante cada uno de los eventos ocurridos deberán constar con toda precisión en la historia clínica correspondiente.

c) La tercera propuesta es sobre la sedación paliativa. Su regulación debe obedecer a los siguientes criterios: *1*) debe haberse agotado la posibilidad de todo tratamiento paliativo, incluyendo el tratamiento para la depresión, el delirio, la ansiedad; *2*) debe realizarse una evaluación psicológica completa del paciente por un clínico experto; *3*) debe también realizarse una evaluación completa de las cuestiones espirituales del paciente; *4*) deberá iniciarse junto al paciente (y su familia) una seria discusión acerca de los beneficios y cargas de la hidratación y alimentación artificial, teniendo en cuenta que estas medidas suelen ser una consecuencia necesaria de la sedación continua profunda; *5*) deberá obtenerse el consentimiento informado del paciente o su subrogante, y *6*) resulta también aconsejable, mientras se evalúa la procedencia de la sedación continua profunda, dar una sedación de respiro al paciente, de manera que se encuentre en condiciones adecuadas de tomar la decisión que mejor respete sus intereses. Debido a que la medicación sedante se administra continua o intermitentemente, deberá comenzarse con las dosis adecuadas más bajas posibles para controlar los síntomas y signos vitales. La dosis sedante deberá reducirse cuando la respiración se vuelve agónica y la medicación se convierte en la causa próxima de muerte[4].

d) La cuarta propuesta es una serie de pautas para orientar el proceso de toma de decisiones en general:

1) Deben realizarse todos los intentos necesarios para deliberar y negociar entendimientos previos entre los padres y el médico acerca de los mejores tratamientos o terapéuticas, y de todo aquello que caiga dentro de los límites aceptables para el paciente, la familia y el equipo de salud.

2) El proceso de decisión debe ser conjunto, con la participación de todo el equipo asistencial, los padres y la familia ampliada –si estos así lo desean–, con la máxima extensión posible.

3) Siempre se deben intentar resolver extrajudicialmente las disputas o cuestiones que surjan entre los sujetos que componen la relación clínica, de manera de alcanzar una resolución que respete y tenga en cuenta los principios aceptados por cada una de las partes, con la participación y asistencia del comité de ética, de considerarse necesario.

4) En caso de que los desacuerdos entre el equipo de salud y la familia fueran irresolubles, se considera adecuado dar intervención al comité de ética como una instancia más, previa a la judicialización del conflicto.

5) Si del análisis del comité de ética surge un respaldo a la posición de la familia y el médico asistente insiste en su postura, deberá aconsejarse la derivación del paciente a otro profesional o, en caso de que sea el equipo de salud en conjunto, la derivación deberá ser a otra institución.

[4] National Ethics Committee, Veterans Health Administration, *The ethics of palliative sedation as a therapy of last resort*, "American Journal of Hospice and Palliative Medicine", vol. 23, nº 6, 2007, p. 483 a 491.

6) Si del análisis del comité de ética surge un respaldo a la posición del médico o del equipo de salud, y la familia insiste en su enfoque, resulta aconsejable la derivación a otra institución.

7) Los principios de ponderación y de razonabilidad de la negativa deben iluminar el proceso de toma de decisiones: el balance riesgo-beneficio impone valorar la conducta propuesta teniendo en cuenta la proporcionalidad de los medios elegidos con el fin terapéutico propuesto. Paliar, confortar, acompañar en los momentos finales de la vida es una opción terapéutica más y como tal debe ser considerada.

8) La planificación de los cuidados debidos, el acuerdo sobre las terapias a instaurar, evitar o interrumpir, debe estar pormenorizadamente documentado en la historia clínica y socializado a todo el equipo de salud.

9) Debe tenerse en cuenta que la abstención e interrupción de tratamientos médicos tienen la misma relevancia bioética y jurídica, si bien debe asumirse que suele resultar más moral y emocionalmente desafiante interrumpir un tratamiento que abstenerse de iniciarlo; resulta tan bioética y jurídicamente justificado abstenerse de iniciar un tratamiento indebido como interrumpir un tratamiento inadecuado o que ha demostrado su futilidad o desproporcionalidad con respecta al objetivo terapéutico. La urgencia e incertidumbre acerca del pronóstico de evolución del paciente muchas veces nos determinará a instaurar un tratamiento hasta lograr su estabilidad y la posibilidad de evaluar la proporcionalidad de las medias terapéuticas *a posteriori*. En este escenario, donde los tratamientos curativos se encuentran ausentes o pueden derivar tanto en una *no chance situation* (situación sin posibilidades de recuperación) como en una situación de *unbearable suffering* (situación de sufrimiento intolerable), deberán extremarse las medidas de confort y limitar las intervenciones agresivas o invasivas.

10) La dignidad es un principio bioético y jurídico fundamental. Si bien es un término polisémico, se entiende que refiere a la consideración y respeto del otro en cuanto ser humano, independientemente de sus accidentes (en sentido aristotélico). El mejor interés del niño (principio constitucional, art. 3°, Convención sobre los Derechos del Niño) supone elegir aquella conducta que mejor garantice sus derechos y su dignidad. No debe perderse de vista que, en el caso perinatal, estamos hablando de la dignidad vista desde el prisma subrogado, es decir, la visión de los padres; en consecuencia, siempre debe recordarse que los terceros solemos infravalorar la calidad de vida ajena, por lo que se deberá ser extremadamente prudente a la hora de evaluar y considerar este principio en los casos en que el paciente no puede expresarse por sí y la decisión queda en manos de sus representantes legales.

11) El cuidado y confort no solo deberá proveerse al paciente en caso de inviabilidad o desproporcionalidad de cualquier intervención activa, sino también a sus padres y demás familiares.

Siempre debe recordarse que el médico no puede imponer sus creencias y valores al paciente o a su familia. Son los principios y valores personales y culturales de estos los que deben primar en el análisis que se efectúa de aquello que resulte mejor para el paciente. Solo cuando estos verdaderamente atenten de manera irrazonable contra la salud o la vida del niño, podrán ser desafiados en los estrados judiciales[5].

e) La quinta propuesta se refiere a la educación. La inhabilidad para hablar acerca de la muerte y diseñar un plan de atención anticipado es uno de los obstáculos más significativos para mejorar la calidad en el proceso de muerte. Mantener este tipo de conversaciones y realizar estos planes no es sencillo. Cuando la muerte ya está cercana y la calidad de vida es pobre, resulta muy difícil determinar hasta dónde continuar con el tratamiento, especialmente cuando es un tratamiento estresante, intrusivo o agresivo, que muy probablemente reducirá todavía más la calidad de vida. El proceso de toma de decisiones será aún más difícil si no hubo ninguna conversación previa acerca de las preferencias terapéuticas del paciente.

Muchos especialistas cifran su esperanza en el diseño de campañas públicas de educación que insten a la gente a considerar y discutir sus preferencias al final de la vida, tanto con sus familias como con sus médicos tratantes, documentando tales decisiones por anticipado.

La educación y entrenamiento en las facultades de medicina es, en este sentido, fundamental. Los médicos, desde muy

[5] Ciruzzi, *La autonomía del paciente pediátrico: ¿mito, utopía o realidad?*

temprano, deben aprender a conversar estas cuestiones con su paciente, escuchar sus preocupaciones y colaborar con el enfermo y su familia en el proceso de toma de decisiones.

f) La sexta propuesta es un plan personalizado de atención al final de la vida (con enfoque particular en pediatría)[6].

El plan personalizado de atención al final de la vida o planificación anticipada de las decisiones (PAD) es una estrategia de realización de procesos explícitos y sistemáticos de reflexión y diálogo entre profesionales, pacientes y familiares, que permiten aclarar las expectativas, deseos y preferencias de los pacientes respecto de los cuidados sanitarios y no sanitarios que desean recibir cuando ya no puedan expresar personalmente su voluntad, especialmente en el tramo del final de la vida[7]. Se trata, por tanto, de procesos verbales, de diálogos compartidos por profesionales y familiares con el paciente, donde el resultado final puede ser, pero no necesariamente, cumplimentar una voluntad anticipada.

Este tipo de planificación tiene una importancia superlativa en el caso de los niños y adolescentes, en la medida en que ellos –por imperativo legal, como ya hemos destacado– tienen prohibido realizar una directiva médica anticipada.

La idea de este tipo de planificación consiste en incorporar a la actividad asistencial la preparación del paciente y su familia en el proceso de morir. La aplicación práctica de este término incluye la promoción de la autonomía como referente del proceso asistencial en la determinación de las preferencias sobre cuidados y tratamientos, el soporte tanto a pacientes como a sus familias para que el impacto emocional del proceso no condicione la toma de decisiones y la búsqueda conjunta de

[6] Ver "Plan Personalizado de Atención al Final de la Vida para Niños y Adolescentes" (Aging with Dignity, "Five Wishes"; "My wishes"; "Expresar mis deseos. Guía de planificación de adolescentes y adultos jóvenes"; "Quick guide to completing a paediatric acute resuscitation plan (PARP)"; Queensland Government, "Personal resuscitation plans and end of life planning for children with disability and life-limiting/life-threatening conditions", y Royal College of General Practitioners, "The GSF prognostic indicator guidance. The National GSF Centre's guidance for clinicians to support earlier recognition of patients nearing the end of life").

[7] Escudero Carretero, María J. - Lorda, Pablo S. (coords.), *El final de la vida en la infancia y en la adolescencia*, p. 46.

recursos para tratar de enfrentarse con naturalidad y confort al proceso de muerte.

En cuanto a las preguntas clave sobre esta planificación anticipada, se proponen[8]:

1) ¿Quién debe plantear la posibilidad de iniciar este proceso de planificación? El personal sanitario implicado en la atención del paciente. Lo ideal es que sea una persona que tenga al mismo tiempo alta implicación asistencial clínica y empática con el paciente y su familia. Nuestra experiencia indica que muy difícilmente serán los padres quienes inicien este tipo de conversaciones: suelen sentir que si son ellos quienes plantean estas inquietudes serán vistos como "malos padres" o con intención de "deshacerse" de su hijo; los niños pequeños tampoco suelen comunicar directamente estas situaciones, dado que la poca experiencia vital transcurrida los inhibe de siquiera imaginarse esta posibilidad, aun cuando sí manifiestan sus deseos de otras maneras, ya sea a través del cansancio, el dolor o sufrimiento, y la necesidad de protección de sus padres y hermanos; los adolescentes y jóvenes suelen ser más abiertos a receptar estas ideas y mucho más proclives a plantearlas, adoptando decisiones muy similares a los adultos.

2) ¿No es mejor evitar hablar de esto con pacientes menores de edad? Al contrario, la experiencia indica que es mejor hablar abierta y francamente del tema, con claridad, delicadeza, sensibilidad y respeto. Las personas menores de edad tienen sus propias ideas sobre la muerte y el sufrimiento, y es necesario conocerlas. También tienen miedos, deseos y preferencias respecto al presente y al futuro. Además, la familia también necesita poder hablar de todo ello tanto con los profesionales como con su hijo. La conspiración del silencio suele ser un gran obstáculo a la hora de intentar planificar estos cuidados, y por ello mismo debe intentarse combatirla.

3) ¿Cuándo debe iniciarse? Lo ideal es hacerlo al principio de la presentación de una enfermedad grave, limitante o amenazante de la vida. No debe esperarse a que la situación clínica se deteriore y las decisiones médicas sean complejas. Es un pro-

[8] Escudero Carretero, María J. - Lorda, Pablo S. (coords.), *El final de la vida en la infancia y en la adolescencia*, p. 47 y 48.

ceso dinámico en constante evolución, que va acompañando el decurso de la enfermedad.

4) ¿Quién debe participar en esta planificación? El principal protagonista es el niño, acompañado por sus padres, su familia, y el resto de sus afectos (amigos, compañeros de colegio, maestras, etcétera).

5) ¿Es legalmente vinculante para el personal sanitario un proceso de PAD? Si bien esta planificación de cuidados no es legalmente vinculante, no hay duda de que éticamente sí lo es. La relación asistencial personal que se teje con el paciente niño o adolescente y su familia, el respeto por el otro y la ética del cuidado imponen la obligación moral de respeto al plan diseñado de manera consensuada con el paciente, su familia y el equipo de salud.

6) ¿Dónde debe registrarse este proceso de PAD? Algunas instituciones extranjeras tienen diseñado un formulario en especial. De todos modos, resulta suficiente con documentar este plan en la historia clínica. Es de buena práctica, en caso que se decida la externación del paciente o su internación domiciliaria, entregar una copia de este plan, de manera que, frente a una situación aguda o de urgencia que requiera inmediata atención y el personal interviniente sea distinto a los profesionales a cargo del paciente, el equipo asistencial sepa qué decisiones ya han sido consensuadas, evitando –de esta manera– caer en una obstinación terapéutica o sobretratamiento.

El contenido de este plan personalizado de atención gira en torno a cinco deseos fundamentales en el niño-adolescente: *1*) la persona que quiero que tome las decisiones sobre mi cuidado cuando yo no pueda; *2*) el tipo de tratamiento médico que quiero y el que no; *3*) cuán confortable y cómodo quiero estar; *4*) cómo quiero que me trate la gente, y *5*) qué es lo que quiero que mis afectos sepan.

Este plan debería contemplar, mínimamente[9]:

1) Deseos y preferencias mientras la calidad de vida sea aceptable:

a) Del niño-adolescente: *1*) relacionados con la enfermedad, como forma y tiempo de las visitas, pruebas diag-

[9] ACT, "Guidance for discussions about child & family wishes when life is limited", oct. 2009.

nósticas, etc., y *2*) relacionados con la vida en general, como lugares importantes para conocer, comidas favoritas, ver a determinadas personas, tener a su mascota, vacaciones, etcétera.

b) De los padres.

c) De los hermanos, abuelos y demás familia.

d) De otras personas queridas (amigos del colegio, vecinos, maestras).

2) Deseos y preferencias del niño-adolescente y su familia cuando la calidad de vida disminuye:

a) ¿Qué vamos a hacer si: *1*) pierde movilidad; *2*) pierde el apetito; *3*) tiene dolor; *4*) pierde el control de esfínteres o tiene estreñimiento pertinaz; *5*) tiene ataques epilépticos, o *6*) disminuye la conciencia?

b) ¿Prefiere continuar la atención en su casa o en el hospital?

c) ¿Quién quiere que esté a su lado, tanto en su casa como en el hospital?

d) Opinión respecto a los tratamientos: *1*) para la dificultad respiratoria (mascarilla, intubación); *2*) para el dolor (analgésicos, antiinflamatorios, opiáceos); *3*) para alimentarse (sonda nasogástrica, tubo de gastrostomía); *4*) para tratar las infecciones (antibióticos); *5*) para tratar las crisis epilépticas, y *6*) sedación paliativa.

e) Si el deterioro es irreversible, ¿dónde prefiere fallecer?, ¿quién quiere que esté a su lado en los últimos momentos?

3) Deseos y preferencias del niño-adolescente y su familia en situaciones de agudización amenazante para la vida. Opinión respecto de los siguientes tratamientos: *a*) para la dificultad respiratoria (mascarilla, intubación, etc.); *b*) para el paro cardiorrespiratorio (masaje, desfibrilador, drogas vasoactivas); *c*) ingreso en unidad de cuidados intensivos; *d*) permanencia en unidad de cuidados intensivos, y *e*) otros.

4) Deseos y preferencias del niño-adolescente y su familia en caso de fallecimiento:

a) Respecto del lugar donde se velará su cuerpo.

b) Respecto del destino de su cuerpo (entierro, cremación).

c) Respecto del funeral y demás ceremonias de duelo.

d) Respecto de sus pertenencias personales.

e) Respecto de la posible donación de órganos y tejidos.

f) Otras disposiciones.

En todos los casos, la planificación de los cuidados al final de la vida (PCFV) requiere seguir estas consideraciones[10]:

1) Ofrecer información clara y precisa.

2) Actuación de un equipo interdisciplinario.

3) Continuidad de los cuidados.

4) Discusión sobre limitación de las intervenciones médicas.

5) Revisión sobre las tecnologías e "invasiones" necesarias para mantener una calidad de vida aceptable.

6) Provisión de un adecuado control de síntomas en el final de la vida.

7) Suspensión del sostén vital frente a falta de beneficios en la calidad de vida.

8) Cuidados centrados en el paciente y la familia.

9) Asegurar los cuidados a la familia durante el proceso de la enfermedad que amenaza la vida y durante el proceso de duelo.

10) Determinar el interlocutor (paciente-subrogante-equipo de salud).

11) Constancia en la historia clínica.

§ 22. ***Conclusiones.*** – El concepto de dignidad[11], aun en su propia polisemia, resulta un principio rector y corrector de la bioética, y permite ser faro y norte por alcanzar tanto en la ética de la investigación, es decir, aquella que regula la actividad científica de procura de conocimiento y que involucra como sujetos de investigación tanto a seres humanos como a animales, cuanto en la ética clínica, aquella destinada a desentrañar los valores morales que impregnan la relación asistencial.

Los conceptos de persona y dignidad resultan, así, redefinidos y redimensionados por la bioética, que les otorga un rol preponderante como principios reguladores en la toma de deci-

[10] Leventown, *Palliative care for children, infants and adolescents.*

[11] Ciruzzi, *El concepto de persona y dignidad a la luz del prisma bioético*, "Revista de Derecho de Familia y de las Personas", nº 5, 2011, p. 202 a 213.

siones clínicas y en el desarrollo de la investigación biomédica. El ser humano como destinatario del quehacer médico reclama, para sí, un trato digno en cuanto persona, erigiéndose –en este sentido– como árbitro imprescindible e irremplazable en el proceso de toma de decisiones. La dignidad así entendida implica, *per se*, aceptar la decisión autónoma del enfermo, aun aquella inspirada en valores, principios y creencias que no solo pueden no compartirse, sino incluso cuestionarse. Tal situación plantea un verdadero desafío al profesional médico, formado más en el principio paternalista, es decir, aquel que sustenta las decisiones del galeno sobre la base de aquello que él mismo considera mejor para el paciente, ayudando –en cierta medida– a equilibrar el fiel de la balanza: si bien el médico será siempre quien posea el conocimiento científico que ilumina la toma de decisiones terapéuticas, estas solo podrán implementarse con la aceptación libre y voluntaria del paciente, permitiendo de esta manera una clara y prolífica interacción entre ambos sujetos de la relación asistencial.

Este cambio de paradigma resulta –sin dudas– otro aporte novedoso de la bioética, que debe aplaudirse y celebrarse, y que se sustenta ciertamente en el principio de dignidad ontológica de la persona humana.

Esta dignidad también se erige en barrera inexpugnable frente al accionar médico que pretenda desconocerla o derribarla. Lo cierto es que el límite de lo permitido o tolerable en la relación asistencial será justamente el principio de dignidad. Solo se justificarán aquellas acciones médicas que propendan a garantizar o realizar la dignidad humana. Cuando las medidas terapéuticas aparezcan desconociendo tal principio, la negativa del propio paciente adquiere un valor superior frente a ellas.

En otras palabras, la dignidad –iluminada por la bioética– introduce una nueva juridicidad, mucho más refinada y personal, concretizando amplia y eficazmente el mandato constitucional que surge del art. 19.

Destaca DWORKIN que existe otro sentido de la palabra "autonomía", mucho más determinante. Cualesquiera que sean los límites y desafíos que enfrentamos, queremos retener nuestra autonomía –la libertad– de ser los autores de nuestras vidas. Esta es la verdadera esencia, la savia de ser humano:

"El valor de la autonomía descansa sobre el esquema de responsabilidad que crea: la autonomía nos hace a cada uno responsable de moldear nuestra propia vida de conformidad con un sentido coherente y distintivo de personalidad, convicción e intereses. Nos permite dirigir nuestras propias vidas más que ser liderados a través de ellas, de manera de que cada uno de nosotros pueda ser, en la medida que tal esquema de derechos puede hacerlo posible, aquello que uno mismo ha hecho de sí"[12].

Solo pedimos ser soberanos de nuestra vida, que necesariamente abarca –también– nuestra muerte. Ser los escritores de nuestra propia historia; una historia que cambia permanentemente. Durante el curso de nuestras vidas, encontraremos dificultades inimaginables. Nuestras preocupaciones y deseos podrán cambiar. Pero, ante cualquier cosa que suceda, queremos retener la libertad de moldear nuestras vidas de forma consistente con nuestra personalidad y fidelidad. Esta es la razón por la cual las traiciones del cuerpo y de la mente que amenazan con borrar nuestra personalidad y memoria son parte de nuestras más terribles torturas. La batalla de ser mortal es la pelea por mantener la integridad de nuestra propia vida, evitar convertirnos en algo tan empequeñecido, desintegrado o sojuzgado que quien uno es termine desconectado de quien uno era o de quien uno quería ser. La enfermedad y la vejez hacen que esta lucha sea aún más difícil. Los profesionales e instituciones a los que acudimos no deberían hacerla peor. Pero al menos hemos entrado en una época en la que un número creciente de estos profesionales cree que su trabajo no es limitar las elecciones personales, en nombre de la seguridad, sino expandirlas, en el nombre de vivir una vida digna de ser vivida[13].

Creemos que lo que más conspira contra una adecuada toma de decisiones no es solo o simplemente el marco legal (en la medida en que, desde lo jurídico, "lo legal" no es solo y exclusivamente la ley escrita sancionada por el legislador, sino que abarca –además– costumbres y valores de una comunidad determinada), sino, primordialmente, la necesidad de reconocer y aceptar la muerte como un evento más dentro de la pro-

[12] DWORKIN, *Life's dominion*.

[13] GAWANDE, *Being mortal*.

pia experiencia vital[14]. En este sentido, huelga decir que los médicos no han sido preparados ni formados para aceptar la muerte de un paciente, sino que –muy por el contrario– la perciben como *su* fracaso profesional. Por su parte, el "imperativo tecnológico" acude a fortalecer esta percepción, derivando en un empecinamiento terapéutico. Asimismo, la sociedad en general y los operadores legales en particular también se niegan a aceptar la posibilidad cierta de que un paciente –en particular, si es un niño– pueda morir, y se reconozca y admita esta realidad decidiendo la limitación o adecuación del tratamiento, ya como abstención, ya como interrupción, o medidas aún más controvertidas, como la eutanasia o el suicidio asistido, o la sedación como forma de garantizar la inconciencia frente a nuestra propia muerte.

En este orden de ideas, se observa que no pueden imponerse cambios de "mentalidad" por ley: muchos médicos han expresado su dificultad a la hora de decidir interrumpir un tratamiento y no estar preparados para el "buen morir" del paciente, mientras que muchos profesionales del derecho han entendido este tipo de conductas como ilícitas o interpretado que existe una diferencia sustancial entre la abstención y la interrupción, cuando bioética y jurídicamente ambas conductas tienen la misma relevancia[15].

Comprender al otro en lo incomprensible de su realidad vital, sentir con el otro, junto al otro (etimología de la palabra "consentimiento"), aun cuando su dolor, angustia y sufrimiento sean únicos, personales e intransferibles, nos coloca en la obligación moral del respeto al otro. No podemos sentir jamás como siente nuestro prójimo, porque esa experiencia no es transmisible. Pero sí podemos acompañar al otro y guardar un respetuoso silencio frente a su propio sentir y a la decisión que asume frente a la muerte. Cuando la vida deja de ser con-

[14] CIRUZZI - SELANDARI, *Estudio descriptivo de la opinión de miembros de la justicia nacional en lo penal y civil (familia), en situaciones de limitación de soporte vital en pediatría*, "Revista de Derecho Penal y Procesal Penal", nº 9, sep. 2013.

[15] CIRUZZI - SELANDARI, *Estudio descriptivo de la opinión de miembros de la justicia nacional en lo penal y civil (familia), en situaciones de limitación de soporte vital en pediatría*, "Revista de Derecho Penal y Procesal Penal", nº 9, sep. 2013.

siderada un derecho, un bien valioso para su propio titular; cuando esa vida que recién comienza a transitarse se transforma en una carga demasiado pesada, nada más podemos hacer que respetar la decisión del otro. Porque no hay nada que el otro (o los otros) puedan hacer para aliviarnos del peso, porque no podemos sentir como si fuéramos el otro, porque el sufrimiento solo se expresa en la individualidad de nuestra propia experiencia personal[16].

El proceso de toma de decisiones, en cualquier escenario, resulta desafiante para el equipo de salud. La propia esencia incierta de la medicina determina que las decisiones deban tomarse en un ámbito de dudas y análisis probabilístico, donde las variables no solo están dadas por la patología que aqueja al paciente, el avance del conocimiento científico y la disponibilidad de recursos técnicos, sino también por los valores, principios y creencias de todos los actores involucrados.

En este marco de incertidumbre, acentuado en el caso de final de la vida, solo podemos aspirar a tejer consensos. El derecho debe acompañar la toma de decisiones médicas, pero no debe imponer una determinada decisión ni mucho menos prescribir un tratamiento médico determinado. La "ley de leyes" en la relación asistencial es la *lex artis ad hoc*, la praxis médica que va evolucionando conforme la adquisición del conocimiento científico. Por su parte, la bioética nos garantiza el encuentro intertransdisciplinario que nos permitirá analizar el fenómeno del cuidado de final de la vida desde las distintas cosmovisiones del saber humano.

Solo podemos aspirar a adoptar la mejor opción en la singularidad de cada sujeto. No tenemos soluciones. Por eso son *dilemas*. Cada opción tiene consecuencias buenas (o menos malas) y malas. Debemos aprender a convivir con las consecuencias de nuestras propias decisiones. Ese es nuestro mayor desafío como equipo de salud. Solo podemos hacer lo posible en un marco de incertidumbre; no, lo perfecto. En la generalidad de los casos, apenas podemos hacer lo menos malo.

Por otro lado, hemos visto que el morir involucra no solo al paciente y al equipo de salud, sino a su entorno afectivo.

[16] Ciruzzi, *El sufrimiento y la incurabilidad en pediatría. A propósito del caso "Valentina Maureira"*, *Microjuris*, MJ-MJN-85867-AR.

Como hermosamente lo describe ALPHONSE DE LAMARTINE: "A menudo el sepulcro encierra, sin saberlo, dos corazones en un mismo ataúd". Todos aquellos que hemos pasado por la muerte de un ser querido sabemos que se lleva con él una parte muy nuestra. La desesperación ante el sufrimiento, la prolongación tecnológica de un estado de indignidad para el propio individuo, la incertidumbre pronóstica, la angustia frente a la muerte cierta y próxima pero que no se concreta y el "egoísmo" de no querer perder a nuestros afectos constituyen un cóctel explosivo que solo puede vislumbrar una posibilidad de cauce en cada caso particular. Esa decisión es propia, personal e intransferible; no sirve para otros. Esa decisión reclama la intervención de distintos actores que garanticen, por un lado, un ámbito amplio de libertad y, por el otro, su autenticidad, que sea expresión de los valores y principios del propio paciente.

El imperativo categórico kantiano impone como ley universal: "Obra solo según una máxima tal que puedas querer al mismo tiempo que se torne ley universal". En las cuestiones al final de la vida, esa ley universal podría formularse de la siguiente manera: "Debes garantizar a cada ser humano una muerte con dignidad".

Pero para ello necesitamos que el derecho –muy especialmente el derecho penal– introspectivamente reexamine su rol de regulador de las conductas humanas en el campo de las decisiones al final de la vida. Lo cierto es que nadie ha vuelto de la muerte para contarnos "de qué va la cosa". Estamos tratando con decisiones íntimamente relacionadas con el propio proyecto de vida, con aquello que nuestros padres imaginaron y desearon para nosotros, en conjunción con aquello que personalmente concretamos y decidimos vivir, y, finalmente, con cómo concebimos nuestra propia muerte. Nadie puede obligarnos a vivir; nadie puede privarnos de morir con dignidad. Reconocer semejante poder (sea en el Estado o en los médicos) desvirtuaría la esencia misma de un Estado humanista y liberal, instrumentalizando y cosificando al hombre, centro y fin de todo el andamiaje jurídico estatal.

Estamos convencidos de que la complejidad de las situaciones relatadas en este trabajo hace técnicamente infructuosa la intervención del derecho penal, dado que no pueden ser comprendidas, aprehendidas ni reguladas desde un mero enfoque punitivista y criminal de la conducta humana.

Parecería que la única ley con plena vigencia en este tema es la denominada "ley de la vida". Nacemos con el destino ya prefijado hacia nuestro fin, que será nuestra muerte. El endiosamiento de la tecnología nos ha hecho creer que es posible evitarla, y puede que esto sea técnica y objetivamente cierto, pero a expensas de nuestros valores, principios y derechos más inalienables, al costo de renunciar a nuestra propia subjetividad. Esa misma tecnología permite prolongar la vida biológica de un ente que deja de ser persona, en cuanto ser consciente, biográfico y social, para transformarse en un fantasma de aquello que era en vida, antes de la enfermedad y del deterioro.

Empero, como bien afirma SAVATER: "Hay una expresión de resignación que se utiliza cuando muere una persona y que me pone de pésimo humor: 'es la ley de la vida'. Está claro que amo la vida, pero no sus leyes, sobre todo aquellas que tienen relación con la muerte, porque se me ocurre una injusta tiranía. Frente a esta situación, me pregunto si puedo decir sin equivocarme que realmente amo la vida"[17].

Jurídicamente, resaltamos que aquello que está fomentado por el propio ordenamiento jurídico y que goza de consenso social, esto es, la tarea del médico que consiste en "curar a veces, aliviar a menudo, consolar siempre"[18], no puede constituir en ilícita la conducta médica (sea en su faz de acción o en su faz de omisión) que se conforma a la *lex artis*. A ello le sumamos el reconocimiento legal de la bioética como ciencia transdisciplinar, llamada a dotar de un marco de referencia a la toma de decisiones médicas, considerando los derechos, deberes e intereses de todos los actores de la relación asistencial, a través del principio de ponderación, otorgando peso específico a cada uno de esos valores en el caso en concreto. La ley es una expresión general y apersonal de un consenso social que procura garantizar la convivencia y la paz en una sociedad determinada; mientras la bioética va a lo singular, a la individualidad del caso, procurando otorgarle especificidad y contenido a las normas de carácter general, de manera de garantizar la mejor de-

[17] SAVATER, *Los siete pecados capitales.*

[18] CALLABED, *Curar a veces, aliviar a menudo, consolar siempre.*

cisión para un sujeto en particular en esas especiales circunstancias. No pretende imponer ni generalizar, solo recomendar y acompañar en cada situación individual.

Magníficamente describe GAWANDE: "Estoy muy lejos de afirmar que los finales son controlables. Nunca nadie tiene verdaderamente control. La física y la biología y el accidente al final también se abren camino en nuestras vidas. Pero el punto es que tampoco estamos desvalidos. El coraje es la fortaleza de reconocer ambas realidades. Tenemos espacio para actuar, para moldear nuestras historias, aunque a medida que el tiempo pasa, sus confines son cada vez más estrechos. Algunas pocas conclusiones surgen claras cuando entendemos esto: que nuestro mayor fracaso en cómo tratamos a los enfermos y a los viejos es el fracaso en reconocer que ellos tienen prioridades más allá de solamente vivir seguros y mucho tiempo; que la oportunidad de diseñar nuestra propia historia es sustancial para dotar de significado a la vida; que tenemos la oportunidad de rehacer nuestras instituciones, nuestra cultura y nuestras conversaciones de manera de transformar las posibilidades para los últimos capítulos en nuestra vida.

Inevitablemente, la pregunta surge acerca de cuán lejos podemos extender esas posibilidades al final, si la lógica de respetar la autonomía y el autocontrol requiere ayudar al paciente a acelerar su propia muerte cuando así lo desea. 'Suicidio asistido' es la expresión técnica, aunque sus defensores prefieren el eufemismo 'muerte con dignidad'. Claramente hemos reconocido alguna forma de este derecho cuando permitimos el rechazo de alimentación o hidratación, o medicamentos o tratamientos, aun cuando la medicina pueda combatirlos. Anticipamos la muerte de una persona cada vez que removemos el respirador artificial. Luego de alguna resistencia, los cardiólogos han aceptado ahora que los pacientes poseen el derecho de que sus médicos desconecten el marcapasos si así lo desean. También reconocemos la necesidad de permitir el uso de dosis de narcóticos y sedantes que reducen el dolor y el disconfort aun cuando puedan acelerar la muerte [...] Nos enfrentamos a la dificultad de mantener una distinción filosófica coherente entre brindar a los pacientes el derecho a interrumpir procesos externos o artificiales que prolongan sus vidas y otorgarles el derecho de detener los procesos naturales e internos que producen lo mismo.

En la raíz, el debate es acerca de a cuál error le tememos más: al error de prolongar el sufrimiento o al error de acortar una vida valiosa. Evitamos que las personas sanas cometan suicidio porque reconocemos que su sufrimiento psíquico es usualmente temporario. Creemos que, con ayuda, estas personas podrán ver la realidad de una manera distinta y, de hecho, pocas personas reinciden en el suicidio; la gran mayoría reconoce estar feliz de estar vivos. Pero para los enfermos terminales que enfrentan un sufrimiento que sabemos que irá en aumento, solamente los duros de corazón no sentirán compasión.

Al mismo tiempo, temo lo que pueda suceder cuando expandamos el terreno de la práctica médica para incluir la asistencia activa al paciente para morir. No me preocupan tanto los abusos de estos poderes sino más bien la dependencia a ellos [...] Nuestro objetivo final, después de todo, no es una buena muerte sino una buena vida hasta el final [...] Ciertamente, el sufrimiento al final de la vida, resulta algunas veces inevitable e insoportable, y ayudar a las personas a terminar con su miseria tal vez sea necesario. Dada la oportunidad, apoyaría leyes que provean este tipo de ayuda. Alrededor de la mitad nunca las usará. Pero estas personas se sienten seguras de tener su propio control en caso de necesitarlo. Pero dañaríamos irremediablemente a la sociedad si permitimos que esta posibilidad nos aleje de nuestra obligación de mejorar las vidas de los enfermos. La 'vida asistida' es mucho más difícil que la 'muerte asistida', pero sus chances son lejos mucho más grandes también"[19].

No es el hombre el que está hecho para el derecho o la medicina, sino que son el derecho y la medicina los que están hechos para servir al hombre, porque detrás de la aplicación de la norma, detrás de la decisión médica, "detrás, está la gente", como dice SERRAT.

"Estos casos no pertenecen a los tribunales. La persona vuelve a la sociedad etiquetada como un asesino cuando su motivo ha sido la compasión y el amor. Me encantaría poder ver un sistema donde las personas que actúan de este modo no se vean expuestas al riesgo de imputación criminal"[20].

[19] GAWANDE, *Being mortal.*

[20] Supreme Court of Australia, Court judge JOHN COLDREY.

En este punto también resuenan las palabras del tribunal en su sentencia del caso "Charlie Gard": "Como el juez cuyo triste deber es tener que tomar esta decisión, sé que este es el día más oscuro para los padres de Charlie, quienes han hecho todo lo posible por él, y mi corazón está con ellos, como sé que está el corazón de cada persona que ha seguido este trágico caso. Solo puedo desear que con el tiempo puedan aceptar que el único curso actual en el mejor interés de Charlie es permitirle escabullirse pacíficamente y no someterlo a mayor dolor y sufrimiento"[21].

Teniendo en cuenta que "somos un ser para la muerte"[22], nuestra intención con este trabajo fue brindar una mirada distinta y novedosa frente a la fatalidad: correr el velo del derecho penal cuando de acciones dilemáticas en ejercicio de derechos personalísimos se trata; aproximar una visión transdisciplinaria, de la mano particular de la bioética, y tratar de colocarse en el lugar del otro, que también será, en algún momento, nuestro lugar: comprender y empatizar, en vez de decretar y juzgar, de manera de hacer realidad la hermosa frase de Francesco Petrarca: "Una muerte bella honra toda la vida".

[21] Judgement of the High Court, april 2017, "Great Ormond Street Hospital v. (1) Constance Yates, (2) Chris Gard, (3) Charles Gard (a child by his guardian *ad litem*)", EWHC, 972 (Fam).

[22] Heidegger, *Introducción a la metafísica*.

BIBLIOGRAFÍA

AA.VV., *Avances de investigación en derecho y ciencias sociales. X Jornadas de Investigadores y Becarios*, Mar del Plata, Suárez, 2006

— *Legitimación del derecho penal*, Lima, Ara, 2012.

— *Permiso para morir. Cuando el fin no encuentra su final*, Olivos, Intra Med, 2013.

Abarshi, Ebun - Onwuteaka-Philipsen, Bregje D. - Van der Wal, Gerrit, *Euthanasia requests and cancer types in the Netherlands: is there a relationship?*, "Health Policy", vol. 89, nº 2, 2009, p. 168.

Albert, Steven M., *et al.*, *Wish to die in end-stage ALS*, "Neurology", vol. 65, nº 1, 2005, p. 68.

Álvarez Gálvez, Íñigo, *Sobre el argumento de la pendiente resbaladiza en la eutanasia*, "Dilemata", nº 11, 2013, p. 83, www.dilemata.net/revista/index.php/dilemata/article/view/193.

American Academy of Pediatrics, Committee on Bioethics, *Guidelines on forgoing life-sustaining medical treatment*, "Pediatrics", vol. 93, nº 3, 1994, p. 532.

— *Informed consent, parental permission, and assent in pediatric practice*, "Pediatrics", vol. 95, nº 2, 1995, p. 314.

Andorno, Roberto, *Bioética y dignidad de la persona*, Madrid, Tecnos, 1998.

— *La dignidad humana como noción clave en la Declaración Unesco sobre el genoma humano*, "Revista de Derecho y Genoma Humano", nº 14, 2001, p. 41.

Ardao, Arturo, "El hombre en cuanto objeto axiológico", en Gracia, Jorge J. E., *El hombre y su conducta. Ensayos filosóficos en honor de Risieri Frondizi*, Puerto Rico, Upred, 1980.

Ariès, Philippe, *El hombre ante la muerte*, Madrid, Taurus, 1999.

Bacon, Francis, *Novum organum*, Bs. As., Orbis, 1984.

Balaguer, Albert - Monforte-Royo, Cristina - Porta-Sales, Josep, *An international consensur definition of the wish to hasten death and its related factors*, "Plos One", vol. 11, nº 1, 2016, DOI 10.1371/journal.pone.0146184.

Barreiro, Agustín J., *La imprudencia punible en la actividad médico-quirúrgica*, Madrid, Tecnos, 1990.

Basu, Rajit K., *End-of-life care in pediatrics. Ethics, controversies, and optimizing the quality of death*, "Pediatric Clinics of North America", vol. 60, nº 3, 2013, p. 725.

Beauchamp, Tom L. - Childress, James F., *Principles of medical ethics*, New York, Oxford University Press, 1994.

BECA, JUAN P., y otros, *Dilemas éticos en pediatría: experiencia de un comité hospitalario*, "Revista Chilena de Pediatría", vol. 64, nº 4, 1993, p. 245.

BÈGUE, CARLOS, *Una mirada antropológica: Francisco Maglio*, "Criterio", nº 2215, 1998, https://www.revistacriterio.com.ar/bloginst_new/1998/04/30/una-mirada-antropologica-francisco-maglio/.

BENAVENTE, MARÍA, *El respeto por la autonomía del paciente. Algunas reflexiones sobre el consentimiento informado, ED*, 186-1343.

BERCOVITCH, MICHAELA - WALLER, ALEXANDER - ADUNSKY, ABRAHAM, *High dose morphine use in the hospice setting. A database survey of patient characteristics and effect on life expectancy*, "Cancer", vol. 86, nº 5, 1999, p. 871, https://acsjournals.onlinelibrary.wiley.com/doi/epdf/10.1002/%28SICI%291097-0142%2819990901%2986%3A5%3C871%3A%3AAID-CNCR25%3E3.0.CO%3B2-L.

BERLINGER, NANCY - JENNINGS, BRUCE - WOLF, SUSAN M., *The Hastings Center Guidelines for decisions on life-sustaining treatment and care near the end of life*, New York, Oxford University Press, 2013.

BERNTSSON, LEENI, *et al.*, *Adolescents' experiences of well-being when living with a long-term illness or disability*, "Scandinavian Journal of Caring Sciences", vol. 21, nº 4, 2007, p. 419.

BIDART CAMPOS, GERMÁN J., *El interés superior del niño y la protección integral de la familia como principios constitucionales, LL*, 1999-F-623.

— *Teoría general de los derechos humanos*, 2ª ed. Bs. As., Astrea, 2020.

BINDER, ALBERTO M., *Política criminal, de la formulación a la praxis*, Bs. As., Ad-Hoc, 1997.

BLACKHALL, LESLIE J., *Must we always use CPR?*, "New England Journal of Medicine", vol. 317, nº 20, 1987, p. 1281.

BLANCO, LUIS G., "Comités hospitalarios de ética", en GARAY, Oscar E. (coord.), *Responsabilidad profesional de los médicos. Ética, bioética y jurídica: civil y penal*, Bs. As., La Ley, 2003.

BLOCH, ERNST, *Derecho natural y dignidad humana*, Madrid, Aguilar, 1980.

BORDA, GUILLERMO A. (dir.), *La persona humana*, Bs. As., La Ley, 2001.

BROAD, JOANNA B., *et al.*, *Where do people die? An international comparison of the percentage of deaths occurring in hospital and residential care settings in 45 populations, using published and available statistics*, "International Journal of Public Health", vol. 58, 2013, p. 257.

BROCK, DAN W., "Forgoing life-sustaining food and water: is it killing?", en LYNN, JOANNE (ed.), *By no extraordinary means. The choice to forgo life-sustaining food and water*, Bloomington - Indianapolis, Indiana University Press, 1989.

BURNS, JEFFREY P., *et al.*, *Do-not resuscitate order after 25 years*, "Critical Care Medicine", vol. 31, nº 5, 2003, p. 1543.

CALLABED, JOAQUÍN, *Curar a veces, aliviar a menudo, consolar siempre*, Barcelona, PPU, 2013.

CALÒ, EMANUELE, *Bioética. Nuevos derechos y autonomía de la voluntad*, Bs. As., La Rocca, 2000.

CANO, RAFAEL, *Del tiempo de ñaupa (folklore norteño)*, Bs. As., Talleres Gráficos Argentinos L. J. Rosso, 1930.

CASTÁN TOBEÑAS, JOSÉ, *Los derechos de la personalidad*, Madrid, Reus, 1952.

Cellarius, Victor, *Terminal sedation and the "inminence condition"*, "Journal of Medical Ethics", vol. 34, nº 2, 2008, p. 69.

Cerri, Ana, "Mi pequeña", en AA.VV., *Permiso para morir. Cuando el fin no encuentra su final*, Olivos, IntraMed, 2013.

Cherny, Nathan I. - Portenoy, Russell K., *Sedation in the management of refractory symptoms: guidelines for evaluation and treatment*, "Journal of Palliative Care", vol. 10, nº 2, 1994, p. 31.

Ciruzzi, María S., *El concepto de persona y dignidad a la luz del prisma bioético*, "Revista de Derecho de Familia y de las Personas", nº 5, 2011, p. 202.

— *El sufrimiento y la incurabilidad en pediatría. A propósito del caso "Valentina Maureira"*, *Microjuris*, MJ-MJN-85867-AR.

— *La autonomía del paciente pediátrico: ¿mito, utopía o realidad?*, Bs. As., Cathedra Jurídica, 2011.

— "La limitación del soporte vital frente al derecho penal", en Tarrío, Mario C. (dir.), *Debates en torno al derecho penal*, Bs. As., Cathedra Jurídica, 2007.

— *La selección embrionaria: cuando la justicia prohíbe aquello legalmente permitido*, *Microjuris*, MJ-DOC-5654-AR | MJD5654.

— *Los casos "Lambert" y "Diez": el largo y sinuoso camino del encarnizamiento terapéutico al encarnizamiento judicial*, *Microjuris*, MJ-DOC-7347-AR | MJD7347.

— *Los dilemas al final de la vida: el paradigma bioético frente al paradigma penal*, "Derecho Penal", año 1, nº 2, sep. 2012, p. 37.

Ciruzzi, María S. - Selandari, Jorge O., *Estudio descriptivo de la opinión de miembros de la justicia nacional en lo penal y civil (familia), en situaciones de limitación de soporte vital en pediatría*, "Revista de Derecho Penal y Procesal Penal", nº 9, sep. 2013.

Comité de Bioética de la Sociedad Argentina de Terapia Intensiva, *Pautas y recomendaciones para la abstención y/o retiro de los métodos de soporte vital en el paciente crítico*, "Medicina", vol. 59, 1999, p. 501.

Comunicado de la Asociación Española de Bioética y Ética Médica (AEBI) con ocasión de la futura ley de cuidados paliativos, "Cuadernos de Bioética", nº 74, 2011, p. 119.

Controversies on the determination of death. A white paper by the President's Council on Bioethics, Washington, dec. 2008, www.bioethics.gov.

Cook, Michael, *Spanish girl at centre of futile care controversy dies*, "BioEdge. Bioethics News from Around the World", 23/10/2015, www.bioedge.org/bioethics/spanish-girl-at-centre-of-futile-care.

Cossio, Carlos, *La teoría egológica del derecho y el concepto jurídico de libertad*, Bs. As., Abeledo-Perrot, 1964.

Coyle, Nessa - Sculco, Lois, *Expressed desire for hastened death in seven patients living with advanced cancer: a phenomenologic inquiry*, "Oncology Nursing Forum", vol. 31, nº 4, 2004, p. 699.

Cross, Esther, "La agonía de Marcelo D.", en AA.VV., *Permiso para morir. Cuando el fin no encuentra su final*, Olivos, IntraMed, 2013.

Da Silva, José A., *Curso de direito constitucional positivo*, São Paulo, Malheiros, 2001.

Dalal, Shalini - Del Fabbro, Egidio - Bruera, Eduardo, *Is there a role for hydration at the end of life?*, "Current Opinion in Supportive and Palliative Care", vol. 3, nº 1, 2009, p. 72.

De los Reyes López, Manuel - Sánchez Jacob, Marta (eds.), *Bioética y pediatría. Proyectos de vida plena*, Madrid, Sociedad de Pediatría de Madrid y Castilla-La Mancha, 2010.

Dean, Mervyn M., *et al.*, *Framework for continuous palliative sedation therapy in Canada*, "Journal of Palliative Medicine", vol. 15, nº 8, 2012, p. 870.

Diekema, Douglas S. - Botkin, Jeffrey R., *Clinical report - Foregoing medically provided nutrition and hydration in children*, "Pediatrics", vol. 124, nº 2, 2009, p. 813.

Diez Ojeda, Augusto, *El interés superior del niño. Necesidad de su regulación legal*, *LL*, 1999-C-238.

Douglas, Charles - Kerridge, Ian - Ankeny, Rachel, *Managing intentions: the-end-of-life administration of analgesics and sedatives, and the possibility of slow euthanasia*, "Bioethics", vol. 22, nº 7, 2008, p. 388.

Downie, Andrew, *The doctor and the teenager. Questions of consent*, "Family Law", vol. 27, 1997.

Dunlop, Robert J., *et. al.*, *On withholding nutrition and hydration in the terminally ill: has palliative medicine gone too far? A reply*, "Journal of Medical Ethics", vol. 21, nº 3, 1995, p. 141.

Duval-Arnould, Domitille, *Le corps de l'enfant sous le regard du droit*, Paris, Librairie Générale de Droit et de Jurisprudence, 1994.

Dworkin, Ronald, *Life's dominion. An argument about abortion, euthanasia and individual freedom*, New York, Vintage Books, 1994.

Elizari, Francisco J., *Dignidad en el morir*, "Moralia. Revista de Ciencias Morales", vol. XXV, nº 96, 2002, p. 397.

Elizari Basterra, Francisco J., *Bioética*, Madrid, Paulinas, 1991.

Elkin, Elena B., *et al.*, *Desire for information and involvement in treatment decisions: elderly cancer patients' preferences and their physicians' perceptions*, "Journal of Clinical Oncology", vol. 25, nº 33, 2007, p. 5275.

Ellershaw, John, *Care of the dying: what a difference an LCP makes!*, "Palliative Medicine", vol. 21, nº 5, 2007, p. 365.

Ellershaw, John E. - Sutcliffe, Jane M. - Saunders, Cicely M., *Dehydration and the dying patient*, "Journal of Pain and Symptom Manage", vol. 10, nº 3, 1995, p. 192.

Emanuel, Ezekiel J., *A review of the ethical and legal aspects of terminating medical care*, "American Journal of Medicine", vol. 84, nº 2, 1988, p. 291.

Enck, Robert E., *Drug-induced terminal sedation for sympton contro*l, "American Journal of Hospice and Palliative Care", vol. 8, nº 5, 1991, p. 3.

Escudero Carretero, María J. - Lorda, Pablo S. (coords.), *El final de la vida en la infancia y en la adolescencia. Aspectos éticos y jurídicos en la atención sanitaria*, Sevilla. Junta de Andalucía, Consejería de Salud, 2011.

Esquerda Aresté, Montserrat - Pifarré Paredero, Josep - Viñas Salas, Joan, "El menor maduro: madurez cognitiva, psicosocial y autonomía moral", en De los Reyes López, Manuel - Sánchez Jacob, Marta (eds.), *Bioética y pediatría. Proyectos de vida plena*, Madrid, Sociedad de Pediatría de Madrid y Castilla-La Mancha, 2010.

Farías, Gisela, *Muerte voluntaria. Sedación. Suicidio asistido. Eutanasia*, Bs. As., Astrea, 2007.

FEINBERG, JOEL, *Voluntary euthanasia and the inalienable right to life*, "Philosophy & Public Affairs", vol. 7, nº 2, winter 1978, p. 93.

FERRAJOLI, LUIGI, *Derecho y razón. Teoría del garantismo penal*, Barcelona, Trotta, 1995.

FIELD, MARILYN J. - BEHRMAN, RICHARD E. (eds.), *When children die. Improving palliative and end-of-life care for children and their families*, Washington, The National Academy Press, 2003.

FINE, ROBERT L., *From Quinlan to Schiavo: medical, ethical, and legal issues in severe brain injury*, "Baylor University Medical Center Proceedings", vol. 18, nº 4, 2005, p. 303.

FLEISCHMAN, ALAN R., *Pediatric ethics. Protecting the interests of children*, New York, Oxford University Press, 2016.

FORMAN, EDWIN N. - EKMAN LADD, ROSALIND, *Dilemas éticos en pediatría. Una aproximación a través del estudio de casos*, Bs. As., Paidós, 1998.

FOUCAULT, MICHEL, *La vida de los hombres infames*, La Plata, Altamira, 2003.

GARAY, ALAIN, "Morir con dignidad", conferencia en VII Congreso Latinoamericano de Derecho Médico, Santiago de Chile, 10/11/2010.

GARAY, OSCAR E. (coord.), *Bioética en medicina*, Bs. As., Ad-Hoc, 2008.

— *Responsabilidad profesional de los médicos. Ética, bioética y jurídica: civil y penal*, Bs. As., La Ley, 2003.

GARZÓN VALDÉS, ERNESTO, *Algunas consideraciones éticas sobre el trasplante de órganos*, "Perspectivas Bioéticas", año 9, nº 17, 2004.

GAWANDE, ATUL, *Being mortal. Medicine and what matters in the end*, New York, Metropolitan Books, 2014.

GIUBILINI, ALBERTO - MINERVA, FRANCESCA, *After-birth abortion: why should the baby live?*, "Journal of Medical Ethics", vol. 39, nº 5, 2013, p. 261.

GOLDSTEIN, NATHAN E. - COHEN, LEWIS M. - ARNOLD, ROBERT M. - GOY, ELIZABETH - ARONS, STEPHEN - GANZINI, LINDA, *Prevalence of formal accusations of murder and euthanasia against physicians*, "Journal of Palliative Medicine", vol. 15, nº 3, 2012, p. 334.

GÓMEZ DE TERREROS SÁNCHEZ, IGNACIO - GÓMEZ DE TERREROS GUARDIOLA, MONTSERRAT, "Atención integral a la infancia con patología crónica: aspectos éticos", en DE LOS REYES LÓPEZ, MANUEL - SÁNCHEZ JACOB, MARTA (eds.), *Bioética y pediatría. Proyectos de vida plena*, Madrid, Sociedad de Pediatría de Madrid y Castilla-La Mancha, 2010.

GOOD, PHILLIP, *et al.*, *Medically assisted hydration for adult palliative care patients*, "Cochrane Database of Systematic Reviews", nº 2, 2008, DOI 10.1002/14651858.CD006273.pub2.

GOSTIN, LAWRENCE O. - ROBERTS, ANNA E., *Physician assisted in dyin. A turning point?*, "JAMA", vol. 315, nº 3, 2016, p. 249.

GRACIA, JORGE J. E., *El hombre y su conducta. Ensayos filosóficos en honor de Risieri Frondizi*, Puerto Rico, Upred, 1980.

GROSSMAN, CECILIA, *Significado de la Convención sobre los Derechos del Niño en las relaciones de familia*, *LL*, 1993-B-1094.

GROSSO GARCÍA, MANUEL S., "La bioética como criterio delimitador de responsabilidad penal en la actividad médica", presentado en la materia Bioética y Derecho Penal, Doctorado, Cursos intensivos, Facultad de Derecho, Universidad de Buenos Aires, 2014.

Guerra López, Rodrigo, *Afirmar a la persona por sí misma. La dignidad como fundamento de los derechos de la persona*, México, Comisión Nacional de los Derechos Humanos, 2003.

Hallenbeck, James L., *Terminal sedation: ethical implications in different situations*, "Journal of Palliative Medicine", vol. 3, nº 3, 2000, p. 313.

Heidegger, Martin, *Introducción a la metafísica*, Bs. As., Nova, 1959.

Hendler, Edmundo, *Los caminos del derecho penal (entre la guerra y la civilización). El derecho penal arcaico. Aproximación desde la etnología*, "Nueva Doctrina Penal", 2003-A-26.

Hernanz Manrique, Margarita M., *Problemas éticos en el trabajo con niños y adolescentes. XII Jornadas de Pediatría en Atención Primaria*, "Documentos SVNP", 10/11/2000, http://www.svnp.es/web/es/pediatras/documentos-de-pediatria/problemas-eticos-en-el-trabajo-con-ninos-y-adolescentes.

Hersch, Jeanne, *Le droit d'être un homme*, Paris, Unesco - Robert Laffont, 1968.

Highton, Elena - Wierzba, Sandra, "Consentimiento informado", en Garay, Oscar E. (coord.), *Responsabilidad profesional de los médicos. Ética, bioética y jurídica: civil y penal*, Bs. As., La Ley, 2003.

Hooft, Pedro F., *Bioética y derechos humanos*, Bs. As., Depalma, 1999.

Howell, Joseph H. - Sale, William F. (eds.), *Life choices. A Hastings Center introduction to bioethics*, Washington, Georgetown University Press, 2000.

Hulsman, Louk, "Abolicionismo penal y deslegitimación del sistema carcelario", conferencia en el marco del programa UBA XXI, Universidad en la Cárcel, Centro Universitario de Devoto, 12/9/2007.

Hulsman, Louk - Bernat de Celis, Jacqueline, *Sistema penal y seguridad ciudadana. Hacia una alternativa*, Barcelona, Ariel, 1984.

Hume, David, *Sobre el suicidio y otros ensayos*, Madrid, Alianza, 1988.

Incucai, Comité de Bioética, *Consideraciones alrededor del concepto de muerte bajo criterios neurológicos (muerte encefálica)*, https://www.argentina.gob.ar/sites/default/files/07-muerte_encefalica_0.pdf.

Jantus, Pablo - Quirno Costa, Patricia, "Homicidios, lesiones y abortos relacionados con el arte de curar", en Garay, Oscar E. (coord.), *Responsabilidad profesional de los médicos. Ética, bioética y jurídica: civil y penal*, Bs. As., La Ley, 2003.

Kant, Immanuel, *Fundamentación de la metafísica de las costumbres*, Bs. As., Losada, 2017.

Kelley, Maureen - Rubens, Craig E., *Global report on preterm birth and stillbirth (6 of 7): ethical considerations*, "BMC Pregnancy and Childbirth", vol. 10, supl. 1, 2010.

Kelly, Brian, *et al.*, *Terminally ill cancer patients' wish to hasten death*, "Palliative Medicine", vol. 16, nº 4, 2002, p. 339.

Kemelmajer de Carlucci, Aída, "El derecho del menor a su propio cuerpo", en Borda, Guillermo A. (dir.), *La persona humana*, Bs. As., La Ley, 2001.

Kitzinger, Celia - Kitzinger, Jenny, *Withdrawing artificial nutrition and hydration from minimally conscious and vegetative patients: family perspectives*, "Journal of Medical Ethics", vol. 41, nº 2, feb. 2015, p. 157.

Knox, Crissy - Vereb, John A., *Allow natural death: a more humane approach to discussing end-of-life directives*, "Journal of Emergency Nursing", vol. 31, nº 6, 2005, p. 560.

Kon, Alexander A., *Informed non dissent: a better option than slow codes when families cannot bear to say "let her die"*, "American Journal of Bioethics", vol. 11, nº 11, 2011, p. 22.

Krishnamurti, Jiddu, *A se stesso. L'ultimo diario*, Roma, Ubaldini, 1990.

Kuhse, Helga - Singer, Peter (eds.), *Bioethics. An anthology*, Malden - Oxford - Chichester, Blackwell, 2006.

Lantos, John D., *Do patients want to participate in decisions about their own medical care?*, "The American Journal of Bioethics", vol. 15, nº 10, 2015, p. 1.

Lantos, John D., *et al.*, *The illusion of futility in clinical practice*, "The American Journal of Medicine", vol. 87, nº 1, 1989, p. 81.

Lantos, John D. - Meadow, William L., *Bioética neonatal. Los desafíos morales de la innovación médica*, Baltimore, Universidad Johns Hopkins, 2006.

Legaz y Lacambra, Luis, *La noción jurídica de la persona humana y los derechos del hombre*, "Revista de Estudios Políticos", nº 55, 1951, p. 15.

Lejarraga, Horacio, *Comités de ética hospitalarios*, "Revista de Medicina Infantil", nº 96-98, 1998.

Lenoir, Noëlle - Matthieu, Bertrand, *Les normes internationales de la bioéthique*, Paris, Presses Universitaires de France, 1998.

Leventown, Marcia, *Palliative care for children, infants and adolescents*, Baltimore, Johns Hopkins University Press, 2004.

Lo, Bernard, *Resolving ethical dilemmas. A guide for clinicians*, Baltimore, Wolters Kluwer Health, 2009.

Lo, Bernard - Rouse, Fenella - Dornbrand, Laurie, *Family decision making on trial - Who decides for incompetent patients?*, "New England Journal of Medicine", vol. 322, nº 17, 1990, p. 1228.

Lo, Bernard - Rubenfeld, Gordon, *Palliative sedation in dying patients. "We turn to it when everything else hasn't worked"*, "JAMA", vol. 294, nº 14, 2005, p. 1810.

López Cabrera, Romario, "El despenador, síntesis de la eutanasia como derecho fundamental (eutanasia activa voluntaria como derecho fundamental. Caso colombiano", presentado en la materia Bioética y Derecho Penal, Cursos intensivos, Doctorado, Facultad de Derecho, Universidad de Buenos Aires, jun. 2012.

Lora, Laura, "Discurso jurídico sobre el interés superior del niño", en AA.VV., *Avances de investigación en derecho y ciencias sociales. X Jornadas de Investigadores y Becarios*, Mar del Plata, Suárez, 2006.

Lynn, Joanne (ed.), *By no extraordinary means. The choice to forgo life-sustaining food and water*, Bloomington - Indianapolis, Indiana University Press, 1989.

Maglio, Ignacio - Wierzba, Sandra, *El derecho en los finales de la vida. Muerte digna*, *LL*, 2015-E-167.

Maier, Julio B. J. (comp.), *Cuestiones particulares de la imprudencia en el derecho penal*, Bs. As., Ad-Hoc, 1999.

Mainetti, José A., "Paradigma bioético de la medicina", en Garay, Oscar E. (coord.), *Bioética en medicina*, Bs. As., Ad-Hoc, 2008.

MAK, YVONNE Y. W. - ELWYN, GLYN, *Voices of the terminally ill: uncovering the meaning of desire for euthanasia*, "Palliative Medicine", vol. 19, nº 4, 2005, p. 343.

MARLOW, NEIL - WOLKE, DIETER - BRACEWELL, MELANIE A - SAMARA, MUTHANNA, *Neurologic and developmental disability at six years of age after extremely preterm birth*, "New England Journal of Medicine", vol. 352, nº 1, 2005, p. 9.

MATERSTVEDT, LARS J. - BOSSHARD, GEORG, *Deep and continuous palliative sedation (terminal sedation): clinical-ethical and philosophical aspects*, "Lancet Oncology", vol. 10, nº 6, 2009, p. 622.

MCCANN, ROBERT M. - HALL, WILLIAM J. - GROTH-JUNCKER, ANNMARIE, *Comfort care for terminally ill patients. The appropriate use of nutrition and hydration*, "JAMA", vol. 272, nº 16, 1994, p. 1263.

MCCORMICK, RICHARD A., *Les soins intensifs aux nouveau-nés handicapés*, "Études", t. 357, nov. 1982, p. 493.

MCGEE, ANDREW, *Acting to let someone die*, "Bioethics", vol. 29, nº 2, 2015, p. 74.

MEISEL, ALAN, *Legal myths about terminating life support*, "Archives of Internal Medicine", vol. 151, nº 8, 1991, p. 1497.

— *The right to die*, New York, John Wiley & Sons, 1995.

MENDOZA DEL SOLAR, GONZALO, *El concepto de futilidad en la práctica médica*, "Revista de la Sociedad Peruana de Medicina Interna", vol. 21, nº 1, 2008, p. 26.

MILL, JOHN S., *Sobre la libertad. El utilitarismo*, Bs. As., Claridad, 2014.

MOLTMANN, JÜRGEN, *Hombre, humanidad, naturaleza*, "Concilium", nº 228, 1990, p. 313.

MONFORTE-ROYO, CRISTINA, *et al.*, *What lies behind the wish to hasten death? A systematic review and meta-ethnography from the perspective of patients*, "Plos One", vol. 7, nº 5, 2012, https://journals.plos.org/plosone/article/file?id=10.1371/journal.pone.0037117&type=printable.

MONFORTE-ROYO, CRISTINA - VILLAVICENCIO-CHÁVEZ, CHRISTIAN - TOMÁS-SÁBADO, JOAQUÍN - BALAGUER, ALBERT, *The wish to hasten death: a review of clinical studies*, "Psycho-Oncology", vol. 20, nº 8, 2011, p. 795.

MORITA, TATSUYA - TSUNODA, JUNICHI - INOUE, SATOSHI - CHIHARA, SATOSHI, *Effects of high dose opioids and sedatives on survival in terminally ill cancer patients*, "Journal of Pain and Symptom Manage", vol. 21, nº 4, 2001, p. 282.

MORO, TOMÁS, *Utopía*, Madrid, Akal, 1997.

MULLEY, ALBERT G. - EAGLE, KIM A., *What is inappropriate care?*, "JAMA", vol. 260, nº 4, 1988, p. 540.

MULLOCK, ALEXANDRA, *The Assisted Dying Bill and the role of the physician*, "Journal of Medical Ethics", vol. 41, nº 8, 2015, p. 621.

MUZZIO, DIEGO, "El cielo de las tortugas", en AA.VV., *Permiso para morir. Cuando el fin no encuentra su final*, Olivos, IntraMed, 2013.

Naciones Unidas, Comisión de Derechos Humanos, 62º período de sesiones, *Los derechos económicos, sociales y culturales. Informe del relator especial sobre el derecho de toda persona al disfrute del más alto nivel posible de salud física y mental, Sr. Paul Hunt*, E/CN.4/2006/48, 3/3/2006.

National Ethics Committee, Veterans Health Administration, *The ethics of palliative sedation as a therapy of last resort*, "American Journal of Hospice and Palliative Medicine", vol. 23, nº 6, 2007, p. 483.

NICO, RAÚL, *Un tema perinatológico: sobre el concepto de viabilidad fetal*, http://hpc.org.ar/wp-content/uploads/107-viabifetal.pdf.

NINO, CARLOS, *Ética y derechos humanos. Un ensayo de fundamentación*, Bs. As., Astrea, 1989; 2ª ed., 2017.

— *Los límites de la responsabilidad penal. Una teoría liberal del delito*, Bs. As., Astrea, 2006.

NIÑO, LUIS F., *Eutanasia. Morir con dignidad. Consecuencias jurídico-penales*, Bs. As., Universidad, 1994.

— *Eutanasia, muerte asistida y retiro de soporte vital. Tratamiento del tema en el derecho comparado y en el ordenamiento jurídico argentino*, "Derecho Penal", año 1, nº 2, sep. 2012, p. 155.

NISSIN, RINAT - GAGLIESE, LUCIA - RODIN, GARY, *The desire for hastened death in individuals with advanced cancer: a longitudinal qualitative study*, "Social Science & Medicine", vol. 69, nº 2, 2009, p. 165.

NOWARSKA, ANA, *Clinically assisted hydration and the Liverpool Care Pathway: Catholic ethics and clinical evidence*, "Journal of Medical Ethics", vol. 41, nº 8, 2015, p. 645.

Nuffield Council on Bioethics, *Critical care decisions in fetal and neonatal medicine: ethical issues*, London, Nuffield Council on Bioethics, 2006.

NÚÑEZ, RICARDO C., *Tratado de derecho penal. Parte general*, Córdoba, Lerner, 1978.

Observatori de Bioètica i Dret Parc Científic de Barcelona, *Documento sobre la limitación del esfuerzo terapéutico en las unidades de neonatología*, http://www.publicacions.ub.edu/refs/observatoriBioEticaDret/documents/07895.pdf.

OHNSORGE, KATHRIN - GUDAT KELLER, HEIKE - REHMANN-SUTTER, CHRISTOPH, *What a wish to die can mean: reasons, meanings and functions of wishes to die, reported from 30 qualitative case studies of terminally ill cancer patients in palliative care*, "BMC Palliative Care", 2014, 13:38, DOI 10.1186/1472-684X-13-38.

OHNSORGE, KATHRIN - GUDAT KELLER, HEIKE R. - WIDDERSHOVEN, GUY A. M. - REHMANN-SUTTER, CHRISTOPH, *"Ambivalence" at the end of life: how to understand patients' wishes ethically*, "Nursing Ethics", vol. 19, nº 5, 2012, p. 629.

Oral feeding difficulties and dilemmas. A guide to practical care, particularly towards the end of life, London, Royal College of Physicians - British Society of Gastroenterology, 2010.

Organización Médica Colegial, Grupo de Trabajo "Atención Médica al Final de la Vida" - Sociedad Española de Cuidados Paliativos, *El derecho a la sedación paliativa*, http://infocuidadospaliativos.com/wp-content/uploads/2016/10/derecho_sedacion_paliativa_octubre16.pdf.

— *Ética de la alimentación y la hidratación al final de la vida*, http://infocuidadospaliativos.com/wp-content/uploads/2016/10/etica_alimentacioo%C-C%81n_fin_de_la_vida_octubre16.pdf.

ORIOLES, ALBERTO - MORRISON, WYNNE E., *Medical ethics in pediatric critical care*, "Critical Care Clinics", vol. 29, 2013, p. 359.

PALMA, RICARDO, *Tradiciones peruanas*, Barcelona Linkgua, 2014.

PEARLMAN, ROBERT A., *et al.*, *Motivations for physician-assisted suicide. Patient and family voices*, "Journal of General Internal Medicine", vol. 20, nº 3, 2005, p. 234.

PECES-BARBA, GREGORIO, *Derechos fundamentales*, Madrid, Latina Universitaria, 1980.

PELLEGRINO, EDMUND D., *Ethics*, "JAMA", vol. 270, nº 2, 1993, p. 202.

POLAINO NAVARRETE, MIGUEL - POLAINO ORTS, MIGUEL, "Autodeterminación personal y libertad. Implicaciones jurídico-penales", en AA.VV., *Legitimación del derecho penal*, Lima, Ara, 2012.

PORTENOY, RUSSELL K., *et al.*, *Opioid use and survival at the end of life: a survey of a hospice population*, "Journal of Pain and Symptom Manage", vol. 32, nº 6, 2006, p. 532.

Position of the American Academy of Neurology on certain aspects of the care and management of the persistent vegetative state patient. Adopted by the Executive Board, American Academy of Neurology, apr. 21, 1988, Cincinnati, Ohio, "Neurology", vol. 39, nº 1, 1989, p. 125.

PRADELLI, ÁNGELA, "La vida de mi madre", en AA.VV., *Permiso para morir. Cuando el fin no encuentra su final*, Olivos, IntraMed, 2013.

President's Commission for the Study of Ethical Problems in Medicine and Biomedical and Behavioral Research, *Deciding to Forego life-sustaining treatment*, Washington, US Government Printing Office, 1983.

PRIEUR, STÉPHAN, *La disposition par l'individu de son corps*, Bordeaux, Les Etudes Hospitalières, 1999.

PRZYGODA, PABLO, *La eutanasia y el suicidio asistido en la Argentina y en otros países*, "Medicina", vol. 59, nº, 2, 1999, p. 195.

PUGA, TEODORO, *Bioética en pediatría [Conferencia]*, "Archivos Argentinos de Pediatría", vol. 97, nº 1, 1999, p. 26.

QUILL, TIMOTHY E., *Death and dignity. A case of individualized decision making*, "New England Journal of Medicine", vol. 324, nº 10, 1991, p. 691, DOI 10.1056/NEJM199103073241010.

RADBRUCH, LUKAS, *Euthanasia, assisted suicide and palliative care-a never ending story*, "International Association for Hospice and Palliative Care Newsletter", vol. 18, nº 3, 2017.

REETZ, BÄRBEL, *Las mujeres de Herman Hesse*, Barcelona, Circe, 2013.

REVERTE COMA, JOSÉ M., *Las fronteras de la medicina. Límites éticos, científicos y jurídicos*, Madrid, Díaz de Santos, 1983.

RIAÑO GALÁN, ISOLINA - CHUECA GUINDULAIN, MARÍA J., "Calidad de vida en niños con enfermedades crónicas", en DE LOS REYES LÓPEZ, MANUEL - SÁNCHEZ JACOB, MARTA (eds.), *Bioética y pediatría. Proyectos de vida plena*, Madrid, Sociedad de Pediatría de Madrid y Castilla-La Mancha, 2010.

RIETJENS, JUDITH - VAN DELDEN JOHANNES - ONWUTEAKA-PHILIPSEN, BREGJE - BUITING, HILDE - VAN DER MAAS, PAUL - VAN DER HEIDE, AGNES, *Continuous deep sedation for patients nearing death in the Netherlands: descriptive study*, "British Medical Journal", vol. 336, nº 7648, 2008, p. 810.

ROA, ARMANDO, *Ética y bioética*, Santiago de Chile, Andrés Bello, 1998.

ROBINSON, ANGELA - THOMSON, RICHARD, *Variability in patient preferences for participating in medical decision making: implications for the use of decision support tools*, "Quality in Health Care", vol. 10, supl, 1, 2001, p. i34.

ROSERO, ALEXANDRA, *Comités de ética en pediatría*, "Revista Ecuatoriana de Pediatría", 2001.

SANDERS, ALAN, *The clinical reality of artificial nutrition and hydration for patients at the end of life*, "The National Catholic Bioethics Quarterly", vol. 9, nº 2, 2009, p. 293.

SARAMAGO, JOSÉ, *Las intermitencias de la muerte*, Bs. As., Alfaguara, 2012.

SAVATER, FERNANDO, *Los siete pecados capitales*, Bs. As., Sudamericana, 2005.

SCHNEIDERMAN, LAWRENCE J. - JECKER, NANCY S. - JONSEN, ALBERT R., *Medical futility: Its meaning and ethical implications*, "Annals of Internal Medicine", vol. 112, nº 12, 1990, p. 949.

SGRECCIA, ELIO, *Manual de bioética. Fundamentos e ética biomédica*, São Paulo, Loyola, 2006.

SIMON, JÜRGEN, *La dignidad del hombre como principio regulador en la bioética*, "Revista de Derecho y Genoma Humano. Genética, biotecnología y medicina avanzada", nº 13, 2000, p. 25.

SINGER, PETER, *Animal liberation*, New York, Open Road Media, 2015.

— *Desacralizar la vida humana. Ensayos sobre ética*, Madrid, Cátedra, 2003.

SMITH, RICHARD, *A good death. An important aim for health services and for us all*, "British Medical Journal", vol. 320, nº 7228, 2000, p. 129.

Sociedad Argentina de Pediatría, Comité Nacional de Terapia Intensiva Pediátrica, *Consenso sobre recomendaciones acerca de la limitación del soporte vital en terapia intensiva*, "Archivos Argentinos de Pediatría", vol. 97, nº 6, 1999, p. 411.

STARFIELD, BARBARA, *Child health status and outcome of care: A commentary on measuring the impact of medical care in children*, "Journal of Chronic Diseases", vol. 40, supl. 1, 1987, p. 109.

STEINHAUSER, KAREN E., *et al.*, *Factors considered important at the end of life by patients, family, physicians and other care providers*, "JAMA", vol. 284, nº 19, 2000, p. 2476.

STRULL, WILLIAM M. - LO, BERNARD - CHARLES, GERALD, *Do patients want to participate in medical decision making?*, "JAMA", vol. 252, nº 21, 1984, p. 2990.

SYMONS, XAVIER, *Doctors must withdraw life support from twins - UK judge*, "BioEdge. Bioethics News from Around the World", 23/10/2015, www.bioedge.org/bioethics/doctors-must-withdraw-life-support.

TARRÍO, MARIO C. (dir.), *Debates en torno al derecho penal*, Bs. As., Cathedra Jurídica, 2007.

TEISSEYRE, NATHALIE, *et al.*, *The acceptability among french lay persons of ending the lives of damaged newborns*, "Journal of Medical Ethics", vol. 35, nº 11, 2009, p. 701.

THÉVOZ, MICHEL - JACCARD, ROLAND, *Manifiesto para una muerte digna*, Barcelona, Kairós, 1993.

TOMÁS DE AQUINO, *Contra errores græcorum*, Tournai, Desclée, 1957.

TORRALBA ROSELLÓ, FRANCESC, *Ensayo sobre Peter Singer, Hugo Tristtram Engelhardt y John Harris*, Barcelona, Herder, 2005.

— "¿Qué es la dignidad humana?", en TORRALBA ROSELLÓ, FRANCESC, *Ensayo sobre Peter Singer, Hugo Tristtram Engelhardt y John Harris*, Barcelona, Herder, 2005.

TREECE, PATSY D., *et al.*, *Evaluation of a standardized order form for the withdrawal of life support in the intensive care unit*, "Critical Care Medicine", vol. 32, nº 5, 2004, p. 1141.

TRUOG, ROBERT D., *Tackling medical futility in Texas*, "New England Journal of Medicine", vol. 357, nº 1, 2007, p. 1.

TRUOG, ROBERT D. - BRETT, ALLAN S. - FRADER, JOEL, *The problem with futility*, "New England Journal of Medicine", vol. 326, nº 23, 1992, p. 1560.

TRUOG, ROBERT D. - WHITE, DOUGLAS B., *Futile treatments in intensive care units*, "JAMA Internal Medicine", vol. 173, nº 20, 2013, p. 1894.

TSAI, ELLEN - Canadian Paediatric Society, Bioethics Committee, *Withholding and withdrawing artificial nutrition and hydration*, "Paediatric Child Health", vol. 16, nº 4, 2011, p. 241.

VAN DER RIET, PAMELA - GOOD, PHILLIP - HIGGINS, ISABEL - SNEESBY, LUDMILLA, *Palliative care professionals' perceptions of nutrition and hydration at the end of life*, "International Journal of Palliative Nursing", vol. 14, nº 3, 2008, p. 145.

VAN EEMEREN, FRANS H. - GROOTENDORST, ROB, *Argumentación, comunicación y falacias. Una perspectiva pragma-dialéctica*, Santiago de Chile, Universidad Católica de Chile, 2006.

VERHAGEN, EDUARD - SAUER, PIETER J. J., *The Groningen Protocol. Euthanasia in severely ill newborns*, "New England Journal of Medicine", vol. 352, nº 10, 2005, p. 959.

VERSPIEREN, PATRICK, *La dignidad en los debates políticos y bioéticos*, "Concilium", nº 300, 2003, p. 189.

VICTORIA, CESAR E. - RUBENS, CRAIG E., *Global report on preterm birth and stillbirth (4 of 7): delivery of interventions*, "BMC Pregnancy and Childbirth", vol. 10, supl. 1, 2010.

WALDRON, EDWARD E., *Ethics committees, decision-making quality assurance, and conflict resolution*, "Journal of Clinical Ethics", vol. 3, nº 4, 1992, p. 290.

WEEKS, JANE C., *et al.*, *Patients expectations about effects of chemotherapy for advanced cancer*, "New England Journal of Medicine", vol. 367, nº 17, 2012, p. 1616.

YOUNGNER, STUART J., *Who defines futility?*, "JAMA", vol. 260, nº 14, 1988, p. 2094.

ZAFFARONI, EUGENIO R., *Tratado de derecho penal*, Bs. As., Ediar, 1987.

ZAGAL ARREGUIN, HÉCTOR, *La defensa pragmática del principio de no contradicción: comentarios a Metafísica IV*, "Tópicos. Revista de Filosofía", vol. 3, nº 1, 1992, p. 61.

ZAMORA CALVO, ALICIA, *El enfermo terminal y la muerte*, "Bioética y Ciencias de la Salud", vol. 5, nº 2.